传染病诊疗
与社区防控指南

CHUANRANBING ZHENLIAO
YU SHEQU FANGKONG ZHINAN

主　编　汪春晖　张锦海　叶福强
副主编　曹勇平　胡　丹　韩一芳　张　斌
主　审　施　毅

苏州大学出版社
Soochow University Press

图书在版编目(CIP)数据

传染病诊疗与社区防控指南 / 汪春晖，张锦海，叶
福强主编. —苏州：苏州大学出版社，2020.10
ISBN 978-7-5672-3336-2

Ⅰ.①传… Ⅱ.①汪… ②张… ③叶… Ⅲ.①传染病
防治－指南 Ⅳ.①R183-62

中国版本图书馆 CIP 数据核字(2020)第 189302 号

书　　　名	传染病诊疗与社区防控指南
	Chuanranbing Zhenliao yu Shequ Fangkong Zhinan
主　　　编	汪春晖　张锦海　叶福强
责 任 编 辑	李寿春
助 理 编 辑	牛涵波
出 版 发 行	苏州大学出版社
	（苏州市十梓街 1 号　215006）
印　　　刷	苏州市深广印刷有限公司
开　　　本	787 mm×1 092 mm　1/16
印　　　张	19.75
字　　　数	457 千
版　　　次	2020 年 10 月第 1 版
	2020 年 10 月第 1 次印刷
书　　　号	ISBN 978-7-5672-3336-2
定　　　价	48.00 元

若有印装错误，本社负责调换
苏州大学出版社营销部　电话：0512－67481020
苏州大学出版社网址　http://www.sudapress.com
苏州大学出版社邮箱　sdcbs@suda.edu.cn

《传染病诊疗与社区防控指南》
编写人员名单

（按姓氏笔画排序）

干振华	东部战区总医院
王太武	东部战区疾病预防控制中心
叶福强	东部战区疾病预防控制中心
吕　恒	东部战区疾病预防控制中心
吕东岭	江苏省中医院
朱娟娟	中国药科大学
刘　涛	海军第九七一医院
李　银	东部战区疾病预防控制中心
汪春晖	东部战区疾病预防控制中心
张　琪	东部战区疾病预防控制中心
张　斌	东部战区疾病预防控制中心
张锦海	东部战区疾病预防控制中心
陈文琦	南京市第一医院
陈乐如	东部战区疾病预防控制中心
罗正汉	东部战区疾病预防控制中心
周剑锋	无锡联勤保障中心卫勤处
胡　丹	东部战区疾病预防控制中心
贾德胜	东部战区疾病预防控制中心
顾　媛	东部战区总医院淮安医疗区
曹勇平	东部战区疾病预防控制中心
韩一芳	东部战区疾病预防控制中心

前 言
Preface

近年来，新发传染病不断出现，传统传染病死灰复燃。人类正处于一场传染性疾病全球危机的边缘，没有哪一个国家可以幸免或躲避，也没有哪一个群体或个人可以对此高枕无忧。例如，新型冠状病毒肺炎（COVID-19）为新发急性呼吸道传染病，已蔓延至全球多个国家和地区，构成"全球大流行"，成为全球性重大公共卫生事件。中东呼吸综合征（MERS）、严重急性呼吸综合征（SARS）、寨卡病毒病、埃博拉病毒病等仍"阴魂不散"，伺机反扑。曾被认为已控制的"白色瘟疫"结核病，2019 年我国新发病有几十万人，且治疗耐药结核病已成为棘手问题。

传染病严重危害着人类健康，提高医护人员、公共卫生人员、社区工作人员及广大民众的传染病知识水平，已迫在眉睫。

书中介绍了 40 种国家法定传染病、5 种新发或重要传染病的诊断标准、治疗方案及社区防控指南。本书具有很强的实用性和可操作性。编写过程中参考、借鉴了中国及欧美国家卫生行政部门最新颁布的传染病规范指南、卫生行业标准，世界卫生组织的指导性文件，权威医学行业协会的专家共识，顶级医学杂志的新进展、新成果等，确保每个条目、每个数字都有明确权威来源或出处。本书内容重点突出、条目清晰，为传染病诊疗提供用得上的规范"抓手"。例如，诊断标准明确了疑似病例、临床诊断病例、确诊病例，治疗方案侧重生命支持、病原治疗或特效疗法等。

城乡社区卫生服务是卫生系统的重要组成部分，在传染病诊治中发挥着基础性作用，亦为传染病防控体系的"神经末梢"，具有敏感性和快速反应性，是传染病疫情防控关键之一。本书侧重从社区层面阐述如何落实综合预防控制措施，做到"早发现、早报告、早隔离、早诊断、早治疗"，以有效遏制疫情的扩散和蔓延。

本书分三部分。第一部分（第一章）详细介绍了病毒性肝炎、结核病、艾滋病、新型冠状病毒肺炎等大病专病的诊疗特点和社区防控要点；第二部分（第二章至第五章）为法定传染病各论，按照传染病分类标准介绍了甲类、乙类、丙类传染病及新发传染病的流行病学特点、典型临床表现、诊断标准、标准治疗方案及社区防控知识；第三部分（附录）介绍了常见传染病的消毒方法、潜伏期、隔离期、检疫期，传染病标本的采集、运输及接收指南，特定人群的个人防护指南等实用技术。

本书作为传染病诊断的工具书、治疗的专业参考书和防控的实战操作手册，既可供医务工作者或医学院校学生阅读参考，也可作为健康教育资料供基层社区（包括院校、军队等群体）卫生工作者和城乡居民使用，以更好地普及和规范传染病的诊疗、预防和控制技术，提高全社会传染病防控工作水平，增强民众自我保健意识，提升个人防护能力。

因编者水平有限，书中难免有疏漏之处，还请专家和广大读者指缪修正。

汪春晖

2020 年 10 月

目 录
Contents

第一章　大病专病

第一节　病毒性肝炎

一、概述

病毒性肝炎是由多种肝炎病毒引起的以肝脏炎症和坏死病变为主的一组传染病，具有传染性强、传播途径复杂、流行面广泛、发病率高等特点，是最常见的肝炎，也是世界范围内主要的公共卫生问题。

甲、乙、丙、丁和戊型肝炎病毒是病毒性肝炎的五种主要病原，由于所造成对应肝炎的疫情传播、疾病负担和死亡情况而最为引人关注。甲型肝炎病毒（hepatitis A virus，HAV）和戊型肝炎病毒（hepatitis E virus，HEV）主要经粪-口途径传播，水源或食品污染易引起流行。1988 年上海曾暴发因进食受污染海产品毛蚶引起的甲型肝炎，三个月内感染人数达 31 万多；而戊型肝炎近年的发病率仍较高，中国 2017 年报告戊型肝炎的发病率高达 2.1/10 万。据世界卫生组织（World Health Organization，WHO）2017 年发布的全球肝炎报告[1]，2015 年全球约 2.57 亿（中国约 8 600 万）人为慢性乙型肝炎病毒（hepatitis B virus，HBV）感染者，约 7 100 万（中国约 1 000 万）人为丙型肝炎病毒（hepatitis C virus，HCV）感染者，病毒性肝炎导致全球 134 万余人死亡。由于 HBV 和 HCV 感染可引起肝硬化、肝细胞癌，且绝大多数人无法获得正确的诊断和合适的治疗，所以每年约造成全球 100 万人死亡。丁型肝炎病毒（hepatitis D virus，HDV）与 HBV 重叠感染后，可促使肝损害加重，并易发展为慢性活动性肝炎、肝硬化和重型肝炎。

目前各类病毒性肝炎参考指南主要来自中华医学会肝病学分会和中华医学会感染病学分会联合定期更新的《慢性乙型肝炎防治指南》《丙型肝炎防治指南》，WHO、美国肝脏病学会（American Association for the Study of Liver Diseases，AASLD）、欧洲肝脏研究学会（European Association for the Study of the Liver，EASL）、亚太肝病研究学会（Asian Pacific Association for the Study of the Liver，APASL）分别在其官方网站和杂志定期更新的指南，以及相关权威杂志定期组织专家撰写的综述进展等。

二、流行病学

(一) 甲型肝炎

1. 传染源

甲型肝炎无病毒携带状态，传染源为急性期患者和隐性感染者，后者数量远较前者多。大多数患者粪便排毒期在起病前两周至血清谷丙转氨酶（alanine aminotransferase, ALT）高峰期后一周，少数患者可延长至病后 30 天。当血清甲型肝炎抗体（抗-HAV）出现时，粪便排毒基本停止[2]。

2. 传播途径

HAV 主要经粪-口途径传播，如进食未煮熟的海产品（如毛蚶、蛤蜊）及饮用污染水等。粪便污染水源、食物、蔬菜、玩具等可引起流行，水源或食物污染可致暴发流行。日常生活接触引起的多为散发性发病，输血后甲型肝炎极罕见。

3. 易感人群

抗-HAV 阴性者为 HAV 的易感人群。6 个月以下的婴儿有来自母体的抗-HAV 而不易感，6 个月以上的婴儿血中抗-HAV 逐渐消失而成为易感者。在我国，甲型肝炎患者大多在幼儿、儿童、青少年时期获得感染，以隐性感染为主，感染后可产生持久免疫，成人的抗-HAV IgG 多为阳性。

(二) 乙型肝炎

1. 传染源

乙型肝炎的传染源主要是急性乙型肝炎患者、慢性乙型肝炎患者和病毒携带者。急性患者在潜伏期末及急性期有传染性；慢性患者和病毒携带者作为传染源的意义最大，其传染性与体液中 HBV DNA 含量成正比关系[2]。

2. 传播途径

含 HBV 体液或血液进入机体即可使之获得感染。乙型肝炎的主要传播途径有：

（1）血液、体液传播 如血液中 HBV 含量高，微量污染血进入人体即可造成感染，如输血及血制品、注射、手术、针刺、共用剃须刀和牙刷、血液透析、器官移植等均可传播。随着一次性注射用品的普及，医源性传播已明显下降。虽然对供血员会进行严格筛选，但不能筛除乙肝表面抗原（HBsAg）阴性的 HBV 携带者。

（2）母婴传播 母婴传播包括宫内感染、围生期传播、分娩后传播。围生期传播或分娩过程传播是母婴传播的主要方式，婴儿因破损的皮肤或黏膜接触母亲的血液、羊水或阴道分泌物而感染。分娩后传播主要是由于母婴间密切接触。在我国，母婴传播是重要的传播方式，人群中 HBsAg 阳性的 HBV 携带者中 30％以上是由母婴传播感染的。

（3）性传播 正常人与 HBV 阳性者发生无防护的性接触，特别是有多个性伴侣者，其感染 HBV 的危险性增高。

3. 易感人群

乙型肝炎表面抗体（抗-HBs）阴性者均为 HBV 的易感人群。婴幼儿时期是获得 HBV 感染的最危险时期。新生儿通常不具有来自母体的先天性抗-HBs，因而普遍易感。高危人群包括 HBsAg 阳性者的家属、反复输血及血制品者（如血友病患者）、血液透析患者、有多个性伴侣者、静脉药瘾者、接触血液的医务人员等。感染后或接种疫苗后出现抗-HBs者有免疫力。

（三）丙型肝炎

1. 传染源

急性患者、慢性患者和无症状病毒携带者是丙型肝炎的传染源。慢性患者和无症状病毒携带者更是有重要的传染源意义[2]。

2. 传播途径

丙型肝炎的传播途径类似乙型肝炎，由于患者体液中HCV含量较少，且HCV为RNA病毒，对外界抵抗力较低，其传播较乙型肝炎局限，主要通过肠道外途径传播。输血及血制品曾是最主要的传播途径，输血后肝炎70％以上是丙型肝炎。随着筛查方法的改善，此传播方式已得到明显控制，但丙型肝炎病毒抗体（抗-HCV）阴性的HCV携带供血员尚不能筛除，其供血后仍有传播丙型肝炎的可能，特别是对于反复输血、血制品者。

经破损的皮肤和黏膜传播是丙型肝炎目前最主要的传播方式，如注射、针刺、器官移植、骨髓移植、血液透析和内镜等侵袭性操作，以及共用剃须刀、共用牙刷、文身和穿耳环孔等。丙型肝炎还有性传播和母婴传播途径，此外还可能存在其他途径，部分散发性丙型肝炎的传播途径不明。

3. 易感人群

人类对HCV普遍易感。抗-HCV为非保护性抗体，机体感染HCV痊愈后，抗-HCV对不同株无保护性免疫。静脉药瘾者，器官移植、骨髓移植及血液透析者，有多个性伴侣及同性恋者属高危人群。

（四）丁型肝炎

丁型肝炎的传染源和传播途径与乙型肝炎的相似。HDV与HBV以重叠感染或同时感染的形式存在。人类对HDV普遍易感，抗-HDV为非保护性抗体。我国西南地区感染率较高，在HBsAg阳性人群中感染率超过了3％[2]。

（五）戊型肝炎

戊型肝炎的传染源和传播途径与甲型肝炎的相似，但有如下特点：暴发流行均为粪便污染水源所致，散发病例多为进食不洁食物或饮用不洁饮品所引起；隐性感染多见，显性感染主要发生于成年人；原有慢性HBV感染者或晚期孕妇感染HEV后病死率高；发病有冬春季高峰；抗-HEV多在短期内消失，少数可持续1年以上[2]。

三、临床表现

1. 潜伏期

不同类型病毒引起的肝炎潜伏期不同。甲型肝炎2～6周，平均4周；乙型肝炎1～6个月，平均3个月；丙型肝炎2周至6个月，平均40天；丁型肝炎4～20周；戊型肝炎2～9周，平均6周[2]。

2. 典型症状

感染不同类型的肝炎病毒，临床症状各异。急性感染时，可有乏力、食欲减退、恶心、呕吐、黄疸（皮肤和巩膜发黄）、尿色变深、右上腹痛、肝脾肿大等症状或体征。症状亦可不明显。急性期病程不超过6个月。根据病程和病理改变，感染肝炎病毒后有五类临床表现，根据典型症状可做出相应临床诊断。

（1）急性肝炎　急性肝炎包括急性黄疸型肝炎和急性无黄疸型肝炎。二者均可出现全身乏力、食欲下降、恶心、腹胀、肝区疼痛、肝大。急性黄疸型肝炎发病率低于急性无黄疸型肝炎，但症状相对重，预后相对差。发生黄疸型肝炎时，提示胆汁分泌和排泄相关的胆道系统出现损伤或阻塞，表现为胆红素指标上升，查体可发现巩膜、皮肤黄染，尿色变深。

各型肝炎病毒均可导致急性肝炎，急性甲型肝炎不转为慢性。既往认为急性戊型肝炎也不转为慢性，近年发现部分免疫力低下等特殊人群也可转为慢性肝炎。

HAV 感染临床分为显性感染和无临床症状的隐性感染两种类型。成人感染后多表现为显性感染，有时可伴有发热等；而儿童或老人感染后易表现为隐性感染。

HBV 感染时，年龄是影响慢性化最主要的因素。在围生期和婴幼儿时期，感染 HBV 者分别有 90% 和 25%～30% 会发展成慢性感染，而 5 岁以后感染者仅有 5%～10% 发展为慢性感染[3]。

急性 HCV 感染者，最高 50% 可自发清除病毒，多数发生于出现症状后的 12 周内。病毒血症持续 6 个月仍未清除者为慢性感染，丙型肝炎慢性化率为 55%～85%。不论是否清除病毒，抗体（抗-HCV）均可长期存在。

HDV 和 HBV 感染同时发生（同时感染，coinfection）或继发于 HBV 感染者（重叠感染，superinfection），其临床表现部分取决于 HBV 感染状态。感染者临床表现与急性乙型肝炎相似，大多数表现为黄疸型，有时可见双峰型 ALT 升高，分别表示 HBV 和 HDV 感染。同时感染常呈自限性，很少转为慢性，极少数可发展为重型肝炎。重叠感染患者病情常较重，ALT 升高可达数月之久，部分可进展为急性重型肝炎，此种类型患者大多数会向慢性化发展。部分丁型肝炎感染者无任何临床表现，仅是乙肝病毒/丁肝病毒携带状态，成为丁型肝炎感染最重要的传染源。

HEV 感染引起的戊型肝炎的症状与甲型肝炎的相似，但黄疸前期较长，平均 10 天，症状较重，患者自觉症状至黄疸出现后 4～5 天才开始缓解，病程较长。晚期妊娠妇女患戊型肝炎时容易发生肝衰竭。HBV 慢性感染者重叠戊型肝炎时病情较重，病死率较高。老年患者通常病情较重，病程长，病死率高。既往认为戊型肝炎无慢性化过程，也无慢性携带状态，但目前证实部分免疫抑制患者可出现慢性化，主要是局限于戊型肝炎病毒基因 3 型和 4 型患者[4]。

（2）慢性肝炎　慢性肝炎是指急性肝炎病程超过半年，或原有乙、丙、丁型肝炎急性发作，再次出现肝炎症状、体征及肝功能异常，或者发病日期不明确或虽无肝炎病史，但根据既往病史、肝脏组织病理学或根据症状、体征、化验及 B 超检查综合分析符合慢性肝炎表现。对于病毒性肝炎而言，由各类肝炎病毒诱发的肝脏炎性损伤超过半年，称为慢性病毒型肝炎。慢性乙型肝炎（chronic hepatitis B，CHB）依据病情轻重可分为轻、中、重三度；依据 HBeAg 阳性与否可分为 HBeAg 阳性或阴性，分型有助于判断预后及指导抗病毒治疗。重度患者可伴有肝病面容、肝掌、蜘蛛痣、脾大、白蛋白降低、血小板降低等一些长期肝脏损伤，导致皮肤色素沉积、特异外在血管改变、门脉高压、肝脏合成功能受损等改变。如果发生 ALT 和谷草转氨酶（aspartate aminotransferase，AST）大幅升高，血清总胆红素超出正常值，则提示重症倾向，疾病可迅速向肝衰竭发展。

（3）重型肝炎（肝衰竭）　重型肝炎的病因较复杂，包括重叠感染、机体免疫力低下、妊娠、HBV 前 C 区变异、过度疲劳、精神刺激、饮酒、应用肝损伤药物、合并细菌感染等。临床表现为一系列肝衰竭综合征：极度乏力、严重消化道症状，神经、精神症状（嗜睡、性格改变、烦躁不安、昏迷等），有明显出血现象，凝血酶原时间显著延长，黄疸进行性加深，可出现肝性脑病、肝肾综合征、肝肺综合征等。

根据组织病理学特征和病情发展速度，重型肝炎可分为急性重型肝炎、亚急性重型肝炎、慢加急性重型肝炎、慢性重型肝炎。各种类型重型肝炎依据整个过程时期不同大致区分为早期、中期、晚期三个时相，主要是根据临床症状的严重程度、总胆红素水平、凝血酶原活动度，以及有无出现肝性脑病、腹水、肝肾综合征、上消化道出血等情况进行区分。重型肝炎患者具有较高的病死率，但如果得到及时有效的治疗，疾病可进入相对稳定的"平台期"或"缓解期"，症状逐渐好转，生命体征逐渐平稳，各项生化指标改善。早期治疗及病因学治疗是核心。

（4）淤胆型肝炎　淤胆型肝炎是以肝内淤胆为主要表现的一种特殊临床类型，又称为毛细胆管炎型肝炎。急性淤胆型肝炎类似急性黄疸型肝炎，大多数患者可恢复。在慢性肝炎或肝硬化基础上发生上述表现者为慢性淤胆型肝炎，慢性淤胆型肝炎有梗阻性黄疸临床表现：皮肤瘙痒、粪便颜色变浅、肝大、肝功能检查血清总胆红素明显升高，以直接胆红素为主、γ-谷氨酰转肽酶、碱性磷酸酶、总胆汁酸、胆固醇等升高；黄疸深、消化道症状轻，ALT、AST 升高不明显，凝血酶原活动度大于 60%。

（5）肝硬化　肝硬化的诊断须综合病因、病史、临床表现、并发症、治疗过程、检验结果、影像学及组织学检查。临床上可将肝硬化分为代偿期、失代偿期、再代偿期及肝硬化逆转。

1）代偿期肝硬化。符合下列四条之一：① 组织学符合肝硬化诊断标准；② 内镜显示食管静脉曲张或消化道异位静脉曲张，排除非肝硬化性门静脉高压；③ B 超、LSM（肝脏硬度测定）或 CT 等影像学检查提示肝硬化或门静脉高压特征，如脾大、门静脉直径≥1.3 cm，LSM 测定符合不同病因的肝硬化诊断界值；④ 未做组织学、内镜或影像学检查者，以下检查指标异常提示存在肝硬化（需符合 4 条中 2 条）：血小板（PLT）＜$100×10^9$/L，且无其他原因可以解释；人白蛋白＜35 g/L，排除营养不良或肾脏疾病等其他原因；国际标准化比值（INR）＞1.3 或凝血酶原时间（prothrombin time，PT）延长（停用溶栓或抗凝药 7 天以上）；成人 AST/PLT 比率指数（APRI）＞2，需注意降酶药物等因素对 APRI 的影响。

代偿期肝硬化属早期肝硬化，为 Child-Pugh 分级标准 A 级。

2）失代偿期肝硬化。在肝硬化的基础上，出现门静脉高压并发症和（或）肝功能减退：① 符合肝硬化的诊断标准。② 出现门静脉高压相关并发症，如腹水、食管胃静脉曲张破裂出血、脓毒症、肝性脑病、肝肾综合征等。③ 肝硬化再代偿和（或）逆转：肝硬化患者出现失代偿后，如果病因得以有效控制、并发症得以有效治疗或预防等，可在较长时间内（至少 1 年）不再出现肝硬化失代偿事件（腹水、消化道出血、肝性脑病等），但仍可存在代偿期肝硬化的临床与实验室检查特点，被认为是"再代偿"。失代偿期肝硬化属中晚期肝硬化，为 Child-Pugh 分级标准 B/C 级。[5]

四、诊断标准

（一）诊断

1. 甲型肝炎

有急性肝炎临床表现，并具备下列任何一项均可确诊为甲型肝炎：抗-HAV IgM 阳性，抗-HAV IgG 急性期阴性；粪便中检出 HAV 颗粒、抗原或 HAV RNA。

2. 乙型肝炎

急性乙型肝炎现已少见。根据 HBV 感染者的血清学、病毒学、生化学及其他临床和辅助检查结果，可将慢性 HBV 感染分为[3]：

（1）慢性 HBV 携带状态 慢性 HBV 携带状态多为年龄较轻的处于免疫耐受期的 HBsAg、HBeAg 和 HBV DNA 阳性者，1 年内连续随访 3 次，每次至少间隔 3 个月，血清 ALT 和 AST 均显示在正常范围，HBV DNA 通常高水平，肝组织检查无病变或病变轻微。（注：《慢性乙型肝炎防治指南（2019 年版）》已将"携带者"更名为"携带状态"）

（2）HBeAg 阳性 CHB 血清 HBsAg 阳性，HBeAg 阳性，HBV DNA 阳性，ALT 持续或反复异常，或肝组织学检查有肝炎病变。

（3）HBeAg 阴性 CHB 血清 HBsAg 阳性，HBeAg 持续阴性，HBV DNA 阳性，ALT 持续或反复异常，或肝组织学有肝炎病变。

（4）非活动性 HBsAg 携带状态 血清 HBsAg 阳性，HBeAg 阴性，抗-HBe 阳性或阴性，HBV DNA 低于检测下限或<200 IU/mL，1 年内连续随访 3 次以上，每次至少间隔 3 个月，血清 ALT 和 AST 均在正常范围。肝组织检查显示，组织活动指数（HAI）评分<4 或根据其他的半定量计分系统判定病变轻微。

（5）隐匿性 CHB 血清 HBsAg 阴性，但血清和（或）肝组织中 HBV DNA 阳性，并且患者有 CHB 的临床表现。除 HBV DNA 阳性外，患者可有血清抗-HBs、抗-HBe 和（或）抗-HBc 阳性，但约 20% 隐匿性 CHB 患者的血清学标志物均为阴性。诊断主要通过 HBV DNA 检测，尤其是对抗-HBc 持续阳性者。

（6）乙型肝炎肝硬化 建立 HBV 相关肝硬化临床诊断的必备条件包括：① 组织学或临床提示存在肝硬化的证据；② 有病因学明确的 HBV 感染证据。通过病史或相应的检查予以明确或排除其他常见引起肝硬化的病因，如 HCV 感染、酒精和药物等。

临床上常根据有无主要并发症将肝硬化分为代偿期及失代偿期。代偿期肝硬化影像学、生物化学或血液学检查有肝细胞合成功能障碍或门静脉高压症证据，或组织学符合肝硬化诊断标准，但无食管胃底静脉曲张破裂出血、腹水或肝性脑病等症状或严重并发症；失代偿期肝硬化患者可以出现食管胃底静脉曲张破裂出血、肝性脑病、腹水等其他严重并发症。

为更准确地预测肝硬化患者的疾病进展、判断死亡风险，可按五期分类法评估肝硬化并发症情况。1 期：无静脉曲张，无腹水；2 期：有静脉曲张，无出血及腹水；3 期：有腹水，无出血，伴或不伴静脉曲张；4 期：有出血，伴或不伴腹水；5 期：脓毒血症。

1期、2期为代偿期肝硬化，3至5期为失代偿期肝硬化。1～5期患者1年的病死率分别为＜1％、3％～4％、20％、50％和＞60％。并发症的出现与肝硬化患者预后和死亡风险密切相关。

3. 丙型肝炎

（1）急性丙型肝炎的诊断[6]

① 流行病学史：有明确的就诊前6个月以内的流行病学史，如输血史、应用血液制品史或明确的HCV暴露史。

② 临床表现：可有全身乏力、食欲减退、恶心和右季肋部疼痛等，少数伴低热、轻度肝大，部分患者可出现脾肿大，少数患者可出现黄疸。部分患者无明显症状，表现为隐匿性感染。

③ 实验室检查结果：ALT多呈轻度和中度升高，也可在正常范围之内，有明确的6个月以内抗-HCV和（或）HCV RNA检测阳性结果的检测史。HCV RNA常在ALT恢复正常前转阴，但也有ALT恢复正常而HCV RNA持续阳性者。

根据上述流行病学史、临床表现、实验室检查结果或后两者（临床表现和实验室检查结果）进行分析，即可明确诊断。

（2）慢性丙型肝炎的诊断

① 诊断依据：HCV感染超过6个月，或有6个月以前的流行病学史，或发病日期不明。抗-HCV及HCV RNA阳性，肝脏组织病理学检查符合慢性肝炎，或者根据症状、体征、实验室检查结果及影像学检查结果综合分析，亦可诊断。

② 病变程度判定：肝活检病理诊断可以判定肝脏炎症分级和纤维化分期。HCV单独感染极少引起重型肝炎，HCV重叠人类免疫缺陷病毒（human immunodeficiency virus，HIV）、HBV等病毒感染，患者过量饮酒或应用肝毒性药物时，可发展为重型肝炎。

（3）慢性丙型肝炎肝外表现　肝外临床表现或综合征可能是机体异常免疫反应所致，包括类风湿性关节炎、眼口干燥综合征、扁平苔藓、肾小球肾炎、混合型冷球蛋白血症、B细胞淋巴瘤和迟发性皮肤卟啉症等。

4. 丁型肝炎

有现症HBV感染，同时血清丁型肝炎病毒抗原（HDAg）或抗-HD IgM、高滴度抗-HD IgG、HDV RNA阳性，或肝内HDAg或HDV RNA阳性，可诊断为丁型肝炎。低滴度抗-HD IgG提示既往感染。无临床表现，仅血清HBsAg和HDV血清标记物阳性时，可诊断为无症状HDV携带状态。

5. 戊型肝炎

有肝炎相关临床症状或肝功能指标异常者，可通过血清学抗原抗体和核酸扩增技术诊断戊型肝炎。免疫力正常人群有增高的肝脏酶学指标，有下列指标之一者可被诊断为急性戊型肝炎：

① HEV RNA阳性；

② HEV RNA阳性＋抗-HEV IgM阳性；

③ HEV RNA阳性＋抗-HEV IgG阳性，这种情况主要出现在HEV再感染时，此

时抗-HEV IgM 阴性；

④ HEV RNA 阳性＋抗-HEV IgM 阳性＋抗-HEV IgG 阳性；

⑤ 抗-HEV IgM 阳性＋抗-HEV IgG 增高；

⑥ HEV 抗原阳性。

免疫力低下的人群，若 HEV RNA 阳性或 HEV 抗原阳性持续超过 3 个月（自发 HEV 清除仅发生在感染后 3 月以内），则可诊断为慢性戊型肝炎。单一抗-HEV IgG 阳性提示既往感染[4]。

（二）鉴别诊断

病毒性肝炎需要和一切可引起肝脏酶学指标异常的疾病进行鉴别诊断，主要包括：各型病毒性肝炎之间的相互鉴别；酒精性脂肪肝；非酒精性脂肪肝；药物性肝炎；代谢性肝病；自身免疫性肝病；EB 病毒性肝炎；巨细胞病毒性肝炎。另外，对以右上腹隐痛或不适为主要表现的患者，注意将其和急性胃炎、慢性胃炎和胆石症相鉴别。

五、治疗措施

病因学治疗是病毒性肝炎尤其是慢性病毒性肝炎的核心，辅以保肝降酶等治疗。需要注意的是，对于许多慢性病毒性肝炎，保肝降酶等治疗取代不了病因学治疗。对于急性病毒性肝炎或尚缺乏抗病毒受益循证医学证据的病毒性肝炎，以保肝降酶等综合治疗为主。对于各类肝炎病毒导致的重型肝炎（肝衰竭）、淤胆性肝炎、肝炎肝硬化等，由于篇幅受限，本章不做介绍，具体可见国内外相关指南。

（一）急性肝炎

急性肝炎一般为自限性，患者多可完全康复，治疗以一般治疗及对症治疗为主。应将急性期患者进行隔离，症状明显及有黄疸者应卧床休息，恢复期患者可逐渐增加活动量，但要避免过劳。饮食宜清淡易消化，适当补充维生素，热量不足者应静脉补充葡萄糖。避免饮酒和应用损害肝脏药物，辅以药物对症及恢复肝功能。需要注意，药物不宜太多，以免加重肝脏负担。

对急性肝炎一般不采用抗病毒治疗，急性丙型肝炎除外。大多数急性丙型肝炎是无症状的，导致许多患者不清楚具体感染时间，50%～90% 的急性丙型肝炎会出现慢性化，而目前已有新型抗 HCV 药物问世，因此，目前推荐，对于急性丙型肝炎患者，只要检查 HCV RNA 阳性，建议尽快开始抗病毒治疗，患者有可能治愈[7]。对一般的急性戊型肝炎不需要抗病毒治疗，但 2018 年欧洲肝病学会出版的戊肝感染指南建议，对于严重的急性戊型肝炎或慢加急性肝衰竭的情况，可考虑利巴韦林抗病毒治疗[4]。

（二）慢性肝炎

抗病毒治疗是核心，根据患者具体情况辅以其他综合性治疗方案，包括合理的休息和营养、心理平衡、改善和恢复肝功能、调节机体免疫和抗纤维化等治疗。

1. 一般治疗

（1）适当休息　症状明显或病情较重者应卧床休息，病情轻者以活动后不觉疲乏为度。

（2）合理饮食　目前国内外均有肝病相关营养指南，可供参考。适当的高蛋白、高热量、高维生素且易消化的食物有利于肝脏修复。避免过度补充营养造成脂肪肝，同时应避免饮酒。

（3）心理平衡　患者要有正确的疾病观，对肝炎治疗应有耐心和信心。

2. 抗炎保肝

抗炎保肝的方法可参考我国《肝脏炎症及其防治专家共识（2014）》[8]。抗炎保肝药是指具有改善肝脏功能、促进肝细胞再生和（或）增强肝脏解毒功能等作用的药物。其分类主要如下：

（1）抗炎类药物甘草酸类制剂　甘草酸类制剂为中药甘草有效成分的提取物。目前甘草酸类制剂已发展到第四代，代表药物有异甘草酸镁注射液，性价比更高的为第三代甘草酸二胺注射液和胶囊制剂。其他药物还有复方甘草酸苷。甘草酸类制剂具有类似糖皮质激素的非特异性抗炎作用而无抑制免疫功能的不良反应，可改善肝功能。长期使用注意其诱发低钾血症和血压升高风险。停药前须阶梯减量。

（2）肝脏细胞膜修复保护剂　其代表药物为多烯磷脂酰胆碱。它可进入肝细胞，并以完整的分子与肝细胞膜和细胞器膜相结合，增加膜的完整性、稳定性和流动性，使受损的肝功能和酶活性恢复正常。

（3）解毒类药物　其代表药物为谷胱甘肽、N-乙酰半胱氨酸及硫普罗宁等。这类药物分子中含有巯基，可从多方面保护肝细胞；可参与体内三羧酸循环及糖代谢，激活多种酶，从而促进糖、脂肪及蛋白质代谢，并能影响细胞的代谢过程，减轻组织损伤，促进修复。

（4）抗氧化类药物　其代表药物主要为水飞宾素类和双环醇。水飞宾素对 CCl_4 等毒物引起的各类肝损伤具有不同程度的保护和治疗作用。双环醇具有可快速降低 ALT 的优点，但需注意逐步减量，并监测 ALT 防止其反弹。

（5）利胆类药物　本类药物主要有 S-腺苷蛋氨酸和熊去氧胆酸。S-腺苷蛋氨酸为治疗胆汁代谢障碍及淤胆型肝损伤的一线药物，同时具有退黄优势，联合苦参碱注射液常用于退黄治疗。熊去氧胆酸可通过改善胆汁酸相关代谢起到保护肝细胞膜和利胆作用，也是治疗原发性胆汁性胆管炎（既往称原发性胆汁性肝硬化）的一线药物。

（6）抗纤维化药物　理论上病因学治疗，即抗病毒治疗是最好的抗纤维化治疗方法。只有通过各类措施控制肝内慢性炎症，才能有效阻止，甚至逆转肝纤维化。我国有中药的优势，扶正化瘀胶囊、复方鳖甲软肝片、安络化纤丸、肝爽颗粒都有一定的抗纤维化作用，但需要更多的循证医学证据支持。

3. 抗病毒治疗

抗病毒治疗主要涉及慢性乙型病毒性肝炎和丙型病毒性肝炎，对于部分因免疫功能低下或者服用免疫抑制剂转为慢性戊型肝炎的患者，可考虑在医生指导下启动对应抗病毒治疗。因相关指南更新较快，下面仅讲述治疗应用原则，其他不做详细介绍。

（1）慢性乙型病毒性肝炎[3]

1）治疗目标

治疗的目标：最大限度地长期抑制 HBV 复制，减轻肝细胞炎性坏死及肝纤维化，延缓和减少肝功能衰竭、肝硬化失代偿、肝细胞癌及其他并发症的发生，从而改善生活质量和延长生存时间。在治疗过程中，对于部分适合的患者应尽可能追求 CHB 的临床治愈，即停止治疗后有持续的病毒学应答、HBsAg 消失并伴有 ALT 复常和肝脏组织病变改善。

理想的治疗终点：HBeAg 阳性与 HBeAg 阴性患者，停药后获得持久的 HBsAg 消失，可伴或不伴 HBsAg 血清学转换。

满意的治疗终点：HBeAg 阳性患者，停药后获得持续的病毒学应答，ALT 复常，并伴有 HBeAg 血清学转换；HBeAg 阴性患者，停药后获得持续的病毒学应答和 ALT 复常。

基本的治疗终点：如果无法获得停药后持续的病毒学应答，抗病毒治疗期间长期维持病毒学应答（检测不到 HBV DNA）。

2）抗病毒治疗的适应证

抗病毒治疗的适应证主要根据血清 HBV DNA 水平、血清 ALT 和肝脏疾病严重程度来决定，同时结合患者年龄、家族史和伴随疾病等因素，综合评估患者疾病进展风险后决定是否启动抗病毒治疗。动态的评估比单次的检测更具有临床意义。对 HBeAg 阳性患者，发现 ALT 水平升高后，可以考虑观察 3～6 个月，如果患者未发生自发性 HBeAg 血清学转换，且 ALT 持续升高，再考虑抗病毒治疗。

推荐接受抗病毒治疗的人群须同时满足以下条件：① HBV DNA 水平：HBeAg 阳性患者，HBV DNA ≥ 20 000 IU/mL（相当于 10^5 copies/mL）；HBeAg 阴性患者，HBV DNA ≥ 2 000 IU/mL（相当于 10^4 copies/mL）；② ALT 水平：一般要求 ALT 持续升高 ≥ 2 × 正常值上限（upper limits of normal，ULN）；如果用干扰素治疗，一般情况下 ALT 应 ≤ 10 × ULN，血清总胆红素应 < 2 × ULN。

持续 HBV DNA 阳性、达不到上述治疗标准但有以下情形之一者，其疾病进展风险较大，可考虑给予抗病毒治疗：① 存在明显的肝脏炎症（2 级以上）或纤维化，特别是肝纤维化 2 级以上；② ALT 持续处于 1 × ULN 至 2 × ULN 之间，特别是年龄 > 30 岁者，建议行肝组织活检或无创性检查，若存在明显肝脏炎症或纤维化，则给予抗病毒治疗；③ ALT 持续正常（每 3 个月检查一次），年龄 > 30 岁，伴有肝硬化或肝细胞癌家族史，建议行肝组织活检或无创性检查，若存在明显肝脏炎症或纤维化，则给予抗病毒治疗；④ 存在肝硬化的客观依据时，无论 ALT 和 HBeAg 情况如何，均建议积极抗病毒治疗。

需要特别提醒的是，在开始治疗前应排除合并其他病原体感染或药物、酒精和免疫等因素所致的 ALT 升高，尚需注意应用降酶药物后 ALT 会暂时性正常。

3）抗病毒药物的选择

抗病毒药物并不是简单的选择和排列组合，而是需要做充分的病情评估、病史回顾、利弊权衡、经济考虑，以及耐药性、副作用等考虑，并在专科医生指导下进行，一旦选择不当，将会给后续治疗带来困扰。下面仅做简要介绍，具体可参考相关指南。目前针对乙型病毒性肝炎的抗病毒药物主要包含两大类：干扰素（interferon，IFN）和核苷（酸）类似物〔nucleoside (acid) analogues，NAs〕。

干扰素（IFN）分为短效 IFN（普通干扰素）和长效 IFN（聚乙二醇干扰素，pegylated interferon，PegIFN）。我国已批准普通 IFNα 和 PegIFNα 用于治疗 CHB。

PegIFNα 相对于普通 IFNα，能取得较高的 HBeAg 血清转换率、HBV DNA 抑制率及生化学应答率。

IFN 的优点在于：① 疗程限定，多为 1 年，对部分应答良好的患者为达到 HBsAg 转阴和高应答率可适当延长疗程，目前无耐药风险。② 相对于 NAs，IFN 治疗患者 HBsAg 转阴率较高，一旦起效，反弹率低。③ 经 IFN 治疗的 CHB 患者肝癌发生率较 NAs 低。

IFN 的缺点在于：① 需肌肉或皮下注射，体验感差。② 副作用较多，可出现流感样症候群（几乎所有人群，主要在早期）、一过性外周血细胞减少、精神异常、自身免疫现象及其他少见的不良反应（包括肾脏损害、心血管并发症、视网膜病变、听力下降和间质性肺炎等）。应用期间须严密监测，发现异常须及时停药。③ HBV DNA 抑制率及生化学应答率较 NAs 低。

在有抗病毒指征的患者中，相对年轻的患者（包括青少年患者）、希望近年内生育的患者（需停药半年以上）、期望短期完成治疗的患者和初次接受抗病毒治疗的患者，可优先考虑 PegIFNα 治疗。

核苷（酸）类似物（NAs）主要包括富马酸丙酚替诺福韦（TAF）、富马酸替诺福韦二吡呋酯（TDF）、恩替卡韦（ETV）、替比夫定（LdT）、阿德福韦酯（ADV）、拉米夫定（LAM）。2019 年版《中国慢性乙型肝炎防治指南》优先推荐核苷（酸）类似物药物 ETV、TDF、TAF，这三类药物具有强效和高耐药屏障优点。LAM 和 ADV 一般不推荐使用，LdT 在母婴阻断及特殊情况下（如肾功能损害）推荐使用，但对一般的初治患者不推荐使用。由于药物可及性已不是问题，因此可放宽抗病毒治疗适应证。放宽的适应证：① 所有乙肝病毒 DNA 阳性、转氨酶升高的患者，排除其他原因导致的转氨酶升高，建议抗病毒治疗；② 肝组织活检有明确肝组织坏死纤维化的患者及 30 岁以上、有肝硬化肝癌家族史、乙肝病毒 DNA 阳性、转氨酶正常的人群，建议抗病毒治疗；③ 30 岁以上、没有肝硬化肝癌家族史、转氨酶正常的人群，建议寻找证据治疗。所谓寻找证据治疗，就是可进行无创肝纤维化检测评估或者肝组织学检测来决定是否治疗。

利用 NAs 抗病毒治疗是一个系统工程，由于多需要长期治疗，治疗时机的确定、治疗基线的监测、患者依从性的强调（许多患者治疗失败是依从性差导致的）、服药方式（尤其是使用 ETV 时，需严格空腹治疗）、治疗过程中的疗效和毒副作用的监测、随访、特殊人群的治疗方案等均需要密切关注。另外，随着新型抗 HBV 药物研发的不断深入[7]，未来可能出现更易达到停药后获得持久的 HBsAg 消失目的的药物，CHB 治疗的适应证可进一步放宽，犹如目前 HCV 治疗一样。但在等待这一时刻到来之前，仍需要利用目前可用的药物去保护肝脏，防止肝硬化、肝癌、肝衰竭等终末期肝病的出现。

（2）丙型病毒性肝炎

丙型病毒性肝炎既往治疗仅限于干扰素和利巴韦林联合治疗，该治疗方案副作用大，疗效有限，且肝硬化等许多特殊人群属禁忌证，使其使用受到一定程度的限制。近年来得益于 HCV 相关基础医学研究的突破，各类直接抗病毒药物（direct-acting antiviral agents，DAAs）呈井喷式上市。由于 DAAs 几乎可达到 100％的持续病毒应答率

（sustained virological response，SVR），加上通用于各个基因型的泛基因型 DAAs 药物的问世，部分 DAAs 药物在丙肝相关肝硬化等特殊人群中的安全性得到不断验证，因此，丙型病毒性肝炎目前已被公认为是一种可临床治愈的疾病。

目前只要发现患者存在 HCV 感染，无论是急性还是慢性，只要无相关禁忌证，均建议进行积极评估以判断可否启动抗病毒治疗[7,10]。启动治疗前需要评估患者的情况（是否曾经进行过抗病毒治疗、是否存在肝硬化及肝硬化严重程度、是否存在并发症、评估其他用药情况是否和 DAAs 存在相互作用等），还需检测患者感染病毒的特点如基因型、基因亚型、非结构蛋白 5A（NS5A）耐药相关替代（resistance-associated substitutions，RASs）。

1）PegIFNα 联合利巴韦林（PR）治疗

PR 方案在欧美国家的相关指南中已很少被提及，而在我国，由于 DAAs 药物的可及性还需解决，PR 方案仍有一定的需求，对于经济困难人群和部分特殊人群，普通干扰素联合利巴韦林仍是一种治疗的方案，严格掌握相关适应证、相对禁忌证和绝对禁忌证（治疗前需详细了解干扰素和利巴韦林的禁忌情况），并在治疗过程中监测相关疗效和副作用，多数患者仍能取得良好效果。PR 治疗方案与 DAAs 治疗方案相比有一个优势，即达到 SVR 后肝癌的发生率可能更低。另外，对于合并慢性乙型肝炎患者，该方案可达到一箭双雕的目的。如患者具有绝对禁忌证，应考虑使用以 DAAs 为基础的方案；如患者具有相对禁忌证，而 DAAs 药物获取困难，则应充分考虑患者的年龄、患者对药物的耐受性、患者所患非 HCV 感染相关的其他疾病的严重程度、患者的治疗意愿及 HCV 相关肝病进展情况等综合因素，全面衡量后再考虑是否应用 PR 方案。

2）DAAs 治疗

随着大量 DAAs 药物的陆续问世，DAAs 业已成为 HCV 感染的首选治疗方案，且随着不同 DAAs 药物的不断上市及国内外临床试验的不断完成，相关优化治疗方案也在不断更新。

DAAs 药物主要包括 NS3/4 蛋白酶抑制剂（protease inhibitors，PIs）、NS5 抑制剂及 NS5B 聚合酶抑制剂（polymerase inhibitors，PIs）三大类，均为针对 HCV 非结构蛋白的三个靶点。NS3/4A 蛋白酶抑制剂英文拼写以 "previr" 结尾，NS5A 抑制剂英文拼写以 "svir" 结尾，NS5B 聚合酶抑制剂英文拼写以 "buvir" 结尾。

在我国上市的 DAAs 药物目前相对有限，截至 2019 年 10 月，国家市场监督管理总局批准的 DAAs 药物包括盐酸达拉他韦片（商品名：百立泽；发证时间：2017 - 06 - 07）、阿舒瑞韦软胶囊（商品名：速维普；发证时间：2017 - 06 - 16）、索磷布韦片（商品名：索华迪；发证时间：2017 - 09 - 20）、达塞布韦钠片（商品名：易奇瑞；发证时间：2018 - 03 - 02）、奥比帕利片（商品名：维建乐；发证时间：2018 - 03 - 02）、索磷布韦维帕他韦片（商品名：丙通沙，每片含 400 mg 索磷布韦和 100 mg 维帕他韦；发证时间：2018 - 05 - 23）、达诺瑞韦钠片（商品名：戈诺卫，首个国产；批准时间：2018 - 06 - 08）、来迪派韦索磷布韦片（商品名：夏帆宁，每片含 90 mg 来迪派韦和 400 mg 索磷布韦；发证时间：2018 - 11 - 21）、格卡瑞韦哌仑他韦片（商品名：艾诺全；发证时间：2019 - 05 - 15）。患者可根据所在地的医保政策及药物的可及性，在专家指导下选用单独 DAAs 药物或采用复方制剂，或联合 PR 方案或采用利巴韦林进行治疗，详细用药说明参见国内外指南及产品详细说明书，用药时须密切监测药物相互作用。

六、社区防控

慢性乙型病毒性肝炎和慢性丙型病毒性肝炎由于基数大，仍严重威胁着全球人类健康。有模型预测认为，2040 年慢性肝炎死亡人数将与 HIV 感染、结核病和疟疾相关的总死亡人数相等。联合国建议的肝炎防控策略为：HBV 疫苗接种（提高接种 3 剂乙肝疫苗婴儿的百分比至 90%）、预防 HBV 母婴传播（提高出生后 12 小时内接种 HBV 疫苗婴儿的百分比至 90%）、血液安全（提高在有质量保证的情况下经筛查的献血百分比至 100%）、注射安全（减少不安全注射的百分比至 0）、减少危害（增加每年向每位注射吸毒者分发的注射器或针头数量至 300 个）、HBV 诊断（提高得到诊断的感染者的百分比至 90%）、HCV 诊断（提高得到诊断的感染者的百分比至 90%）、HBV 治疗（提高得到治疗的确诊感染者的百分比至 80%）、HCV 治疗（提高得到治疗的确诊感染者的百分比至 80%）[11]。

在社区卫生服务层面上，目前针对 HAV、HBV、HEV 均有相关疫苗，同时通过管理传染源、切断传播途径、保护易感人群等方式，可有效预防急性病毒肝炎的发生或暴发。

（一）管理传染源

1. 传染源问题

肝炎患者和病毒携带者是本病的传染源。急性肝炎患者应隔离至病毒消失：HAV 和 HEV 患者进行消化道隔离，其中 HAV 患者常规隔离至起病后 3 周，HEV 患者一般隔离至起病后 4 周；HBV 和 HCV 患者进行血液-体液隔离措施，住院治疗期间，同种病原感染者可同室隔离。

由于乙型/丙型病毒性肝炎携带者和慢性期患者带毒时间长、隐蔽且人数多，所以传染源具有重要的公共卫生意义，这也决定了其传染源管理具有难度大的特点。理论上，慢性患者和携带者可根据病毒复制指标评估传染性大小，对符合抗病毒治疗情况者尽可能给予抗病毒治疗，有助于减少感染者的传染性，但鉴于目前抗病毒治疗手段存在局限性，所以并不主张为降传染性而广泛使用抗病毒治疗[12]。

病毒性肝炎属于乙类传染病，应根据法规制度要求，执行疫情报告制度。

2. 特殊职业人群管理

① 托幼保育行业应加强从业人员的入职前体检，如为病毒性肝炎患者，应避免从事幼师等托幼保育工作。由于幼儿相处时相互间的厮打玩闹有可能导致皮肤破损、出血，因此幼儿入托前可进行肝炎病毒筛查，但中小学不应拒收 HBV 或 HCV 感染的学生。

② 一般建议现症感染者不应从事食品加工、饮食服务等工作。然而，虽然在理论上经破损的消化道、呼吸道黏膜有可能传播肝炎病毒，但目前还没有确切证据。从 HBV 感染者的唾液、泪液等体液中可分离到少量 HBV，但共餐、使用公用厕具等行为也未被证实可以传播乙型肝炎。因此，也有人认为，除国家规定的情况外，应聘单位不得以 HBV、HCV 携带状态为理由拒收应聘者。但无论如何，对筛查发现的肝炎病毒感染者应加强健康教育，使其掌握防止疾病传播的知识。

③ 对献血人员必须进行严格筛选，不合格者不得献血。

3. 对 HBV 感染育龄期及妊娠母亲的管理

① 有生育要求的 CHB 患者，若有治疗适应证，应尽量在孕前应用 IFN 或 NAs 治疗，若意外怀孕，应用 IFN 者应终止妊娠，应用 NAs 者应选用 TDF 或 LdT 抗病毒治疗。

② 对慢性乙型肝炎准备妊娠或妊娠期患者，在经过生化学、病毒学、影像学、产科评估，患者符合抗病毒指征时，在与其充分沟通并权衡利弊后，可以使用 TDF 治疗。对抗病毒治疗期间意外妊娠的患者，若在使用 TDF、LdT 或 LAM，建议患者继续妊娠；若在使用 ADV 或 ETV，患者可继续妊娠，并换用 TDF；若在使用干扰素，医生应向孕妇及其家属充分告知风险，由孕妇及其家属决定是否继续妊娠，若继续妊娠应换用 TDF。对妊娠中后期，虽未达到慢性乙型肝炎治疗指征，但 HBV DNA>$2×10^5$ IU/mL 且妊娠≥24 周患者，在与患者充分沟通，患者知情同意的情况下，可于妊娠第 24～28 周开始应用 TDF 或 LdT 抗病毒治疗，并按照慢性乙肝诊疗指南随访管理。对未达到慢性乙型肝炎治疗指征但 HBV DNA<$2×10^5$ IU/mL 且妊娠<24 周患者，应进行定期检测。分娩时进行生化学、病毒学、影像学再评估，母亲本来就是慢性乙型肝炎患者的，继续 TDF 治疗；母亲不是慢性乙型肝炎患者或处于免疫耐受期的，产后即刻停用抗病毒治疗，且每三个月检测肝生化、病毒学指标，直到产后 6 个月，必要时再次抗病毒治疗。对于 HBsAg 阳性母亲分娩的新生儿，应在其出生后 12 小时内尽早接种 10 μg 重组酵母乙肝疫苗，同时在不同部位注射 100 IU 乙肝免疫球蛋白（HBIG），在 1 月龄和 6 月龄时分别接种第 2 和第 3 针乙肝疫苗。建议对 HBsAg 阳性母亲所生儿童，在接种第 3 针乙肝疫苗后 1～2 个月进行 HBsAg 和抗-HBs 检测。若 HBsAg 阴性、抗-HBs<10 mIU/mL，可按 0、1、6 月免疫程序再接种 3 针乙肝疫苗。对 HBsAg 性质不详母亲所生早产儿、低体重儿也应在其出生后 12 小时内尽早接种第 1 针乙肝疫苗和 HBIG。对早产儿或低体重儿，在其满 1 月龄后，再按 0、1、6 月程序完成 3 针乙肝疫苗免疫。新生儿在出生 12 小时内接种乙肝疫苗和 HBIG 后，可接受 HBsAg 阳性母亲的哺乳[13-14]。

③ 男性育龄期应用 IFN-α 治疗患者在停药后 6 个月方可考虑生育，暂无证据表明应用 NAs 治疗对生育影响的利弊。正在抗病毒或需要抗病毒治疗的慢性乙型肝炎患者，在知情同意下，可继续应用 NAs 抗病毒治疗并考虑生育。尤其是急需抗病毒控制病情的患者，切不可因顾虑 NAs 对生育的影响而擅自停用 NAs 类抗病毒药物或拒绝应用 NAs 类抗病毒药物，临床上这些情况大多会威胁患者生命。

（二）切断传播途径

1. 甲型和戊型肝炎防控

搞好环境卫生和个人卫生，加强粪便、水源管理，做好食品卫生、食具清洁消毒等工作，提倡分餐制度和使用公筷公勺，及时进行疫源地和饮水消毒，防止"病从口入"，即关键是做好肠道传染病防控的"三管一灭"（管理好饮食卫生、饮水卫生、粪便卫生和消灭苍蝇）。做好贝类加工及养殖场的管理，如供应大量贝壳类水产品时，应留样以便查考。

2. 切断经血制品传播，防止医院感染

加强血制品筛查管理，对每一个献血人员和每一个单元血液都要用最灵敏的方法检测 HBsAg 和抗-HCV，有条件时应同时检测 HBV DNA 和 HCV RNA。长期应用血制品治疗的患者，应接受乙型肝炎疫苗接种。

提倡使用一次性医疗器材，对重复使用的医疗器械应严格灭菌；对各种医疗器械及用具实行一用一消毒措施。医护人员应严格执行医院感染控制的标准预防制度，接触患者后应用肥皂和流动水洗手，对血液及体液污染物应严格进行消毒处理。

3. 阻断性接触传播和母婴传播

乙型肝炎亦为性传播疾病，应加强宣传教育，普及性教育，避免性交易，鼓励安全的性行为。对 HBV 感染者的配偶应进行乙肝疫苗接种。采取主动和被动免疫阻断母婴传播，具体措施见上述"管理传染源"中的"对 HBV 感染育龄期及妊娠母亲的管理"。

4. 监督管理及日常生活细节

加强托管保育单位及其他服务行业的监督管理，严格执行餐具、食具消毒制度。对理发、美容、洗浴等用具应按规定消毒处理。

平时注意养成良好的个人卫生习惯，不要混用剃刀、牙刷，不接受未经消毒的文身、穿耳、修足，女性感染者在月经期间应小心处理内裤、卫生巾等。

（三）保护易感人群

1. 甲型肝炎预防

目前，在国内使用的甲肝疫苗有甲肝纯化灭活疫苗和减毒活疫苗两种类型。减毒活疫苗针剂具有价格低廉的优点，保护期可达 5 年以上，但存在疫苗稳定性差的弱点。灭活疫苗抗体滴度高，保护期可持续 20 年以上，由于病毒被充分灭活，不存在毒力恢复的危险，安全性有充分保障，所以其他国家均使用灭活疫苗。接种对象为抗-HAV IgG 阴性者。在接种程序上，减毒活疫苗接种一针，灭活疫苗接种两针（0、6 个月），于上臂三角肌处皮下注射，一次 0.1 mL。甲肝减毒活疫苗应在冷藏条件下运输，2~8 ℃保存，有效期为 5 个月。对近期有与甲型肝炎患者密切接触的易感者，可用人免疫球蛋白进行被动免疫预防注射，时间越早越好，免疫期 2~3 个月[2]。

2. 乙型肝炎预防

接种乙型肝炎疫苗是我国预防和控制乙型肝炎流行的最关键措施。易感者均可接种，对新生儿应进行普种。对 HBsAg 阴性母亲分娩的新生儿，应在其出生后 12 小时内尽早接种 10 μg 重组酵母乙肝疫苗，在其 1 月龄和 6 月龄时分别接种第 2 针和第 3 针乙肝疫苗。对于未接种或未完成全程乙肝疫苗免疫的儿童，应及时进行补种。第 1 针与第 2 针间隔应≥28 天，第 2 针与第 3 针间隔应≥60 天。对于免疫功能低下或无应答的成人，应增加疫苗的接种剂量（如 60 μg）和针次；对于 3 针免疫程序无应答者，可再接种 1 针 60 μg 或 3 针 20 μg 乙肝疫苗，并于第 2 次接种乙肝疫苗后 1~2 个月检测血清抗-HBs，如仍无应答，可再接种 1 针 60 μg 重组酵母乙肝疫苗。

意外暴露 HBV 者可按照以下方法处理：① 在伤口周围轻轻挤压，排出伤口中的血液，再对伤口用生理盐水或肥皂水冲洗，然后用消毒液处理。对黏膜以水冲洗。冲洗比挤压和消毒重要得多。② 如已接种过乙肝疫苗，且已知抗-HBs 阳性（抗-HBs≥

10 mIU/mL），可不进行特殊处理。如未接种过乙肝疫苗，或接种过乙肝疫苗，但抗-HBs<10 mIU/mL 或抗-HBs 水平不详，应立即注射 HBIG 200～400 IU，同时在不同部位接种 1 针乙肝疫苗（20 μg），于 1 个月和 6 个月后分别接种第 2 针和第 3 针乙肝疫苗（20 μg）。③ 应立即检测 HBV-DNA、乙肝五项，3～6 个月后复查。

鼓励一般人群在常规体检或就诊时进行 HBsAg、抗-HBc 和抗-HBs 筛查；高危人群、孕妇、接受抗肿瘤（化疗或放射治疗）、免疫抑制剂和直接抗丙型肝炎（DAA）治疗患者，以及感染人类免疫缺陷病毒（HIV）患者应进行 HBsAg、抗-HBc 和抗-HBs 筛查。对 HBsAg、抗-HBc 和抗-HBs 均阴性者，建议接种乙肝疫苗。现普遍采用 0、1、6 个月的接种程序，每次注射 10～20 μg（基因工程疫苗），对高危人群可适量加大剂量，抗-HBs 阳转率可达 90% 以上。

庄辉院士等学者认为，接种乙肝疫苗后有抗体应答者的疫苗保护效果一般至少持续 30 年，因此，对一般人群不需要进行抗-HBs 监测或加强免疫，但对高危人群或免疫功能低下者可进行抗-HBs 监测，如抗-HBs<10 mIU/mL，可加强免疫。

3. 丙型肝炎预防

目前尚无有效的预防性丙型肝炎（还包括丁型肝炎）疫苗可供预防。丙型肝炎的预防主要采取以下措施：

（1）严格筛选献血员　通过检测血清抗-HCV、丙氨酸氨基转移酶和 HCV RNA，严格筛选献血员。

（2）预防经皮肤和黏膜传播　推行安全注射和标准预防，严格执行《医院感染控制规范》和《消毒技术规范》，使用一次性注射器，对牙科器械、内镜等医疗器具应严格消毒。医务人员接触患者血液及体液时应戴手套。对静脉吸毒者提供心理咨询并进行安全教育，劝其戒毒。不共用剃须刀及牙具等，对理发、穿刺和文身等用具应严格消毒。

（3）预防性接触传播　对男男同性恋和有多个性伴侣者应定期检查，加强管理。建议 HCV 感染者使用安全套。对青少年进行正确的性教育。

（4）预防母婴传播　已知感染 HCV 的育龄妇女，在怀孕前应进行抗病毒治疗以减少母婴传播风险；由于孕期抗病毒治疗的安全性和有效性数据缺乏，所以孕期不主张进行抗病毒治疗；哺乳不是感染 HCV 的母亲的禁忌，但当母亲乳头发生裂口、损伤或出血，或合并感染人类免疫缺陷病毒时，不应哺乳。对 HCV RNA 阳性的孕妇，应避免羊膜穿刺，尽量缩短分娩时间，保证胎盘的完整性，减少新生儿暴露于母血的机会。

（5）对高危人群筛查　根据中华人民共和国卫生行业标准《丙型病毒性肝炎筛查及管理标准》[15]，对丙型肝炎高危人群进行筛查及管理。

4. 戊型肝炎预防

免疫功能低下的个体和慢性肝病患者应避免食用未煮熟的肉类和贝类。免疫功能低下的个体只有在肉类被彻底煮到至少 70 ℃的温度时（至少 2 分钟）才能食用。由于被污染的粪便中含有大量的感染性 HEV 颗粒，而且粪便中的 HEV 比血浆中的 HEV 更具感染性，因此应考虑严格的卫生消毒建议，以防被污染的粪便传播 HEV，尤其在医院或疗养院更应注意预防。在尿液中也可以检测到 HEV RNA。目前尚不清楚 HEV 是否可以通过唾液、汗液、精液或母乳传播[4]，但目前有男男性传播 HEV 的报告。

"重组戊型肝炎疫苗（大肠埃希菌）" 2011 年在国内获批，是世界上第一个用于预防戊型肝炎的疫苗，是以肌内注射方式接种 30 μg/0.5 mL，采用 0、1、6 个月的接种方案。该疫苗在预防戊型肝炎暴发方面显示了良好效力，但不提供杀菌免疫的作用，亚临床感染仍然可能发生。该疫苗对孕妇似乎是安全的，但在慢性肝病患者和免疫抑制患者的长期保护效果和安全性方面仍有待进一步确定[4]。

七、参考文献

[1] World Health Organization. Global hepatitis report, 2017 [EB/OL]. [2020 - 08 - 01]. https://www.who.int/hepatitis/publications/global-hepatitis-report2017/en/.

[2] 李兰娟，任红. 传染病学 [M]. 9 版. 北京：人民卫生出版社，2018.

[3] 中华医学会肝病学分会，中华医学会感染病学分会. 慢性乙型肝炎防治指南（2015 年更新版）[J]. 临床肝胆病杂志，2015，31（12）：1941 - 1960.

[4] European Association for the Study of the Liver. EASL clinical practice guidelines on hepatitis E virus infection [J]. Journal of Hepatology，2018，68（6）：1256 - 1271.

[5] 中华医学会肝病学分会. 肝硬化诊治指南 [J]. 临床肝胆病杂志，2019，35（11）：2408 - 2425.

[6] 中华医学会肝病学分会，中华医学会感染病学分会. 丙型肝炎防治指南（2015 更新版）[J]. 中华传染病杂志，2015，33（12）：705 - 724.

[7] European Association for the Study of the Liver. EASL recommendations on treatment of hepatitis C 2018 [J]. Journal of Hepatology，2018，69（2）：461 - 511.

[8] 王宇明，于乐成. 肝脏炎症及其防治专家共识 [J]. 中国实用内科杂志，2014，34（2）：152 - 162.

[9] 中华医学会感染病学分会，中华医学会肝病学分会. 慢性乙型肝炎临床治愈（功能性治愈）专家共识 [J]. 中华肝脏病杂志，2019，27（8）：594 - 603.

[10] AASLD-IDSA HCV Guidance Panel. Hepatitis C guidance 2018 update: AASLD-IDSA recommendations for testing, managing, and treating hepatitis C virus infection [J]. Clinical Infectious Disease，2018，67（10）：1477 - 1492.

[11] THOMAS D L. Global elimination of chronic hepatitis [J]. The New England Journal of Medicine，2019，380（21）：2041 - 2050.

[12] 周伯平，崇雨田. 病毒性肝炎 [M]. 北京：人民卫生出版社，2011.

[13] 中国肝炎防治基金会，中华医学会感染病学分会，中华医学会肝病学分会. 乙型肝炎母婴阻断临床管理流程 [J]. 中华肝脏病杂志，2017，25（4）：254 - 256.

[14] 中华医学会感染病学分会，GRADE 中国中心. 中国乙型肝炎病毒母婴传播防治指南（2019 年版）[J]. 中华传染病杂志，2019，37（7）：388 - 396.

[15] 中华人民共和国国家卫生和计划生育委员会. 丙型病毒性肝炎筛查及管理：WS/T 453—2014 [S/OL]. [2020 - 08 - 03]. http://www.nhc.gov.cn/wjw/s9494/201804/64c8bf3120264139a1a9c84189d3431a.shtml.

第二节 结核病

一、概述

结核病（tuberculosis，TB）是由结核杆菌感染引起的一种慢性传染性疾病，可累及多个脏器，其中肺结核（pulmonary tuberculosis）是结核病最主要的类型。结核病的病原菌为结核杆菌复合群，包括结核分枝杆菌、牛分枝杆菌、非洲分枝杆菌和田鼠分枝杆菌，人肺结核的致病菌90％为结核分枝杆菌[1]。结核病的传染源主要是结核病患者，尤其是痰菌阳性者，患者把含有结核杆菌的微粒排到空气中，结核菌通过飞沫传播。

结核病在全球广泛流行，是影响和危害人类生命健康的主要疾病之一，是全球公共卫生和社会问题。据 WHO 发布的《2019 年全球结核病报告》[2]，结核病仍是全球前 10 位死因之一，同时自 2007 年以来一直位居单一传染性疾病死因之首，并且估算全球结核潜伏感染人群约 17 亿，占世界人口的 1/4 左右。全球有 30 个结核病高负担国家，中国是其中之一。耐药结核病及艾滋病与结核病共感染是目前威胁全球结核病防控的两大主要问题。

目前参考指南有中华人民共和国卫生行业标准《结核病分类》（WS 196—2017）、《肺结核诊断》（WS 288—2017），中华医学会、呼吸系统疾病基层诊疗指南编写专家组联合指南《肺结核基层诊疗指南（2018 年）》，美国胸科学会、美国疾病预防控制（CDC）中心、美国感染病学会及欧洲呼吸学会联合指南《2019 ATS/CDC/ERS/IDSA 临床实践指南：耐药结核病的治疗》，WHO 公布的《结核感染的预防和控制（2019 更新版）》等。

二、流行病学

1. 传染源

开放性肺结核（痰中含菌）患者的排菌是结核传播的主要来源。痰涂片阳性的肺结核患者传染性最强，仅结核菌培养阳性的患者传染性弱，痰涂片和结核菌培养均为阴性者无传染性。

2. 传播途径

传播途径主要为患者与健康人之间经空气传播。患者咳嗽排出的结核分枝杆菌悬浮在飞沫核中，被健康人吸入后即可引起感染。其他途径如饮用带菌牛奶经消化道感染、患病孕妇经胎盘引起母婴间传播、经皮肤伤口感染和上呼吸道直接接种等均极为罕见[3]。

3. 易感人群

生活贫困、工作劳累、居住拥挤、营养不良等因素是社会经济落后地区人群结核病高发的原因。HIV 感染、长期使用糖皮质激素和免疫抑制剂等免疫抑制状态患者，尤其好发结核病。

三、临床表现

首次吸入含结核菌的微粒后，是否感染患病，取决于结核菌的毒力和肺泡内巨噬细胞固有的吞噬杀菌能力，即机体感染结核菌后不一定发病，可成为潜伏结核感染者，结核菌在体内潜伏数周至数十年，待机体免疫力下降时才可能引起发病。正常机体可在感染后 4～8 周产生免疫反应与变态反应。

结核菌通过呼吸道进入肺内并在此繁殖，称为原发感染，形成原发病灶。结核菌再从原发病灶沿淋巴管进入血流中，叫作血行播散，可累及肺脏、胸膜及肺外器官。免疫功能正常的宿主往往将病灶局限在肺脏或其他单一的器官，而免疫功能较弱的宿主往往造成播散性结核病或者多脏器的累及。约 80％的病例表现为肺结核，15％表现为肺外结核，而 5％则两者均累及[3]。

（一）肺结核

1. 临床表现[1]

（1）流行病学　有痰涂片阳性肺结核患者密切接触史，生活贫困、居住拥挤、营养不良等社会因素，以及 HIV 感染、糖皮质激素和免疫抑制剂使用、慢性基础疾病等导致免疫力低下的危险因素。

（2）症状

① 呼吸系统症状：咳嗽、咳痰 2 周以上或咯血是肺结核的常见可疑症状。一般咳嗽较轻，以干咳为主或少许黏液痰。有空洞形成时，痰增多，合并其他细菌感染时，痰可呈脓性。部分患者可有咯血，大多数为少量咯血。病灶累及胸膜时可出现胸痛，胸痛随呼吸运动和咳嗽加重。呼吸困难多见于病变累及多个肺叶段以上支气管或气管、有中到大量胸腔积液的患者。

② 全身症状：发热是最常见症状，多为午后潮热，以中低热为主，少数可出现高热。部分患者有倦怠、乏力、盗汗、食欲减退和体重减轻等表现。育龄期女性可有月经不调。

（3）体征　体征多寡不一，取决于病变性质及范围。病变范围较小时，可无任何体征。渗出性病变范围较大或干酪样坏死时，可有肺实变体征，如语颤增强、叩诊浊音、听诊闻及支气管呼吸音和细湿啰音。当存在较大的空洞性病变时，可闻及支气管呼吸音。当存在较大范围纤维条索时，可出现气管向患侧移位、患侧胸廓塌陷、叩诊浊音、听诊呼吸音减弱和（或）闻及啰音。结核性胸膜炎多数有胸腔积液体征，气管支气管结核可有局限性干啰音，气管狭窄严重者可出现三凹征。

2. 辅助检查

（1）X 线胸片检查　X 线胸片检查是诊断肺结核的常规首选方法。病变多位于上叶尖后段、下叶背段和后基底段，呈多态性，即浸润、增殖、干酪、纤维钙化性病变可同时存在，病变密度不均匀、边缘较清楚且变化速度较慢，易形成空洞和传播灶。

（2）直接涂片抗酸杆菌镜检　直接涂片抗酸杆菌镜检是简单、快速、易行和较可靠的方法，但欠敏感，通常菌量≥10^4条/毫升方能检测阳性。痰涂片阳性仅说明痰中存在抗酸杆菌，由于我国的非结核分枝杆菌感染并不多见，故痰中检出抗酸杆菌对诊断肺结核有极重要的意义。一般至少检测 2 次。

（3）结核菌素皮肤试验（tuberculin skin test，TST）　结核菌素皮肤试验用于判断是否存在结核菌感染，而非是否为结核病。皮内注射结核菌纯蛋白衍生物（purified protein derivative，PPD）5 IU，48～72 小时观察皮肤硬结直径大小，硬结直径≥5 mm 作为阳性判断标准，10～14 mm 为中度阳性，≥15 mm 或局部有水疱为强阳性。在我国，由于受到卡介苗接种的影响，在临床结核病诊断中 TST 阳性的价值低于阴性的价值。重症结核、免疫功能缺陷或抑制者合并结核病时，TST 也可为阴性。

（4）胸腔积液检查　对存在胸腔积液者，可行胸腔穿刺术抽取胸腔积液进行胸腔积液常规、生化、结核菌等相关检查。结核性胸膜炎的胸腔积液为渗出液，以单核细胞为主，胸腔积液腺苷脱氨酶（ADA）常明显升高，通常≥40 U/L。

（5）胸部 CT　CT 较普通 X 线胸片检查更敏感，能发现隐匿的胸部微小病变和气管支气管内病变，并能清晰显示肺结核病变特点和性质、病灶与支气管的关系及纵隔淋巴结有无肿大。增强 CT 和支气管动脉 CT 有利于结核与肺癌等疾病的鉴别，同时可明确中量以上咯血的责任血管以指导治疗支气管动脉栓塞术中大量咯血。

（6）结核菌培养　结核菌培养为痰结核菌检查提供准确可靠的结果，灵敏度高于涂片，常作为结核病诊断的金标准。但结核菌培养周期较长，一般为 2～8 周。培养阳性需行药物敏感性检测，以指导抗结核药物的选择和尽早发现耐药结核菌。

（7）支气管镜检查或其他病理组织学检查　支气管镜检查常应用于临床表现不典型的肺结核及气管支气管结核的诊断，可以在病变部位钳取活体组织进行病理学检查和结核菌培养，同时可采集分泌物或支气管肺泡灌洗液进行结核菌的涂片、培养及核酸检测。对外周病变性质不清者可进行经皮肺穿刺获得肺组织，对考虑结核性胸膜炎者可进行内科胸腔镜获取胸膜进行病理组织学检查。

（8）结核菌核酸检测　以核酸扩增技术为基础的多种分子生物学诊断方法可用于检测标本中结核菌的核酸。分子生物学检测比涂片、培养检测敏感，可选择 WHO 推荐的在结核高负担国家使用的结核分枝杆菌及利福平耐药检测系统（Xpert MTB/RIF）、环介导等温扩增技术、基因芯片技术等。

（9）γ-干扰素释放试验（IGRA）和结核抗体检测　IGRA 是通过检测结核菌特异性抗原早期分泌抗原 6（ESAT-6）和培养滤液蛋白 10（CFP-10）刺激 T 淋巴细胞所产生的 γ-干扰素水平，进一步判断机体是否存在结核菌感染。IGRA 结果不受卡介苗接种和非结核分枝杆菌感染的影响。在发达国家，IGRA 正逐渐取代 TST 成为潜伏性结核感染的首选检测方法。除 IGRA 外，也可采集外周血清检测结核抗体。

3. **肺结核类型**

根据病变部位及胸部影像学表现的不同，肺结核分为以下几种类型[4]：

（1）原发性肺结核　原发性肺结核指初次感染即发病的肺结核，包括原发复合征及胸内淋巴结结核。原发性肺结核多见于儿童，胸部影像学主要表现为肺内原发病灶及胸内淋巴结肿大，或单纯胸内淋巴结肿大。儿童原发性肺结核也可表现为空洞、干酪性肺炎及由支气管淋巴瘘导致的支气管结核。

（2）血行播散性肺结核　血行播散性肺结核包括急性血行播散性肺结核、亚急性及慢性血行播散性肺结核。急性血行播散性肺结核胸部影像学表现为两肺有均匀分布的大小、密度一致的粟粒结节；亚急性或慢性血行播散性肺结核的弥漫病灶多分布于两肺的上中部，大小不一，密度不等，可有融合。儿童急性血行播散性肺结核有时表现为磨玻璃样阴影，婴幼儿粟粒病灶周围渗出明显，边缘模糊，易于融合。

（3）继发性肺结核　继发性肺结核是初次感染后体内潜伏病灶中的结核菌复燃增殖而发病的结核，本型是成人肺结核的最常见类型。继发性肺结核的胸部影像表现多样，轻者主要表现为斑片、结节及索条影，或表现为结核瘤或孤立空洞；重者可表现为大叶性浸润、干酪性肺炎、多发空洞形成和支气管播散等；反复迁延进展者可出现肺毁损，毁损肺组织体积缩小，其内多发纤维厚壁空洞、继发性支气管扩张，或伴有多发钙化等，邻近肺门和纵隔结构牵拉移位，胸廓塌陷，胸膜增厚粘连，其他肺组织出现代偿性肺气肿和新旧不一的支气管播散病灶等。根据不同的影像学特点，继发性肺结核可分为5个亚型。① 浸润性肺结核：渗出性病变和纤维干酪增殖灶多发生在上叶，影像学表现为小片状或斑点状阴影。② 空洞型肺结核：空洞大小不一，多为干酪渗出病变溶解形成洞壁不明显、有多个空腔的虫蚀样空洞；伴周围浸润病变的薄壁空洞，当引流支气管出现炎症伴阻塞时，可形成薄壁的张力性空洞。③ 结核球：多由干酪样病变吸收和周围纤维包裹形成，常有钙化，周围有小结节的卫星病灶。④ 干酪性肺炎：机体免疫力减退者受到大量结核菌感染，或淋巴结中的大量干酪样物经支气管进入肺内而发生。大叶性干酪性肺炎影像呈大叶性密度均匀磨玻璃状阴影，逐渐出现溶解区，呈虫蚀样空洞，可出现播散灶。⑤ 纤维空洞型肺结核：该型结核病程长，反复进展恶化，肺组织严重破坏，肺功能严重受损，双侧或单侧出现纤维厚壁空洞和广泛的纤维增生，造成肺门抬高和肺纹理呈垂柳样，患侧肺组织收缩，常见胸膜粘连和代偿性肺气肿。

（4）气管支气管结核　气管支气管结核是指发生在气管支气管的黏膜、黏膜下层、平滑肌、软骨及外膜的结核病，是结核病的特殊临床类型。气管支气管结核主要表现为气管或支气管壁不规则增厚、管腔狭窄或阻塞，狭窄支气管远端肺组织可出现继发性不张或实变、支气管扩张及其他部位支气管播散病灶等。依据支气管镜下改变及组织病理学特征，气管支气管结核分为Ⅰ型（炎症浸润型）、Ⅱ型（溃疡坏死型）、Ⅲ型（肉芽增殖型）、Ⅳ型（瘢痕狭窄型）、Ⅴ型（管壁软化型）和Ⅵ型（淋巴结瘘型）。

（5）结核性胸膜炎　结核性胸膜炎包括干性胸膜炎和渗出性胸膜炎。干性胸膜炎为胸膜的早期炎性反应，通常无明显异常的影像学表现；渗出性胸膜炎主要表现为胸腔积液，可为少量或中到大量的游离胸腔积液，也可为局限性或包裹性积液，吸收缓慢者常合并胸膜增厚、粘连，也可演变为胸膜结核瘤及脓胸等。

（二）肺外结核

结核是一种全身性的疾病。虽然肺结核是结核病的主要类型，但肺外结核亦不能忽视，如淋巴结结核、骨关节结核、消化系统结核、泌尿系统结核、生殖系统结核及中枢神经系统结核等，构成整个结核病的疾病谱。

腹腔内结核病变包括肠结核、肠系膜淋巴结结核及输卵管结核，在发展过程中往往涉及其邻近腹膜而导致局限性腹膜炎。肾结核则占肺外结核的15％左右，起病较为隐匿，多在原发性结核感染后5～20年才发病，多见于成年人，儿童少见。女性生殖系统结核则可在出现不明原因月经异常、不孕不育等情况下发现。结核性脑膜炎可表现出头痛、喷射性呕吐、意识障碍等中枢神经感染症状[3]。

四、诊断标准

以肺结核为例，根据病史、影像学和结核菌检查结果可将肺结核患者分为疑似病例、临床诊断病例及确诊病例[5]。

1. 疑似病例

符合下列条件之一者为疑似病例：

① 有肺结核可疑症状的 5 岁以下儿童，同时伴有与痰涂片阳性肺结核患者密切接触史或 TST 强阳性、IGRA 阳性。

② 仅胸部影像学检查结果显示有与活动性肺结核相符的病变。

2. 临床诊断病例

符合下列条件之一者为临床诊断病例：

① 痰涂片 3 次阴性，胸部影像学检查显示有与活动性肺结核相符的病变，且伴有咳嗽、咳痰、咯血等肺结核可疑症状。

② 痰涂片 3 次阴性，胸部影像学检查显示有与活动性肺结核相符的病变，且 TST 强阳性。

③ 痰涂片 3 次阴性，胸部影像学检查显示有与活动性肺结核相符的病变，且结核抗体检查阳性。

④ 痰涂片 3 次阴性，胸部影像学检查显示有与活动性肺结核相符的病变，且肺外组织病理学检查证实为结核病变。

⑤ 痰涂片 3 次阴性的疑似肺结核病例，经诊断性治疗或随访观察可排除其他肺部疾病者。

⑥ 支气管镜检查符合气管、支气管结核改变。

⑦ 单侧或双侧胸腔积液，胸腔积液检查提示渗出液，胸腔积液腺苷脱氨酶（ADA）明显升高，伴有 TST 阳性或 IGRA 阳性。

3. 确诊病例

符合下列条件之一者为确诊病例：

① 痰涂片阳性肺结核。符合下列 3 项之一者：2 份痰标本直接涂片抗酸杆菌镜检阳性；1 份痰标本直接涂片抗酸杆菌镜检阳性＋肺部影像学检查符合活动性肺结核影像学表现；1 份痰标本直接涂片抗酸杆菌镜检阳性＋1 份痰标本结核菌培养阳性。

② 仅培养阳性肺结核。同时符合下列 2 项者：痰涂片阴性；肺部影像学检查符合活动性肺结核影像学表现＋1 份痰标本结核菌培养阳性。

③ 肺部影像学检查符合活动性肺结核影像学表现，分子生物学检测（如 PCR、Xpert MTB/RIF）阳性。

④ 肺或胸膜病变标本病理学诊断为结核病变者。

若影像学表现不典型、结核菌检查阴性，无法确定是否为肺结核时，可进行以下检查：TST；IGRA、结核抗体检测；胸部 CT（需要与其他疾病鉴别诊断时）；支气管镜检查（怀疑存在气管支气管结核或肿瘤者）；气管支气管黏膜、胸膜、肺组织活体组织检查[6-7]。

4. 鉴别诊断

肺结核的症状、体征和影像学表现同许多胸部疾病相似，在诊断肺结核时，应注意与其他疾病如肺炎、慢性阻塞性肺疾病、支气管扩张、肺癌、肺脓肿、纵隔和肺门疾病、其他发热性疾病相鉴别。也要与非结核分枝杆菌肺病鉴别（参见中华人民共和国卫生行业标准《肺结核诊断标准》（WS 288—2017）的附录 E.2），经鉴定符合非结核分枝杆菌者，按非结核分枝杆菌肺病处理[5]。

五、治疗措施

（一）化疗方案

化学治疗是现代结核病最主要的基础治疗，简称"化疗"。其他治疗方法如对症治疗、手术治疗等均为辅助治疗。化疗的目标不仅是杀菌和防止耐药性的产生，而且在于最终灭菌，防止和杜绝复发。目前国际公认的化疗原则是早期、联合、适量、规律、全程[8]。

结核化疗药物按效力和不良反应大小分为两类：① 一线（类）抗结核药物，疗效好，不良反应小，如异烟肼（isoniazid，INH，H）、利福平（rifampin，RFP，R）、吡嗪酰胺（pyrazinamide，PZA，Z）、乙胺丁醇（ethambatal，EB，E）、链霉素（strep-tomycin，SM，S）等。② 二线（类）抗结核药物，效力或者安全性不如一线药物，在一线药物耐药或不良反应不能耐受时被选用，包括卡那霉素（kanamycin，KM）、阿米卡星（amikacin，AMK）、对氨基水杨酸（p-aminosalicylic acid，PAS）、左氧氟沙星（levofloxacin，LVX）、莫西沙星（moxifloxacin，MFX）等。一线药物的常用剂量见表 1-2-1。

表 1-2-1　成人服用一线抗结核药物的推荐剂量

药物	每天一次		每周三次	
	剂量和范围/（mg/kg 体重）	最大量/mg	剂量和范围/（mg/kg 体重）	每日最大量/mg
异烟肼	5（4～6）	300	10（8～12）	900
利福平	10（8～12）	600	10（8～12）	600
吡嗪酰胺	25（20～30）	—	35（30～40）	—
乙胺丁醇	15（15～20）	—	30（25～35）	—
链霉素ᵃ	15（12～18）	—	15（12～18）	1 000

注：ᵃ 60 岁以上的患者可能无法忍受每天 500～750 mg 的剂量，所以某些指南建议将剂量减为每天 10 mg/kg）。体重不足 50 kg 的患者也可能无法忍受每天 500～750 mg 的剂量。表格来源：WHO《结核病治疗指南》（第四版）中文版。

1. 初治活动性肺结核（含痰涂片阳性和阴性）[1]

通常选用 2HRZE/4HR 方案，即强化期使用异烟肼、利福平、吡嗪酰胺、乙胺丁醇，1 次/天，共 2 个月；巩固期使用异烟肼、利福平，1 次/天，共 4 个月。若强化期第 2 个月末痰涂片仍阳性，强化方案可延长 1 个月，总疗程 6 个月不变。对粟粒性肺结核或结核性胸膜炎患者，上述疗程可适当延长，强化期 3 个月，巩固期 6～9 个月，总疗程 9～12 个月。在异烟肼高耐药地区，可选择 2HRZE/4HRE 方案。

2. 复治活动性肺结核（含痰涂片阳性和阴性）[1]

常用方案为 2HRZSE/6HRE、3HRZE/6HR、2HRZSE/1HRZE/5HRE。复治结核时应进行药敏试验，根据药敏试验结果及既往用药史制订治疗方案。如果患者为多次治疗或治疗失败病例，可根据患者既往治疗史先制订经验性治疗方案，获得药敏试验结果后及时调整治疗方案。对用上述方案治疗无效的复治肺结核患者，应参考耐多药结核可能，需按耐药或耐多药结核治疗。

3. 耐药结核和耐多药结核

对至少包括异烟肼和利福平在内的 2 种以上药物产生耐药的结核为耐多药结核（multi-drug resistance tuberculosis，MDR-TB）。WHO 根据药物的有效性和安全性将治疗耐药结核的药物分为 A、B、C、D 4 组，其中 A、B、C 组为核心二线药物，D 组为非核心的附加药物[9]。A 组：氟喹诺酮类，包括高剂量左氧氟沙星（≥750 mg/d）、莫西沙星及加替沙星。B 组：二线注射类药物，包括阿米卡星、卷曲霉素、卡那霉素、链霉素。C 组：其他二线核心药物，包括乙硫异烟胺（或丙硫异烟胺）、环丝氨酸（或特立齐酮）、利奈唑胺和氯法齐明。D 组：可以添加的药物，但不能作为 MDR-TB 治疗的核心药物，分为 3 个亚类。D1 组包括吡嗪酰胺、乙胺丁醇和高剂量异烟肼；D2 组包括贝达喹啉和德拉马尼；D3 组包括对氨基水杨酸、亚胺培南西司他丁、美罗培南、阿莫西林克拉维酸、氨硫脲。

耐药结核治疗的强化期应包含至少 5 种有效抗结核药物，包括吡嗪酰胺及 4 个核心二线抗结核药物：A 组 1 个，B 组 1 个，C 组 2 个。如果以上选择仍不能组成有效方案，可以加入 1 种 D2 组药物，再从 D3 组选择其他有效药物，从而组成含 5 种有效抗结核药物的方案[10]。

（二）症状治疗及手术治疗

1. 症状治疗[1]

（1）发热　有效抗结核治疗后，肺结核所致的发热大多在 1 周内消退，对少数发热不退者可应用小剂量非类固醇类退热剂，如布洛芬。对急性血行播散性肺结核或伴有高热等严重毒性症状或高热持续不退者，可在抗结核药物治疗基础上使用类固醇糖皮质激素，一般每日 20～30 mg 泼尼松。糖皮质激素可能有助于改善症状，但必须在充分有效抗结核药物治疗的前提下使用。

（2）咯血　少量咯血时多以安慰患者，让患者消除紧张情绪、卧床休息为主，可用氨基己酸、凝血酶、卡洛磺等药物止血。大咯血可危及生命，应特别警惕和尽早发现窒息先兆征象。迅速畅通气道是抢救大咯血窒息的首要措施，包括体位引流、负压吸引、气管插管。对大咯血者可使用垂体后叶素 8～10 U 缓脉静脉推注，对血压正常者可使用酚妥拉明 10～20 mg 加入生理盐水 250 mL 中缓慢静脉滴注。对于药物难以控制的大咯血，在保证患者气道通畅的情况下，应将其紧急转诊至有条件的专科或综合医院进行手术治疗或支气管动脉栓塞术。

（3）气管支气管结核所致气道狭窄　气管支气管结核导致叶及叶以上支气管明显狭窄时常影响患者呼吸功能，严重者有呼吸衰竭，需在全身抗结核化学治疗基础上，同时给予冷冻、球囊扩张等气道介入治疗。

2. 手术治疗

对于药物治疗失败或威胁生命的单侧肺结核特别是局限性病变，外科治疗是可选用的重要治疗方法。目前认为，当直径大于 3 cm 的结核球与肺癌难以鉴别时，对复治的单侧纤维厚壁空洞、长期内科治疗未能使痰菌转阴者，或单侧的毁损肺伴支气管扩张、已丧失功能并有反复咯血或继发感染者，可做肺叶或全肺切除术。结核性脓胸或支气管胸膜瘘经内科治疗无效且伴同侧活动性肺结核时，宜做肺叶-胸膜切除术。手术治疗禁忌证有：支气管黏膜活动性结核病变且又不在切除范围之内，全身情况差或有明显心、肺、肝、肾功能不全。只有药物治疗无效时才考虑手术，且手术前后也要应用抗结核药。

（三）注意事项

1. 肺外结核

虽然结核病主要累及肺脏，但它也可以累及任何其他器官或组织。在肺外结核病例中，最常见的病例主要包括淋巴结核、胸膜结核及骨或关节结核，而心包结核、脑膜结核和播散型结核（粟粒结核）更易致死。HIV 检测对于伴有或疑似肺外结核的患者尤其重要，因为免疫抑制可增加肺外累及的机会。肺结核与肺外结核的治疗采用相同的方案。需要注意的是，有些专家推荐结核性脑膜炎的疗程为 9～12 个月，因为它有严重的致残和致死风险；而对骨结核与关节结核的推荐疗程为 9 个月，因为评估治疗反应比较困难。除非患者疑似耐药，否则可推荐使用辅助性的皮质激素来治疗结核性脑膜炎和心包炎。治疗结核性脑膜炎时，应将乙胺丁醇换为链霉素。除了有时诊断需要外，肺外结核的治疗一般很少涉及外科方法，外科方法只用于晚期伴有并发症时，如脑积水、阻塞性尿路病变、心包炎和发生 Pott 病神经受累时（脊柱结核累及）。一般来说，对于可自行引流的较大的波动性淋巴结核，可进行抽吸或切除和引流。

2. 合并妊娠

利福平与口服避孕药有相互作用，可导致避孕药的保护作用降低。服用口服避孕药的妇女使用利福平时有两种选择：遵从医生的指导意见，服用含更高剂量雌激素（50 μg）的制剂，或采用另一种避孕方法。对育龄妇女，应在开始结核病治疗前，询问其当前妊娠或计划妊娠的情况。应告诉妊娠的妇女使用标准方案成功治疗结核病是妊娠成功的关键。链霉素对胎儿有耳毒性，不应在妊娠期间使用。除了链霉素，一线抗结核药物在孕期的使用都是安全的。患有结核病的哺乳期妇女应接受结核病治疗的完整疗程。及时、妥善地运用化疗方法是防止结核菌传染给婴儿的最佳方式。应当让母亲和孩子待在一起，继续母乳喂养。如果婴儿可排除活动性结核，对婴儿应给予 6 个月的异烟肼预防性治疗，随后接种卡介苗。建议所有怀孕或哺乳期服用异烟肼的妇女都补充维生素 B_6。

3. 合并肝病

符合下列条件的患者，如果没有慢性肝病的临床证据，可接受常规的结核病治疗方案：携带肝炎病毒，有急性肝炎病史，过度饮酒。但是，由抗结核药物引起的肝毒性反应在这些患者中可能更常见，因此应有所预见。对于不稳定或晚期肝癌患者，如果可能的话，应在治疗开始时进行肝功能检测。肝脏疾病越不稳定或越严重，就越应减少使用肝毒性药物。在治疗期间，应当对所有肝病患者进行临床监测。注意：结核病本身也可能累及肝脏，造成肝功能异常。对于某些并发急性肝炎（如病毒性肝炎），如果肝炎治疗与结核病治疗不相关，可能需要推迟对结核病的治疗，直到急性肝炎得到缓解。

4. 合并肾病

对于肾功能衰竭和严重肾功能不全的患者，推荐的初始结核病治疗方案是 2 个月的异烟肼、利福平、吡嗪酰胺和乙胺丁醇，继以 4 个月的异烟肼和利福平。异烟肼和利福平随胆汁分泌物排出，所以无须调整剂量。乙胺丁醇经肾分泌，吡嗪酰胺代谢比较充分，所以需要调整剂量。在服用异烟肼期间，对于肾功能衰竭和严重肾功能不全的患者，还应当给予维生素 B_6，以预防周围神经疾病。由于链霉素有较高的肾毒性和耳毒性风险，因此肾功能衰竭患者应避免使用链霉素。如果必须使用链霉素，剂量应为 15 mg/kg，每周 2～3 次，每次最大剂量为 1 g，同时应监测药物血清水平。

（四）效果判断

1. 初治、复治肺结核[5]

（1）治愈 涂阳肺结核患者完成规定的疗程，连续 2 次痰涂片结果阴性，其中 1 次是治疗末。

（2）完成疗程 涂阴肺结核患者完成规定的疗程，疗程末痰涂片检查结果阴性或未痰检；涂阳肺结核患者完成规定的疗程，最近一次痰检结果阴性，完成疗程时无痰检结果。

（3）结核死亡 活动性肺结核患者因病变进展或并发咯血、自发性气胸、肺心病、全身衰竭或肺外结核等原因死亡。

（4）非结核死亡 结核病患者因结核病以外的原因死亡。

（5）失败 涂阳肺结核患者接受治疗至第 5 个月末或疗程结束时，痰涂片检查阳性。

（6）丢失 肺结核患者在接受治疗过程中中断治疗超过 2 个月，或由结核病防治机构（简称"结防"）转出后，虽经医生努力追访，2 个月内仍无信息或已在其他地区重新登记治疗。

2. 耐多药肺结核[5]

（1）治愈 符合下列条件之一：① 患者完成了疗程，在疗程的后 12 个月，至少 5 次连续痰培养阴性，每次间隔至少 30 天；② 患者完成了疗程，在疗程的后 12 个月，仅有一次痰培养阳性，而这次培养结果阳性之后最少连续 3 次培养结果阴性，其间隔至少 30 天，且不伴有临床症状的加重。

（2）完成治疗 患者完成了疗程，但由于缺乏细菌学检查结果（即在治疗的最后 12 个月痰培养的次数少于 5 次），不符合治愈的标准。

（3）失败 符合下列条件之一：① 治疗的最后 12 个月 5 次痰培养中有 2 次或 2 次以上阳性；② 治疗最后的 3 次培养中有任何一次是阳性；③ 临床决定提前中止治疗（因为不良反应或治疗无效）。

（4）丢失　因任意原因治疗中断连续 2 个月或以上。

（5）迁出　患者转诊到另一个登记报告的机构。

（6）死亡　在治疗过程中患者由于任意原因死亡。

六、社区防控

（一）环境控制

环境控制是指通过使用工程技术的方法，预防传染性飞沫核在空气中传播，以降低空气中飞沫浓度。

1. 自然通风

自然通风是一种最简单、廉价、有效的环境控制措施。在开放且通风良好的环境中，感染结核分枝杆菌的概率将减少 70% 以上。通过打开门窗，确保空气流通，可以有效降低室内有害气溶胶浓度，可以控制结核分枝杆菌传播。一般每次通风 30 分钟以上，每日至少两次。

2. 预防性消毒

室内公共场所平时需保持良好通风换气，在冬春季呼吸道传染病高发期或发生结核病疫情时，可组织开展环境预防性消毒。有聚集性疫情时，可适当增加消毒频次。

（1）室内空气消毒　室内空气消毒必须在无人且相对密闭的环境中进行。消毒期间关闭所有门窗，消毒完毕方可打开门窗通风。常用方法有紫外线灯照射、化学消毒剂喷雾消毒，后者可用超低容量喷雾器，喷洒过氧乙酸气溶胶，密闭作用 60 分钟。

（2）地面和物体表面的清洁和消毒　地面要湿式拖扫，用 0.1% 过氧乙酸或 500～1 000 mg/L 有效氯消毒剂拖地（喷洒）；桌椅、柜、门窗等物体表面可用 250～500 mg/L 有效氯消毒剂擦拭，再用清水擦去或洗去。

（3）其他物品消毒　餐具可用流通蒸汽消毒或煮沸消毒；痰具应每天经高压灭菌或更换，便器、浴盆等要定期消毒，用 1 000～2 000 mg/L 有效氯消毒剂浸泡 30 分钟；卫生手消毒可用快速手消毒液或肥皂与流水冲洗；书籍、衣服、被褥等，可用紫外线灯照射 30 分钟或在阳光下晾晒 2～3 小时。

（二）个人防护

个人防护是环境控制的有益补充。

① 应保持室内空气流通或勤开窗换气，在呼吸道疾病流行期间，少到人群拥挤、空气污浊的场所及医院、车站等感染风险较高的场所。

② 注意日常个人卫生，养成良好的卫生习惯，重视手的清洁和消毒，使用肥皂或洗手液与流水洗手，不用污浊的毛巾擦手。打喷嚏时掩住口鼻，避免飞沫污染他人。

③ 合理膳食，均衡营养，多饮水，保证睡眠，不吸烟，避免过度劳累，注意防寒保暖。

④ 注重体育锻炼，增强体质，提高机体免疫力。必要时，进行预防服药和免疫预防接种，提高个体抗病能力。

⑤ 减少与肺结核病例及其密切接触者、疑似肺结核患者等人员的接触。如果必须接触，应做好必要的个人防护。

⑥ 医务人员接触肺结核或疑似患者时，接诊时应遵守标准预防的原则，采取标准

预防措施，佩戴医用防护口罩（如 N95 口罩）等。

（三）病例报告和登记

凡在各级各类医疗机构诊断的肺结核患者（包括确诊病例、临床诊断病例）和疑似肺结核患者，均为病例报告对象。结防机构或卫生行政部门指定的定点医疗机构负责本地区结核病患者的登记工作[11]。活动性肺结核、新发结核性胸膜炎和其他肺外结核患者均为登记对象。此外，下列患者也应进行重新登记：结防机构已登记，中断治疗 ≥ 2 个月后重新返回治疗的肺结核患者；初治失败的肺结核患者；涂阴转为涂阳的肺结核患者；结防机构登记的复发肺结核患者。

（四）早期发现和彻底治疗患者

1. 高危人群筛查

结核病筛查对象主要是痰涂片阳性肺结核患者的密切接触者，包括患者的家庭成员、同事和同学等。基层医疗机构的医生要按照肺结核可疑者的诊断程序，督促有症状者的密切接触者到医院或结防机构进一步检查。另外，对门诊因症就诊病例须及时发现和诊断，避免漏诊和误诊。

2. 定期筛查

可从疫情实际出发，对服务性行业、学校、托幼机构及儿童玩具制造工作人员等进行定期健康检查，宜每 1～2 年 1 次。军营中如入伍新兵、新学员等须入伍复检，拍摄胸片或者做数字 X 线检查进行结核病筛查，异常者须转定点医院进一步确诊，影像资料必须留档。有人群聚集性特征的单位，如条件许可，可开展 PPD 筛查。

3. 彻底治疗

查出必治，治必彻底。只有彻底治疗患者，大幅度降低传染源密度，才能有效降低感染率和减少发病。及时正确治疗、彻底治疗，防止慢性耐药病例的形成和积累，不仅是临床治疗的目标，亦是预防工作的中心环节。

（五）医院感染控制

结核病定点诊疗机构应具备以下结核病医院感染控制措施：① 设立结核病医院感染控制机构，并配置相关人员；② 制订并有效实施医院感染控制计划；③ 采取多种途径，对医务人员、患者及患者家属进行结核病医院感染控制信息教育；④ 采取合理患者诊疗流程，确保患者在医疗卫生机构内用最短时间完成诊疗；⑤ 门诊、病房、实验室及检查室配置必要环境控制措施（如通风、紫外线消毒等）；⑥ 有传染性的患者外出时佩戴外科口罩，医务人员与有传染性的患者接触时佩戴医用防护口罩。

（六）艾滋病和结核病共同管理

无论在哪个疫情地区，都推荐为出现结核病体征或症状的所有患者提供 HIV 检测，不管是疑似患者还是确诊患者。因为结核病往往是 HIV 感染者最初的临床迹象，结核病服务可作为艾滋病预防、关怀和治疗服务极为重要的切入点。此外，结核病患者的治疗会因 HIV 感染状况不同而有所不同。传染性结核病病例的家庭接触者是结核病筛查和治疗的重点对象，尤其是当他们感染 HIV 时。在接受治疗的结核病患者中，HIV 阳性患者的病死率要高于 HIV 阴性患者。患有涂阴肺结核和肺外结核的 HIV 感染者病死率较高，原因在于他们的免疫抑制反应比涂阳结核病患者更严重。同时接受抗病毒治疗的结核病患者病死率会降低。对 HIV 阳性结核病患者的当务之急是启动结核病治疗，继而是复方磺胺甲噁唑预防性治疗和抗病毒治疗。建议 HIV 阳性结核病患者的结核病治疗时间应至少与 HIV 阴性结核病患者相同。既往接受过结核病治疗的 HIV 阳性结核病患者应当接受与 HIV 阴性结核病患者相同的复治方案。

（七）预防性服药

结核潜伏感染（latent tuberculosis infection，LTBI）通常是指体内（一般是肺）存在结核菌，但未出现明显的症状。结核潜伏感染者的结核菌素试验呈阳性，但无症状且痰中也无结核菌。对有下列情况人群须给予预防抗结核感染治疗：① 接种过卡介苗，但最近 2 年内结核菌素试验硬结直径增大≥10 mm 者；② 结核菌素试验反应由阴性转为阳性；③ 结核菌素试验呈强阳性反应的婴幼儿和少年；④ 结核菌素试验阳性且同时因其他疾病需要用糖皮质激素或其他免疫抑制剂治疗者；⑤ 结核菌素试验阳性，新患麻疹或百日咳小儿；⑥ 结核菌素试验阳性的 HIV 病毒感染者及获得性免疫缺陷综合征（AIDS）患儿。

LTBI 的治疗对控制和消除结核病至关重要。目前在每周用异烟肼和利福喷汀结合的 12 周短程疗法（3HP）治疗成人 LTBI 方案的基础上，建议对以下人群可使用 3HP 疗法：① 2～17 岁 LTBI 患者；② 患有 LTBI 的 HIV 病毒感染者，包括正在服用抗反转录病毒药物，且药物与利福喷汀存在可接受的药物间相互作用的 AIDS 患者。对年龄≥2 岁的患者可采用直接督导治疗（DOT，目前唯一推荐的治疗方法）或自行给药治疗（SAT）的 3HP 方案[12]。

医务人员在患者服药时应督导管理，保证其规律服药，完成疗程，并及时发现和处理药物不良反应等。

（八）疫苗接种

目前尚无理想的结核病疫苗。目前广泛使用的是卡介苗（BCG），BCG 是一种无毒牛型结核分枝杆菌活菌疫苗，自 1921 年用于预防结核病以来，虽被积极推荐和推广，但人们至今对其作用和价值仍有争议[3]。目前比较普遍的看法是，BCG 不足以预防感染，但可以显著降低儿童发病率及发病严重性，特别是可使结核性脑膜炎等严重结核病减少。WHO 已将 BCG 列入儿童扩大免疫计划。我国结核病感染率和发病率仍较高，推行 BCG 接种仍有现实意义，我国规定新生儿出生时即接种 BCG。由于 BCG 的预防效果有限，因此并不推荐成人使用。

（九）健康教育

1. 定期对医务人员开展健康宣教培训[13]

① 确保患者准确了解结核病作为传染病，对自身、家庭及周围健康人的危害；② 确保患者了解国家结核病防治政策；③ 确保患者了解结核病治疗疗程、治疗方案、可能出现的不良反应及按医嘱接受治疗的重要性；④ 了解医务人员在工作中如何预防结核菌感染。

2. 对肺结核患者开展健康教育

① 疾病传播途径：结核病是一种主要经呼吸道传播的传染病；传染期患者应尽量减少外出，必须外出或与健康人密切接触时应当佩戴外科口罩。② 疾病预后：经过正

确治疗，大部分患者可以治愈。若不规范治疗，疾病可演变为耐药结核病，有终身不能治愈的风险。③ 规范治疗的重要性：按时服药、确保治疗不中断是治愈的重要保证。出现药物不良反应时，应当及时向医师报告。

七、参考文献

[1] 中华医学会呼吸系统疾病基层诊疗指南编写专家组．肺结核基层诊疗指南（2018 年）[J]．中华全科医师杂志，2019，18（8）：709 - 717.

[2] World Health Organization. Global tuberculosis report 2019[EB/OL].[2020 - 08 - 10].https://www.who.int/tb/publications/global_report/zh/.

[3] 李兰娟，任红．传染病学 [M]．9 版．北京：人民卫生出版社，2018.

[4] 中华人民共和国国家卫生和计划生育委员会．结核病分类：WS 196—2017[S/OL].[2020 - 08 - 12].http://www.nhc.gov.cn/wjw/s9491/201712/0d3c52de984b4bc4add047f19ccd51b9.shtml.

[5] 中华人民共和国国家卫生和计划生育委员会．肺结核诊断：WS 288—2017[S/OL].[2020 - 08 - 12].http://www.nhc.gov.cn/wjw/s9491/201712/a452586fd21d4018b0ebc00b89c06254.shtml.

[6] 中华医学会结核病学分会结核病病理学诊断专家共识编写组．中国结核病病理学诊断专家共识 [J]．中华结核和呼吸杂志，2017，40（6）：420 - 426.

[7] 中华医学会结核病学分会临床检验专业委员会．结核病病原学分子诊断专家共识 [J]．中华结核和呼吸杂志，2018，41（9）：688 - 694.

[8] ATS/CDC/ERS/IDSA. Treatment of drug-resistant tuberculosis. An official ATS/CDC/ERS/IDSA clinical practice guideline [J]. American Journal of Respiratory and Critical Care Medicine，2019，200（10）：e93 - e142.

[9] World Health Organization. WHO treatment guidelines for multidrug-and ritampicin-resistant tuberculosis，2018 update[EB/OL].[2020 - 08 - 12].https://www.who.int/tb/areas-of-work/drug-resistant-tb/guideline-update2018/en/.

[10] 中华医学会结核病学分会．中国耐多药和利福平耐药结核病治疗专家共识（2019 年版）[J]．中华结核和呼吸杂志，2019，42（10）：733 - 749.

[11] 中华人民共和国卫生部．肺结核门诊诊疗规范（2012 年版）[EB/OL].[2020 - 08 - 12].http://www.nhc.gov.cn/wjw/ywfw/201306/b9eefe2a94404ff3ac612ba4a022f4f2.shtml.

[12] BORISOV A S，MORRIS S P，NJIE G J，et al. Update of recommendations for use of once-weekly isoniazid-rifapentine regimen to treat latent mycobacterium tuberculosis infection [J]. Morbidity and Mortality Weekly Report，2018，67（25）：723 - 726.

[13] World Health Organization. WHO guidelines on tuberculosis infection prevention and control，2019 update[EB/OL].[2020 - 08 - 12].https://www.who.int/tb/publications/2019/guidelines-tuberculosis-infection-prevention-2019/en/.

传染病诊疗与社区防控指南

第三节 艾滋病

一、概述

艾滋病，又称获得性免疫缺陷综合征（acquired immunodeficiency syndrome，AIDS），是由人免疫缺陷病毒（human immunodeficiency virus，HIV，亦称艾滋病病毒，有 HIV-1、HIV-2 两个病毒型）感染引起的一种严重的慢性传染病。本病主要通过性接触传播、血液传播及母婴传播，具有传播迅速、发病缓慢、未经规范治疗者病死率高的特点[1]。HIV 主要侵犯、破坏机体免疫细胞（$CD4^+$ T 淋巴细胞），导致人体不同程度的免疫功能受损乃至缺陷，在疾病晚期易并发各种严重机会性感染、恶性肿瘤和中枢神经系统病变，最终导致死亡。近年来，高效联合抗反转录病毒治疗（highly active antiretroviral therapy，HAART，俗称"鸡尾酒疗法"）的出现和应用，将艾滋病变为一种可以治疗但难以彻底治愈的慢性疾病[2]，但艾滋病目前仍然是全球最棘手的医学难题之一，也是严重威胁公民健康的公共卫生问题，影响着经济发展和社会稳定。

目前艾滋病主要参考指南有中华医学会发布的《中国艾滋病诊疗指南（2018 版）》、中华人民共和国卫生行业标准《艾滋病和艾滋病病毒感染诊断》（WS 293—2019）、中国疾病预防控制中心发布的《全国艾滋病检测技术规范（2015 年修订版）》、欧洲临床艾滋病学会发布的 2018 年版艾滋病指南 *European AIDS Clinical Society Guidlines*、WHO 发布的 2015 年版 *Guideline on when to Start Antiretroviral Therapy and on Preexposure Prophylaxis for HIV*、美国 CDC 发布的 2017 年版 *Preexposure Prophylaxis for the Prevention of HIV Infection in the United States* 等。

二、流行病学

1. 传染源

HIV 感染者和艾滋病患者是艾滋病唯一的传染源。无症状血清 HIV 抗体阳性的 HIV 感染者是具有重要意义的传染源。血清病毒核酸（HIV RNA）阳性而 HIV 抗体阴性的窗口期感染者亦是重要的传染源，窗口期通常为 2～6 周[3]。

2. 传播途径

HIV 主要存在于传染源的血液、精液、阴道分泌物、胸腹水、脑脊液、羊水和乳汁等体液中，传染途径主要是性接触、血液接触和母婴传播。

（1）性接触传播 性接触包括同性、异性、双性性接触，性接触传播是艾滋病主要的传播途径。HIV 通过性接触摩擦所致细微破损即可侵入机体致病。与发病率有关的因素包括性伴侣数量、性伴侣的感染阶段、性交方式和保护措施等。

（2）经血液和血制品传播 共用针具静脉吸毒、输入被 HIV 污染的血液或血制品及介入性医疗操作等均可导致感染。

（3）母婴传播 感染 HIV 的孕妇可经胎盘将病毒传给胎儿，也可经产道及产后血性分泌物、哺乳等传给婴儿。11％～60％的 HIV 阳性孕妇会发生母婴传播。

（4）其他　其他传播包括接受 HIV 感染者的器官移植、人工授精或污染器械等，医务人员被 HIV 污染的针头刺伤或破损皮肤受污染也可感染。目前无证据表明 HIV 病毒可经食物、水、昆虫或生活接触传播。

3. 易感人群

人群普遍易感。儿童和妇女感染率有逐年上升趋势。高风险人群主要有男男同性性行为者、静脉注射毒品者、与 HIV/AIDS 者有性接触者、多性伴侣人群、性传播感染群体、多次接受输血或血制品者等[4]。

三、临床表现

从初始感染 HIV（HIV 感染者）到终末期（AIDS 患者）是一个较为漫长复杂的过程，根据感染后临床表现及症状、体征，临床表现可分为三期：急性期、无症状期和艾滋病期[4]。

1. 急性期

急性期通常发生在初次感染 HIV 后 2～4 周。部分感染者出现 HIV 病毒血症和免疫系统急性损伤所产生的临床表现。大多数患者临床症状轻微，持续 1～3 周后缓解。临床表现以发热最为常见，可伴有咽痛、盗汗、恶心、呕吐、腹泻、皮疹、关节疼痛、淋巴结肿大及神经系统症状。

此期在血液中可检出 HIV RNA 核酸和 p24 抗原。HIV 抗体则在感染后 2～3 周出现。CD4$^+$ T 淋巴细胞计数一过性减少，CD4$^+$/CD8$^+$ T 淋巴细胞比值亦可倒置。部分患者可有轻度白细胞和血小板减少或肝功能异常。

快速进展者在此期还可能出现严重感染或者中枢神经系统症状、体征及疾病。

2. 无症状期

感染者可从急性期进入此期，或无明显的急性期症状而直接进入此期。此期持续时间一般为 6～8 年。其时间长短与感染病毒的数量和型别、感染途径、机体免疫状况的个体差异、个体的营养条件及生活习惯等因素有关。在无症状期，由于 HIV 在感染者体内不断复制，感染者免疫系统受损，CD4$^+$ T 淋巴细胞计数逐渐下降。此期可出现淋巴结肿大等症状或体征，但这些表现一般不易引起重视。

未发病者有的可长期甚至终身隐匿，成为 HIV 携带者，但其血液、精液、阴道分泌物、乳汁、脏器中含有 HIV，其亦具有传染性。需要注意的是，我国男男性行为感染 HIV 者病情进展较快，感染后多数在 4～5 年进展到艾滋病期[5]。

3. 艾滋病期

此期为感染 HIV 后的最终阶段。患者 CD4$^+$ T 淋巴细胞计数多<200/μL，HIV 血浆病毒载量明显升高。此期主要临床表现为 HIV 相关症状、体征，以及各种机会性感染和肿瘤。

HIV 感染后相关症状及体征：主要表现为持续 1 个月以上的发热、盗汗、腹泻，体重减轻 10% 以上。部分患者表现为神经精神症状，如记忆力减退、精神淡漠、性格改变、头痛、癫痫及痴呆等。另外还可出现持续性全身性淋巴结肿大，其特点为：① 除腹股沟以外有两个或两个以上部位的淋巴结肿大；② 淋巴结直径≥1 cm，无压痛，无粘连；③ 淋巴结肿大持续 3 个月以上。

此外还有其他临床分期：WHO 针对成人、青少年及儿童的 HIV 感染临床分期体系有四期[6]，包括临床 Ⅰ 期（无症状期）、临床 Ⅱ 期（轻度疾病期）、临床 Ⅲ 期（中度疾病期）、临床 Ⅳ 期（严重疾病期，艾滋病）。中华人民共和国卫生行业标准《艾滋病和艾滋病病毒感染诊断》（WS 293—2019）中分期有三期[7]，包括 Ⅰ 期（HIV 感染早期）、Ⅱ 期（HIV 感染中期）、Ⅲ 期（AIDS 期）。上述分期的临床特征参见相应文献。

影响 HIV 感染临床转归的主要因素有病毒、宿主免疫和遗传背景等，在临床上可表现为三种转归：典型进展、快速进展和长期缓慢进展。

四、诊断标准

（一）HIV/AIDS 的诊断[7]

1. 诊断原则

HIV 感染者即感染 HIV 后尚未发展到艾滋病期的个体。艾滋病（AIDS）患者即感染 HIV 后发展到艾滋病期的患者。HIV/AIDS 的诊断须结合流行病学史、临床表现和实验室检查等进行综合分析，慎重做出诊断。

流行病学史包括患有性病或有性病史、有不安全性行为（包括同性和异性性接触）、有共用注射器吸毒史、有医源性暴露史、有职业暴露史、是 HIV/AIDS 患者的配偶或性伴侣、是 HIV/AIDS 母亲所生子女等。

2. HIV 感染

（1）成人、青少年及 18 月龄以上儿童诊断

成人、青少年及 18 月龄以上儿童，符合下列一项者即可诊断：

① HIV 抗体筛查试验有反应和 HIV 抗体确证试验阳性；

② HIV 抗体筛查试验有反应和核酸定性试验阳性；

③ HIV 抗体筛查试验有反应和核酸定量试验＞5 000 copies/mL；

④ 有流行病学史或艾滋病相关临床表现，两次 HIV 核酸检测均为阳性；

⑤ HIV 分离试验阳性。

（2）18 月龄及以下儿童诊断

18 月龄及以下儿童，符合下列一项者即可诊断：

① 为 HIV 感染母亲所生且两次 HIV 核酸检测均为阳性（第二次检测须在出生 4 周后采样进行）；

② 有医源性暴露史，HIV 分离试验结果阳性或两次 HIV 核酸检测均为阳性；

③ 为 HIV 感染母亲所生且 HIV 分离试验阳性。

3. AIDS

（1）成人及 15 岁以上（含 15 岁）青少年诊断

成人及 15 岁以上（含 15 岁）青少年，符合下列一项者即可诊断：

① HIV 感染和 CD4$^+$ T 淋巴细胞计数＜200/μL；

② HIV 感染并伴有至少一种成人 AIDS 指征性疾病。

成人 AIDS 指征性疾病是一组临床表现，在免疫系统重度缺陷时出现，包括如下任一项：HIV 消耗综合征；肺孢子菌肺炎；食管念珠菌感染；播散性真菌病（球孢子菌病或组织胞浆菌病）；反复发生（近 6 个月内≥2 次）的细菌性肺炎；慢性单纯疱疹病

毒感染（口唇、生殖器或肛门直肠）超过1个月；任何内脏器官单纯疱疹病毒感染；巨细胞病毒感染性疾病（除肝、脾、淋巴结以外）；肺外结核病；播散性非结核分枝杆菌病；反复发生的非伤寒沙门菌败血症；慢性隐孢子虫病（伴腹泻，持续＞1个月）；慢性等孢球虫病；非典型性播散性利什曼病；卡波西肉瘤；脑或B细胞非霍奇金淋巴瘤；浸润性宫颈癌；弓形虫脑病；马尔尼菲篮状霉病；肺外隐球菌病，包括隐球菌脑膜炎；进行性多灶性脑白质病；HIV相关神经认知障碍；有症状的HIV相关性心肌病或肾病。

（2）15岁以下青少年或儿童诊断

15岁以下青少年或儿童，符合下列一项者即可诊断：

① HIV感染和CD4$^+$T淋巴细胞百分比＜25%（＜12月龄），或＜20%（12～36月龄），或＜15%（37～60月龄），或CD4$^+$T淋巴细胞计数＜200/μL（5～14岁）；

② HIV感染并伴有至少一种儿童AIDS指征性疾病。

儿童AIDS指征性疾病为一组临床表现，在免疫系统重度缺陷时出现，包括如下任一项：不明原因的严重消瘦，发育或营养不良；肺孢子菌肺炎；食管、气管、支气管或肺念珠菌感染；播散性真菌病（组织胞浆菌病或球孢子菌病）；反复发作的严重细菌性感染，如脑膜炎、骨或关节感染、体腔或内脏器官脓肿、脓性肌炎（肺炎除外）；肺外结核病；播散性非结核分枝杆菌感染；慢性单纯疱疹病毒感染（口唇或皮肤），持续1个月以上；任何内脏器官单纯疱疹病毒感染；巨细胞病毒感染，包括视网膜炎及其他器官的感染（新生儿期除外）；慢性隐孢子虫病（伴腹泻）；慢性等孢子虫病；有症状的HIV相关性心肌病或肾病；卡波西肉瘤；脑或B细胞非霍奇金淋巴瘤；弓形虫脑病（新生儿期除外）；马尔尼菲篮状霉病；肺外隐球菌病，包括隐球菌脑膜炎；进行性多灶性脑白质病；HIV相关神经认知障碍。

（二）艾滋病相关机会性感染的诊断[4]

1. 肺孢子菌肺炎（PCP/PJP）

肺孢子菌肺炎呈亚急性起病，患者呼吸困难逐渐加重，伴有发热、干咳、胸闷，症状逐渐加重，严重者发生呼吸窘迫，胸部X线检查可见双肺从肺门开始的弥漫性网状结节样间质浸润，肺部CT显示双肺毛玻璃状改变，确诊依靠病原学检查（如痰液或支气管肺泡灌洗、肺组织活检等）发现肺孢子菌的包囊或滋养体。

2. 结核病

发生于HIV感染者的结核病在临床表现及诊断方面有其自身特点，在进行诊断时应注意患者的免疫功能状态，CD4$^+$T淋巴细胞计数较高患者的表现与普通结核病患者类似，而CD4$^+$T淋巴细胞计数低的患者常表现为肺外结核病。抗酸染色涂片和培养仍是确诊结核病的主要方法。

3. 非结核分枝杆菌感染

AIDS患者可并发非结核分枝杆菌感染，其中主要为鸟分枝杆菌感染，非结核分枝杆菌感染的临床症状同活动性结核病相似，但全身播散性病变更为常见，可累及多脏器，表现为贫血、肝脾肿大及全身淋巴结肿大。确诊有赖于从血液、淋巴结、骨髓及其他无菌组织或体液中培养出非结核分枝杆菌，并通过DNA探针、高效液相色谱法或生化反应进行菌种鉴定。胶体金法可用于临床非结核分枝杆菌的初步鉴定，采用 PCR 加基因测序的方法可对临床分离的常见分枝杆菌进行鉴定。粪便或活检组织的抗酸染色涂片与培养及影像学检查等可协助诊断。

4. 巨细胞病毒感染

巨细胞病毒（cytomegalovirus，CMV）感染是艾滋病患者最常见的疱疹病毒感染，可分为 CMV 血症和器官受累的 CMV 病。CMV 可侵犯患者多个器官系统，包括眼睛、肺、消化系统、中枢神经系统等，其中 CMV 视网膜脉络膜炎是艾滋病患者最常见的 CMV 感染。典型的 CMV 视网膜脉络膜炎症状包括飞蚊症、眼前有盲点或外周视野缺损，患者常表现为快速视力下降，眼底检查表现为"番茄炒鸡蛋样"改变、沿血管分布的浓厚的黄白色视网膜损伤，伴或不伴视网膜内出血，确诊有赖于眼底镜检查。其他部位 CMV 感染还有 CMV 肺炎、CMV 食管炎、CMV 肠炎、CMV 脑炎等。

5. 单纯疱疹和水痘带状疱疹病毒感染

单纯疱疹和水痘带状疱疹病毒感染依据临床表现常可明确诊断。

6. 弓形虫脑病

弓形虫脑病临床表现为发热伴局灶或弥漫性中枢神经系统损害。头颅 CT 呈单个或多个低密度病灶，增强扫描呈环状或结节样增强，病灶周围一般有水肿带。磁共振成像（MRI）表现为颅内多发长 T1 和长 T2 信号。正电子发射扫描（PET）检测有助于临床诊断。确诊依赖脑组织活检。

7. 真菌感染

临床上常见的真菌感染是假丝酵母菌感染和新型隐球菌感染，除此之外在南方或潮湿多雨地区马尔尼菲篮状菌也较常见，诊断依靠临床表现或从感染部位分离出的病原体送检培养或病理检查发现病原体。血液或脑脊液隐球菌乳胶凝胶实验可辅助诊断新型隐球菌感染。隐球菌脑膜炎临床主要表现包括发热、渐进性头痛、精神和神经症状。颅内压增高往往比较常见，头痛、恶心、呕吐较激烈。马尔尼菲篮状菌病主要发生于 CD4[+] T 淋巴细胞计数 $<50/\mu L$ 的患者，表现为发热、贫血、咳嗽、皮疹、全身淋巴结肿大及肝脾肿大，脐凹样皮疹具有辅助诊断意义；确诊依靠从血液、骨髓及其他无菌体液中培养出马尔尼菲篮状菌。

（三）免疫炎性反应重建综合征

免疫炎性反应重建综合征（immune reconstitution inflammatory syndrome，IRIS）是指 AIDS 患者在接受联合抗反转录病毒治疗（HAART）后免疫功能恢复过程中出现的一组临床综合征，主要表现为发热、潜伏感染的出现或原有感染的加重或恶化。多种潜伏或活动的机会性感染在 HAART 后均可发生 IRIS，如结核病及非结核分枝杆菌感染、肺孢子菌肺炎、CMV 感染、水痘-带状疱疹病毒感染、弓形虫病、新型隐球菌感染等。在合并 HBV 及 HCV 感染时，IRIS 可表现为病毒性肝炎的活动或加重。除了机会性感染外，其他疾病如结节病和卡波西肉瘤也可出现 IRIS。

IRIS 多出现在抗病毒治疗后 3 个月内，须与原发或新发的机会性感染相鉴别。

IRIS 诊断的参考标准：

① AIDS 患者接受 HAART 后，结核病或隐球菌脑膜炎等机会性感染的临床症状

出现恶化。在对 HAART 产生应答的同时，伴随着过度炎性反应，患者结核病病情加重且病灶扩大或新出现病灶，隐球菌脑膜炎患者出现头痛加重、颅内压升高等症状。

② 这种临床症状加重与新的机会性感染、HIV 相关肿瘤、药物不良反应、耐药或治疗失败无关。

③ 患者接受 HAART 后，HIV 载量下降和（或）$CD4^+T$ 淋巴细胞计数增加。

（四）HIV 实验室检查

窗口期是指从 HIV 感染人体到感染者血清中的 HIV 抗体、抗原或核酸等感染标志物能被检测出之前的时期。在窗口期内，患者的血液已有感染性。现有诊断技术检测 HIV 抗体、抗原和核酸的窗口期分别为感染后的 3 周、2 周和 1 周左右。

HIV/AIDS 的实验室检测主要包括 HIV 抗体检测、HIV 核酸定性和定量检测、$CD4^+T$ 淋巴细胞计数、HIV 耐药检测等[4,8]。以下主要就检测流程、检测结果解读进行介绍。

1. HIV-1/2 抗体检测

HIV-1/2（指 HIV-1、HIV-2 两个病毒型）抗体检测是 HIV 感染诊断的金标准，包括筛查试验和补充试验。

HIV-1/2 抗体筛查方法包括酶联免疫吸附试验（ELISA）、化学发光或免疫荧光试验、快速试验（斑点 ELISA 和斑点免疫胶体金或胶体硒、免疫层析等）、简单试验（明胶颗粒凝集试验）等。对筛查试验呈阴性反应者可出具 HIV-1/2 抗体阴性报告，阴性反应见于未被 HIV 感染的个体，但窗口期感染者筛查试验也可呈阴性反应。若呈阳性反应，用原有试剂双份（快速试验）/双孔（化学发光试验或 ELISA）或两种试剂进行重复检测，如均呈阴性反应，则报告为 HIV 抗体阴性；如一阴一阳或均呈阳性反应，须进行补充试验。

补充试验包括抗体确证试验（免疫印迹法，条带/线性免疫试验和快速试验）和核酸试验（定性和定量）。如抗体确证试验无 HIV 特异性条带产生，报告 HIV-1/2 抗体阴性；如出现条带但不满足诊断条件，报告不确定，可进行核酸试验或 2～4 周后随访，根据核酸试验或随访结果进行判断。对补充试验 HIV-1/2 抗体阳性者，出具 HIV-1/2 抗体阳性确证报告。核酸试验中，核酸定性检测结果阳性，则报告 HIV-1 核酸阳性；核酸定性检测结果阴性，则报告 HIV-1 核酸阴性。

2. $CD4^+T$ 淋巴细胞检测

$CD4^+T$ 淋巴细胞是 HIV 感染最主要的靶细胞，HIV 感染人体后，人体出现 $CD4^+T$ 淋巴细胞进行性减少、$CD4^+/CD8^+$ 淋巴细胞比值倒置、细胞免疫功能受损等表现。因此，通过 $CD4^+T$ 淋巴细胞计数可了解机体免疫状态和病程进展、确定疾病分期、判断治疗效果和 HIV 感染者的临床并发症。目前常用的 $CD4^+T$ 淋巴细胞亚群检测方法为流式细胞术，通过流式细胞术可以直接获得 $CD4^+T$ 淋巴细胞数绝对值，或通过白细胞分类计数，再将其换算为 $CD4^+T$ 淋巴细胞绝对数。

$CD4^+T$ 淋巴细胞检测频率：$CD4^+T$ 淋巴细胞计数 $>350/\mu L$ 的 HIV 无症状感染者，每 6 个月应检测 1 次；已接受 HAART 的患者，在接受治疗的第一年内每 3 个月检测 1 次，接受治疗一年以上且病情稳定的患者，可改为每 6 个月检测 1 次。接受

HAART 后体内病毒被充分抑制、CD4$^+$T 淋巴细胞计数长期处于稳定水平的患者，以及 CD4$^+$T 淋巴细胞计数为 300～500/μL 的患者，建议每 12 个月检测 1 次；CD4$^+$T 淋巴细胞计数>500/μL 的患者，可选择性进行 CD4$^+$T 淋巴细胞检测。发生病毒学突破的患者、出现艾滋病相关临床症状的患者、接受可能引起 CD4$^+$T 淋巴细胞数降低治疗的患者，则须再次进行定期 CD4$^+$T 淋巴细胞检测。

3. HIV 核酸检测

HIV 核酸检测（定性和定量）也用于 HIV 感染诊断。人体感染 HIV 以后，病毒在体内快速复制，血浆中可检测出病毒 RNA，病毒载量一般用血浆中每毫升 HIV RNA 的拷贝数或每毫升国际单位（IU/mL）来表示。病毒载量检测结果低于检测下限，表示本次试验没有检测出病毒载量，见于未感染 HIV 的个体、HAART 成功的患者或自身可有效抑制病毒复制的部分 HIV 感染者。病毒载量检测结果高于检测下限，表示本次试验检测出了病毒载量，可结合流行病学史、临床症状及 HIV 抗体初筛结果做出判断。

测定病毒载量的常用方法有逆转录 PCR（RT-PCR）、核酸序列依赖性扩增技术（NASBA）和实时荧光定量 PCR 扩增技术（real-time PCR）。病毒载量测定可用于预测疾病进程、评估治疗效果、指导治疗方案调整，也可作为 HIV 感染诊断的补充试验，用于急性期/窗口期患者诊断、晚期患者诊断、HIV 感染诊断和小于 18 月龄的婴幼儿 HIV 感染诊断。

病毒载量检测频率：如条件允许，建议未接受治疗的无症状 HIV 感染者每年检测 1 次，HAART 初始治疗或调整治疗方案前、初始治疗或调整治疗方案初期患者每 4～8 周检测 1 次，以便尽早发现病毒学失败。接受 HAART 患者病毒载量低于检测下限后，每 3～4 个月检测 1 次，依从性好、病毒持续抑制达 3 年以上、临床和免疫学状态平稳的患者，可每 6 个月检测 1 次，但如出现 HIV 相关临床症状或使用糖皮质激素、抗肿瘤化疗药物，则建议每 3 个月检测 1 次。

4. HIV 基因型耐药检测

HIV 耐药检测结果可为 AIDS 治疗方案的制订和调整提供重要参考。出现 HIV 耐药，表示该感染者体内病毒可能耐药，需要密切结合临床情况，充分考虑 HIV 感染者的依从性、对药物的耐受性及药物的代谢吸收等因素进行综合评判。改变抗病毒治疗方案需要在有经验的医师指导下才能进行。HIV 耐药结果阴性，表示该份样品未检出耐药性，但不能确定该感染者不存在耐药情况。

耐药检测方法包括基因型检测和表型检测，目前国内外多以基因型检测为主。在以下情况下进行 HIV 基因型耐药检测：HAART 后病毒载量下降不理想，或抗病毒治疗失败需要改变治疗方案时；进行 HAART 前（如条件允许）。对于抗病毒治疗失败者，耐药检测在病毒载量>400 copies/mL 且未停用抗病毒药物时进行，如已停药，须在停药 4 周内进行基因型耐药检测。

五、治疗措施

（一）抗病毒治疗

抗反转录病毒治疗采用"鸡尾酒疗法"，即 HAART，目的是降低 HIV 感染的发病率和病死率、减少非 AIDS 相关疾病的发病率和病死率，使患者获得正常的期望寿命，提高患者的生活质量；最大限度地抑制病毒复制，使病毒载量降低至检测下限并减少病毒变异；重建或者改善免疫功能；减少异常的免疫激活；减少 HIV 的传播，预防母婴传播。

1. 现有抗反转录病毒药物

目前国际上共有 6 大类 30 多种抗反转录病毒（ARV）药物（包括复合制剂），这些药物分别为核苷类反转录酶抑制剂（NRTIs）、非核苷类反转录酶抑制剂（NNRTIs）、蛋白酶抑制剂（PIs）、整合酶链转移抑制剂（INSTIs）、膜融合抑制剂（FIs）及 CCR5 抑制剂。国内的抗反转录病毒治疗药物有 NRTIs、NNRTIs、PIs、INSTIs 及 FIs 剂 5 大类（包含复合制剂），见表 1-3-1。

2. 抗病毒治疗时机

一旦确诊 HIV 感染，无论患者 $CD4^+$ T 淋巴细胞水平高低，均建议立即开始治疗。在开始 HAART 前，一定要取得患者的配合和同意，告知患者保持良好的服药依从性；如果患者存在严重的机会性感染或处于既往慢性疾病急性发作期，应先控制患者病情，待其病情稳定后再开始治疗。启动 HAART 后，须终身治疗。

3. 初始 HAART 方案

对初治患者，推荐方案为 2 种 NRTIs 类骨干药物联合第三类药物治疗。第三类药物可以为 NNRTIs 或者增强型 PIs（含利托那韦或考比司他）、INSTIs；有条件的患者可以选用复方单片制剂（STR）。基于我国可获得的抗病毒药物，对于未接受过 HAART 的患者，推荐及替代方案见表 1-3-2。

表 1-3-1 国内现有主要抗反转录病毒 (ARV) 药物介绍

药物名称	缩写	类别	用法与用量	主要不良反应	ARV 药物间相互作用和注意事项	备注
齐多夫定 (zidovudine)	AZT	INSTIs	成人：300 毫克/次、2 次/天；新生儿/婴幼儿：2 mg/kg、4 次/天；儿童：160 mg/m² 体表面积、3 次/天	(1) 骨髓抑制，严重的贫血或中性粒细胞减少症；(2) 胃肠道不适：恶心、呕吐、腹泻等；(3) CPK 和 ALT 升高；(4) 乳酸中毒	不能与司他夫定 (d4T) 合用	进口和国产药
拉米夫定 (lamivudine)	3TC	INSTIs	成人：150 毫克/次、2 次/天或 300 毫克/次、1 次/天；新生儿：2 mg/kg、2 次/天；儿童：4 mg/kg、2 次/天	不良反应少，且较轻微，偶有头痛、恶心、腹泻等不适		进口和国产药
阿巴卡韦 (abacavir)	ABC	INSTIs	成人：300 毫克/次、2 次/天；新生儿/婴幼儿：不建议用本药；儿童：8 mg/kg、2 次/天	(1) 高敏反应，一旦出现高敏反应，终身停用本药；(2) 恶心、呕吐、腹泻等	有条件时应在使用该药前查 HLA-B * 5701，HLA-B * 5701 阳性者不推荐使用该药	进口和国产药
富马酸替诺福韦二吡呋酯片 (tenofovir-disoproxil)	TDF	INSTIs	成人：300 毫克/次、1 次/天，与食物同服	(1) 肾脏毒性；(2) 轻至中度消化道不适，如恶心、呕吐、腹泻；(3) 代谢如低磷酸盐血症、脂肪分布异常；(4) 可能引起酸中毒和 (或) 肝脏脂肪变性		
齐多夫定/拉米夫定	AZT/3TC	INSTIs	成人：1 片/次、2 次/天	见 AZT 与 3TC	见 AZT	进口和国产药
恩曲他滨/富马酸替诺福韦二吡呋酯片	FTC/TDF	INSTIs	1 次/天、1 片/次，口服，随食物服用或单独服用均可	腹泻、恶心、头痛、关节痛、神经痛等		进口药
恩曲他滨/丙酚替诺福韦片	FTC/TAF	INSTIs	成人和 12 岁及以上且体重至少 35 kg 的青少年患者，每日 1 次，每次 1 片。(1) 200 mg/10 mg (和含有激动剂的 PI 联用)；(2) 200 mg/25 mg (和 NNRTIs 或 INSTIs 联用)	腹泻、恶心、头痛	利福平、利福布汀会降低 TAF 的吸收，导致 TAF 的血浆浓度下降。不建议合用	进口药

药物名称	缩写	类别	用法与用量	主要不良反应	ARV 药物间相互作用和注意事项	备注
拉米夫定/富马酸替诺福韦二吡呋酯片	3TC/TDF	INSTIs	1 次/天、1 片/次、口服	见 3TC 与 TDF		国产药
奈韦拉平（nevirapine）	NVP	NNRTIs	成人：200 毫克/次、2 次/天 新生儿/婴幼儿：5 mg/kg、2 次/天 儿童：<8 岁、4 mg/kg、2 次/天；>8 岁、7 mg/kg、2 次/天 注意：NVP 有导入期，即在开始治疗的最初 14 天，须先从治疗的一半开始（1 次/天），如果无严重的不良反应才可以增加到足量（2 次/天）	（1）皮疹，出现严重的可致命的皮疹后应终身停用本药；（2）肝损害，出现重症肝坏或肝功能不全时，应终身停用本药	引起 PI 类药物血浓度下降	国产药
奈韦拉平/齐多夫定/拉米夫定	NVP/AZT/3TC	INSTIs＋NNRTIs	1 次 1 片、2 次/天，推荐用于 NVP 导入期（200 mg、1 次/天、2 周）后耐受良好患者	见 NVP、AZT 和 3TC		国产药
依非韦伦（efavirenz）	EFV	INSTIs	成人：体重>60 kg、600 毫克/次、1 次/天；体重<60 kg、400 毫克/次、1 次/天 儿童：体重 15～25 kg、200～300 mg、1 次/天；体重 25～40 kg、300～400 mg、1 次/天；体重>40 kg、600 mg、1 次/天、睡前服用	（1）中枢神经系统毒性，如头晕、头痛、失眠、抑郁、非正常思维等，产生长期神经精神作用；可能与自杀意意向相关。（2）皮疹。（3）肝损害。（4）高脂血症和高甘油三酯血症		进口和国产药
利匹韦林（rilpivirine）	RBV	INSTIs	25 毫克/次、1 次/天、随进餐服用	主要为抑郁、失眠、头痛和皮疹	妊娠安全分类中被列为 B 类、与其余 ARV 药无明显相互作用；不应与其他 NNRTIs 类合用	进口药

药物名称	缩写	类别	用法与用量	主要不良反应	ARV 药物间相互作用和注意事项	备注
洛匹那韦/利托那韦 (lopinavir/ritonavir)	LPV/r	PIs	成人：2片/次、2次/天（每粒含量：洛匹那韦200 mg、利托那韦50 mg）儿童：7～15 kg，洛匹那韦12 mg/kg和利托那韦3 mg/kg，2次/天；15～40 kg，洛匹那韦10 mg/kg和利托那韦2.5 mg/kg，2次/天	主要为腹泻、恶心、血脂异常，也可出现头痛和转氨酶升高		进口药
达芦那韦/考比司他 (darunavir/cobicistat)	DRV/c	PIs	成人：每次达芦那韦/150 mg考比司他（1片），1次/天，口服。随餐服用，整片吞服，不可掰碎或压碎	腹泻、恶心和皮疹	尚未在妊娠期女性中开展充分、良好的对照研究	进口药
拉替拉韦 (raltegravir)	RAL	INSTIs	成人：400毫克/次、2次/天	常见的有腹泻、恶心、头痛、发热等；少见的有腹痛、肝肾损害等		进口药
多替拉韦 (dolutegravir)	DTG	INSTIs	成人和12岁以上儿童：50毫克/次，1次/天，服药与进食无关	常见的有失眠、抑郁等精神和神经系统症状，恶心、腹泻、呕吐、皮疹、瘙痒、疲乏等，少见的有超敏反应（包括全身症状及器官功能损伤（包括肝损伤），降低肾小管分泌肌酐	当与EFV、NVP联用时，按每日两次给药	
阿巴卡韦/拉米夫定/多替拉韦 (abacavir/拉米夫定/多替拉韦)	ABC/3TC/DTG	INSTIs＋NRTIs	成人和≥12岁且体重≥40 kg的青少年：1片/天（每片含ABC 600 mg，3TC 300 mg，DTG 50 mg）	见ABC，DTG和3TC	如果条件允许，建议对即将使用包含ABC治疗方案的HIV感染者在治疗前进行HLA-B＊5701的筛查；HLA-B＊5701阳性的HIV感染者不应使用含有ABC的方案	进口药

续表

药物名称	缩写	类别	用法与用量	主要不良反应	ARV药物间相互作用和注意事项	备注
丙酚替诺福韦/恩曲他滨/艾维雷韦/考比司他	TAF/FTC/EVG/c	INSTIs+NRTIs	成人和年龄≥12岁且体重≥35 kg的青少年：1片/次，1次/天，随食物服用（每片含150 mg艾维雷韦，150 mg考比司他，200 mg恩曲他滨和10 mg丙酚替诺福韦）	腹泻、恶心、头痛	不建议和利福平、利福布汀合用	进口药
艾博韦泰（albuvirtide）		长效FIs	160毫克/针，1周静脉滴注1次，1次2针（320 mg）	血甘油三酯、胆固醇升高、腹泻等	由于不经细胞色素P₄₅₀酶代谢，与其他药物相互作用小	国产药

注：NRTIs为核苷类反转录抑制剂；NNRTIs为非核苷类反转录酶抑制剂；PIs为蛋白酶抑制剂；INSTIs为整合酶抑制剂；FIs为膜融合抑制剂；RTV为利托那韦；服用方法中2次/天为每12小时服药1次，3次/天为每8小时服药1次。CPK为磷酸肌酸激酶；ALT为丙氨酸氨基转氨酶。

表 1-3-2　推荐成人及青少年初治患者抗病毒治疗方案

2 种 NRTIs	第三类药物
推荐方案	
TDF（ABC[a]）＋3TC（FTC）	或 NNRTIs（EFV、RPV），或 PIs（LPV/r、DRV/c），或 INSTIs（DTG、RAL）
TAF＋FTC	
单片制剂方案	
TAF/FTC/EVG/c[b]	
ABC/3TC/DTG[b]	
替代方案	
AZT＋3TC	或 EFV、NVP[c]、RPV[d]，或 LPV/r

注：TDF 为富马酸替诺福韦二吡呋酯；ABC 为阿巴卡韦；3TC 为拉米夫定；FTC 为恩曲他滨；TAF 为丙酚替诺福韦；AZT 为齐多夫定；NNRTI 为非核苷类反转录酶抑制剂；EFV 为依非韦伦；PI 为蛋白酶抑制剂；INSTI 为整合酶抑制剂；LPV/r 为洛匹那韦/利托那韦；RAL 为拉替拉韦；NVP 为奈韦拉平；RPV 为利匹韦林。[a]用于 HLA-B＊5701 阴性者；[b]单片复方制剂；[c]对于基线 CD4[+] T 淋巴细胞＞250/μL 的患者要尽量避免使用含 NVP 的治疗方案，对合并丙型肝炎病毒感染的患者避免使用含 NVP 的方案；[d]RPV 仅用于病毒载量＜10^5 copies/mL 和 CD4[+] T 淋巴细胞＞200/μL 的患者。

4. 特殊人群抗病毒治疗

HIV 感染的儿童、孕妇、哺乳期妇女，HIV 感染合并结核分枝杆菌感染者，美沙酮维持静脉药物依赖者、合并乙型肝炎病毒（HBV）感染者、合并丙型肝炎病毒（HCV）感染者及 HIV/HBV/HCV 三重感染患者的治疗方案，参见《中国艾滋病诊疗指南（2018 版）》。

5. 抗病毒治疗监测

在抗病毒治疗过程中要定期进行临床评估和实验室检测，以评价治疗的效果，及时发现抗病毒药物的不良反应，以及观察是否产生病毒耐药性等，必要时更换药物以保证抗病毒治疗的成功。HAART 的有效性主要通过病毒学指标、免疫学指标和临床症状三方面进行评估，其中病毒学指标为最重要的指标。

病毒学指标：大多数患者接受抗病毒治疗后，血浆病毒载量 4 周内应下降 1 个对数级以上，在治疗后的 3～6 个月病毒载量应达到检测不到的水平。

免疫学指标：患者在接受 HAART 后 1 年，CD4[+] T 淋巴细胞数与治疗前相比增加了 30％或增长了 100/μL，提示治疗有效。

临床症状：反映抗病毒治疗效果的最敏感的一个指标是体重增加，对于儿童，可观察其身高、营养及发育改善情况。抗病毒治疗可以使机会性感染的发病率和艾滋病的病死率明显降低。应将开始 HAART 后最初的 3 个月内出现的机会性感染与 IRIS 相鉴别。

病毒耐药是导致抗病毒治疗失败的主要原因之一，对抗病毒疗效不佳或失败者可行耐药检测。病毒学失败的定义：在持续进行 HAART 的患者中，开始治疗（启动或调整）48 周后血浆 HIV RNA 持续≥200 copies/mL。病毒学反弹的定义：在达到病毒学完全抑制后又出现 HIV RNA≥200 copies/mL 的情况。出现病毒学失败时，应首先评估患者的治疗依从性、药物-药物或药物-食物相互作用，尤其是依从性，它是治疗成败的决定因素。

治疗失败患者方案的选择原则是更换至少 2 种，最好 3 种具有抗病毒活性的药物（可以是之前使用的药物种类中具有抗病毒活性的药物）；任何治疗方案都应包括至少一个具有完全抗病毒活性的增强 PIs，加用一种未曾使用过的药物（如 INSTs、FIs）。

IRIS 出现后应继续进行 HAART。表现为原有感染恶化的 IRIS 通常为自限性，不用特殊处理即可自愈；而对表现为潜伏感染出现的 IRIS，需要进行针对性的抗病原治疗，对严重者可短期应用糖皮质激素或非甾体抗炎药控制。糖皮质激素避免用于卡波西肉瘤患者及不确定的结核病 IRIS 患者（即不能排除治疗无效者）。CMV 感染患者慎用糖皮质激素，如需要使用，应当采取短程口服治疗。

此外，常见抗病毒治疗药物因为其药物代谢途径、毒副作用等特点，与很多其他种类药物会产生药物相互作用。临床中要密切关注患者合并用药情况，并参考其他相关指南或药物说明书及时调整药物方案或调整药物剂量。

（二）机会性感染的治疗[9]

1. 肺孢子菌肺炎的治疗

（1）对症治疗　嘱患者卧床休息，给予吸氧，注意水和电解质平衡。

（2）病原治疗　首选复方磺胺甲噁唑（SMZ-TMP），轻中度患者口服甲氧苄胺（TMP）15～20 mg/(kg·d)、磺胺甲噁唑（SMZ）75～100 mg/(kg·d)，分 3～4 次用，疗程 21 天，必要时可延长疗程。对重症患者给予静脉用药，剂量同口服。对 SMZ-TMP 过敏者可试行脱敏疗法。棘白菌素类药物亦有治疗作用，卡泊芬净加 SMZ-TMP 可能会成为以后的标准方案。

替代治疗：克林霉素 600～900 mg，静脉滴注，每 8 小时 1 次，或 450 mg 口服，每 6 小时 1 次；联合应用伯氨喹 15～30 mg，口服，1 次/天，疗程 21 天。氨苯砜 100 mg，口服，1 次/天；联合应用 TMP 200～400 mg，口服，2～3 次/天，疗程 21 天。或者应用喷他脒，3～4 mg/kg，1 次/天，缓慢静脉滴注（60 分钟以上），疗程 21 天。

（3）糖皮质激素治疗　中重度患者（PaO_2＜70 mmHg 或肺泡-动脉血氧分压差＞35 mmHg，1 mmHg＝0.133 kPa），早期（72 小时内）可应用糖皮质激素治疗，泼尼松 40 mg，口服，2 次/天，连续 5 天，之后改为 20 mg，口服，2 次/天，连续 5 天，再改为 20 mg，1 次/天，直至疗程结束；静脉用甲泼尼龙，剂量为上述泼尼松的 75%。

（4）辅助通气　如患者进行性呼吸困难明显，可给予辅助通气。

（5）HAART　尽早进行 HAART，通常在抗 PCP 治疗的 2 周内进行。

2. 结核病的治疗

艾滋病患者合并结核病的抗结核治疗原则与非艾滋病患者相同，但使用抗结核药物时应注意其与抗病毒药物之间的相互作用及配伍禁忌。

治疗药物：异烟肼、利福平、利福布汀、乙胺丁醇、吡嗪酰胺。根据情况也可选用对氨基水杨酸钠、阿米卡星、喹诺酮类抗菌药物及链霉素等。

如果结核分枝杆菌对一线抗结核药物敏感，则使用异烟肼＋利福平（或利福布汀）＋乙胺丁醇＋吡嗪酰胺进行 2 个月的强化期治疗，然后使用异烟肼＋利福平（或利福布汀）进行 4 个月的巩固期治疗。对抗结核治疗反应延迟（即在抗结核治疗 2 个月后仍有结核病相关临床表现或者结核分枝杆菌培养仍为阳性）、有骨和关节结核病患者，抗结核治疗疗程应延长至 9 个月。对中枢神经系统结核患者，疗程应延长到 9～12 个月。

对于所有合并结核病的 HIV 感染者，无论 CD4$^+$T 淋巴细胞计数水平如何，均应给予 HAART。一般建议先给予抗结核治疗，之后再启动 HAART。对于 CD4$^+$T 淋巴细胞<50/μL 的严重免疫缺陷患者，建议在抗结核治疗 2 周内开始 HAART；对于 CD4$^+$T 淋巴细胞≥50/μL 的患者，建议在抗结核治疗 8 周内尽快启动 HAART。对于 HIV 感染合并活动性结核病孕妇，为了母亲健康和阻断 HIV 母婴传播，也应尽早进行 HAART。如果患者合并耐药结核病［包括多重耐药结核病（MDR-TB）或广泛耐药结核病（XDR-TB）］，在确定结核分枝杆菌耐药、使用二线抗结核药物后 2～4 周内开始 HAART。对于合并活动性结核病的儿童，无论 CD4$^+$T 淋巴细胞水平如何，均建议在抗结核后 8 周内尽早启动 HAART。对于中枢神经系统结核病患者，早期启动 HAART 发生 IRIS 的风险较高，须注意严密观察，这类患者启动 HAART 的最佳时机尚未明确。

对于合并结核病的患者，须密切监测药物不良反应并注意药物间相互作用，必要时调整抗病毒或抗结核药物的剂量，并进行血药浓度监测。

3. 非结核分枝杆菌感染的治疗

首选方案为克拉霉素 500 毫克/次，2 次/天（或阿奇霉素 500 mg/d）＋乙胺丁醇 15 mg/(kg·d)，同时联合应用利福布汀（300～600 mg/d）。对严重感染及严重免疫抑制（CD4$^+$T 淋巴细胞计数<50/μL）患者可加用阿米卡星［10 mg/(kg·d)，肌内注射，1 次/天］或加用喹诺酮类抗菌药物如左氧氟沙星或莫西沙星，疗程至少 12 个月。对其他分枝杆菌感染的治疗须根据具体鉴定的菌种及药敏检测结果采取相应的治疗措施。在抗鸟-胞内分枝杆菌复合体治疗开始 2 周后尽快启动 HAART。

4. 巨细胞病毒感染的治疗

CMV 视网膜脉络膜炎的治疗：更昔洛韦 5.0～7.5 mg/kg，静脉滴注，每 12 小时 1 次，14～21 天；然后以 5 mg/(kg·d) 序贯维持治疗；也可使用膦甲酸钠 180 mg/(kg·d)，分 2～3 次用（静脉应用需水化），2～3 周后改为 90 mg/(kg·d)，静脉滴注，1 次/天。病情危重或单一药物治疗无效时可二者联用。亦可球后注射更昔洛韦。在抗 CMV 治疗开始 2 周内尽快启动 HAART。

CMV 食管炎或者肠炎的治疗：治疗药物同 CMV 视网膜脉络膜炎，疗程 3～4 周或症状体征消失后维持用药。

CMV 脑炎：采用更昔洛韦联合膦甲酸钠治疗 3～6 周，剂量同 CMV 视网膜脉络膜炎，维持治疗直至脑脊液 CMV 定量转阴，具体应个体化治疗。

对于 CD4$^+$T 淋巴细胞计数<200/μL 的患者，可定期检查眼底。一旦发现 CMV 病，应积极治疗，在 CMV 视网膜脉络膜炎疾病控制之后需要序贯用药以预防复发，通常采用更昔洛韦（1.0 g，3 次/天，口服）进行预防。在经 HAART 后 CD4$^+$T 淋巴细胞计数>100/μL 且持续 3～6 个月时，可以考虑停止预防给药，对 CMV 肠炎、CMV 肺炎、CMV 神经病变不主张二级预防。

5. 弓形虫脑病的治疗

病原治疗首选乙胺嘧啶（负荷量 100 mg，口服，2 次/天，此后以 50～75 mg/d 维持）+磺胺嘧啶（1～1.5 g，口服，4 次/天）。替代治疗：SMZ-TMP（3 片，口服，3 次/天）联合克林霉素（600 毫克/次，静脉给药，每 6 小时给药 1 次）或阿奇霉素（0.5 g/d），疗程至少 6 周。对症治疗：降颅压、抗惊厥、抗癫痫等。对无弓形虫脑病史但 $CD4^+$ T 淋巴细胞数<200/μL 且弓形虫抗体 IgG 阳性的患者，应给予预防用药，一般采用 SMZ-TMP（2 片，口服，1 次/天）。对既往患过弓形虫脑病者，要长期用乙胺嘧啶（25～50 mg/d）联合磺胺嘧啶（2～4 g/d）预防，直至其 $CD4^+$ T 淋巴细胞增加到>200/μL 并持续 6 个月及以上。一旦 $CD4^+$ T 淋巴细胞数下降到<200/μL，须重新开始预防用药。

6. 新生隐球菌感染的治疗

对隐球菌脑膜炎者的诊治，参考《隐球菌性脑膜炎诊治专家共识》。对肺隐球菌感染的治疗，推荐使用氟康唑，400 mg/d，口服或静脉滴注，疗程 12 个月，如果抗病毒治疗后 $CD4^+$ T 淋巴细胞计数>100/μL，则治疗 1 年后停止氟康唑维持治疗。对隐球菌感染的抗病毒治疗：对艾滋病合并隐球菌肺炎的患者，应在抗隐球菌治疗 2 周内尽早进行 HAART；对合并隐球菌脑膜炎的患者，过早进行 HAART 可能会增加病死率，故应考虑适当延迟 HAART，一般以正规抗隐球菌治疗后 4～6 周启动 HAART 为宜。

7. 艾滋病相关肿瘤的治疗

艾滋病相关肿瘤主要有非霍奇金淋巴瘤和卡波西肉瘤，除此之外，也需要关注非 HIV 定义性肿瘤（如肝肿瘤、肺肿瘤、肛周肿瘤等）的筛查、诊治和处理。肿瘤的确诊依赖病理活检。须根据患者病情给予个体化综合治疗，包括手术、化疗、介入和放疗（具体请参考相关指南）。对所有的艾滋病合并肿瘤的患者，均建议尽早启动 HAART，同时需要注意抗病毒药物和抗肿瘤药物之间的相互作用，尽量选用骨髓抑制作用和药物间相互作用小的 HAART 方案，如含 INSTIs 的方案。对肿瘤的诊治不应因机体感染 HIV 而降低要求，应提倡多学科合作诊治（MDT）模式的应用，应与肿瘤科、介入科、外科等专家一同制订诊治方案。治疗中注意预防各种并发症尤其是感染的发生。

六、社区防控

（一）预防及管理

1. 预防措施

艾滋病的传播途径有三种：母婴传播、血液传播及性传播。通过对血液制品的严查及对毒品的打击，在我国，艾滋病通过血液传播的情况已经很少，而性传播因为隐秘性较强，已成为目前主要的传播方式，性传播占全部艾滋病传播途径的比例已超过 90%，男男性行为人群 HIV 感染呈上升趋势，更令人担忧的是，青年学生逐渐成为 HIV 感染的高发人群。

拒绝毒品、自尊自爱、遵守性道德、培养积极向上的生活方式是预防艾滋病的根本措施。在高危行为后，服用 HIV 阻断药也是一种有效的补救措施，越早服用阻断药，体内的血药浓度就能越早升上去，以保证在病毒进入血液前起效。这是一个药物与病毒赛跑的过程。

（1）通用措施　正确使用安全套，采取安全的性行为；不吸毒，不共用针具；推行无偿献血，对献血人群进行 HIV 筛查；加强医院管理，严格执行消毒制度，控制医院内交叉感染；预防职业暴露与感染；控制母婴传播；对 HIV/AIDS 患者的配偶和性伴侣、与 HIV/AIDS 患者共用注射器的静脉药物依赖者及 HIV/AIDS 患者所生的子女，进行医学检查和 HIV 检测，并为其提供相应的咨询服务。

（2）重点人群预防　为高危人群提供预防 HIV 感染的咨询服务，包括安全性性行为指导、暴露前预防（PrEP）和暴露后预防的应用，并为 HIV 感染者早期启动 HAART 等；推荐早期检测，提供包括核酸检测在内的检测咨询服务。

2. 疫情报告

推行艾滋病自愿咨询和检测，医务人员主动提供艾滋病咨询和检测，对发现的 HIV/AIDS 患者应遵照《中华人民共和国传染病防治法》及时向所在地疾病预防控制中心报告疫情，并采取相应的措施。

3. 医学管理

遵循隐私保密原则，加强对 HIV/AIDS 患者的随访，及时给予规范的综合治疗（包括抗病毒治疗和对症支持治疗），提供必要的医学和心理咨询（包括预防 HIV/AIDS 患者继续传播 HIV 的健康处方）等全程管理措施。

（二）HIV 暴露处理与预防阻断

HIV 暴露分为职业暴露和非职业暴露。

1. 职业暴露

HIV 职业暴露是指卫生保健人员或人民警察在职业工作中与 HIV 感染者的血液、组织或其他体液等接触而具有感染 HIV 的危险。

（1）暴露源及其危险度　确定具有传染性的暴露源包括血液、体液、精液和阴道分泌物。脑脊液、关节液、胸腔积液、腹水、心包积液、羊水也具有传染性，但其引起感染的危险程度尚不明确。粪便、鼻分泌物、唾液、痰液、汗液、泪液、尿液及呕吐物通常被认为不具有传染性。

暴露源危险度的分级：

① 低传染性：病毒载量水平低、无症状或 CD4$^+$ T 淋巴细胞水平高；

② 高传染性：病毒载量水平高、艾滋病晚期、原发 HIV 感染、CD4$^+$ T 淋巴细胞水平低；

③ 暴露源情况不明：暴露源所处的病程阶段不明、暴露源是否为 HIV 感染不明，以及污染的器械或物品所带的病毒载量不明。

（2）职业暴露途径及其危险度　发生职业暴露的途径包括暴露源损伤皮肤（刺伤或割伤等）和暴露源沾染不完整皮肤或黏膜。如果暴露源为 HIV 感染者的血液，那么经皮肤损伤暴露感染 HIV 的危险度为 0.3%，经黏膜暴露的为 0.09%，一般认为经不完整皮肤暴露的危险度比经黏膜暴露的低。高危险度暴露因素包括暴露量大、污染器械直接刺破血管、组织损伤深。

（3）HIV 职业暴露后局部处理原则

① 用肥皂液和流动的清水清洗被污染局部；

② 眼部等黏膜受污染时，应用大量等渗氯化钠溶液反复对黏膜进行冲洗；

③ 存在伤口时，应轻柔由近心端向远心端挤压伤处，尽可能挤出损伤处的血液，再用肥皂液和流动的清水冲洗伤口；

④ 用75%乙醇或0.5%聚维酮碘对伤口局部进行消毒，再包扎处理。

（4）HIV职业暴露后预防性用药原则

① 治疗用药方案：首选推荐方案为TDF/FTC＋RAL或DTG等INSTIs；根据当地资源，如果INSTIs不可及，可以使用PIs如LPV/r和DRV/r；对合并肾脏功能下降者，可以使用AZT/3TC。

② 开始治疗用药的时间及疗程：在发生HIV暴露后，尽可能在最短的时间内进行预防性用药，最佳的阻断时间是2小时内，此时阻断成功率在99%以上。之后，成功率会开始逐渐下降，一般建议24小时内用药，但72小时内用药仍有较高的成功率，这个72小时被称为黄金72小时，其实即使超过72小时，也可以预防性用药。用药疗程为连续服用28天。

（5）HIV职业暴露后的监测　发生HIV职业暴露后立即、4周后、8周后、12周后和6个月后检测HIV抗体。一般不推荐进行HIV p24抗原和HIV RNA测定。

（6）预防职业暴露的措施

① 在进行可能接触患者血液、体液的诊疗和护理操作时，必须佩戴手套。

② 在进行有可能发生血液、体液飞溅的诊疗和护理操作过程中，医务人员除佩戴手套和口罩外，还应戴防护眼镜；当有可能发生血液、体液大面积飞溅，有污染操作者身体的可能时，还应穿上具有防渗透性能的隔离服。

③ 在进行可能接触患者血液、体液的诊疗和护理操作时，若手部皮肤存在破损，则必须戴双层手套。

④ 使用后的锐器应当直接放入不能刺穿的利器盒内进行安全处置；抽血时建议使用真空采血器，并应用蝶型采血针；禁止对使用后的一次性针头复帽；禁止用手直接接触使用过的针头、刀片等锐器。

⑤ 公安人员在工作中注意做好自身防护，避免被暴露。

2. 非HIV职业暴露

非HIV职业暴露是指除职业暴露外，其他个人行为发生的HIV暴露。暴露评估及处理原则尤其是阻断用药与职业暴露相似。特别应注意评估后阻断用药是自愿的原则，并做到规范随访，以尽早发现感染者。

3. 暴露前预防

暴露前预防是指当人面临很高的HIV感染风险时，每天服用药物以降低被感染概率的措施行为。暴露前预防可降低高危人群感染HIV的风险。对于有HIV阳性性伴侣或有多个性伴侣者、不持续使用安全套者、从事商业性性工作者、和别人共用注射器的吸毒者等可能感染HIV的高危人群，推荐进行暴露前预防，采用每日口服TDF 300 mg＋FTC 200 mg的方案，长期服用。静脉注射吸毒者和性活跃的异性性行为者，也可单独服用TDF 300 mg/d进行暴露前预防，但不推荐有男男同性性行为者用此预防方法。对采用暴露前预防的人群，应至少3个月随访一次，进行HIV检测、服药依从性咨询、药物副作用评估和性传播疾病症状评估，及时了解服药人群的 HIV 感染情况，若发现有人已经感染了 HIV，则应及时换药，以免造成耐药[10]。

七、参考文献

［1］World Health Organization. WHO HIV update：global epidemic and progress in scale up and policy uptake［EB/OL］.［2020－08－15］. http：//www. who. int/hiv/data/en/.

［2］European AIDS Clinical Society. ECAS Guidlines Version 9. 1，2018［EB/OL］.［2020－08－15］. http：//www. eacsociety. org/guidelines/eacs-guidelines/eacs-guidelines. html.

［3］李兰娟，任红. 传染病学［M］. 9 版. 北京：人民卫生出版社，2018.

［4］中华医学会感染病学分会艾滋病丙型肝炎学组，中国疾病预防与控制中心. 中国艾滋病诊疗指南（2018 版）［J］. 中华传染病杂志，2018，36（12）：705－724.

［5］LI Y，HAN Y，XIE J，et al. CRF01 _ AE subtype is associated with X4 tropism and fast HIV progression in Chinese patients infected through sexual transmission［J］. AIDS，2014，28（4）：521－530.

［6］World Health Organization. Who case definitions of hiv for surveillance and revised clinical staging and immunological classification of hiv-related disease in adults and children［EB/OL］.［2020－08－15］. www. who. int/hiv/pub/guidelines/HIVstaging 150307. pdf.

［7］中华人民共和国国家卫生健康委员会. 艾滋病和艾滋病病毒诊断：WS 293—2019［S/OL］.［2020－08－15］. http：//www. nhc. gov. cn/wjw/s9491/201905/6430aa653728439c901a7340796e4723. shtml.

［8］中国疾病预防控制中心. 全国艾滋病检测技术规范（2015 年修订版）［EB/OL］.［2020－08－15］. http：//ncaids. chinacdc. cn/xxgx/jszl/201608/t20160810_133524. htm.

［9］NIH，CDC，HIVMA. Guidelines for the prevention and treatment of opportunistic infections in adults and adolescents with HIV［EB/OL］.［2018－10－02］. http：//aidsinfo. nih. gov/contentfiles/lvguidelines/adult_oi. pdf.

［10］Centers for Disease Control and Prevention：US Public Health Service. Preexposure prophylaxis for the prevention of HIV infection in the United States-2017 Update：a clinical practice guideline［EB/OL］.［2020－08－15］. http：//www. cdc. gov/hiv/pdf/risk/prep/cdc-hiv-prep-guidelines-2017. pdf.

第四节　新型冠状病毒肺炎

一、概述

新型冠状病毒肺炎（corona virus disease 2019，COVID-19），简称"新冠肺炎"，为新发急性呼吸道传染病，目前已蔓延至全球多个国家和地区，构成"全球大流行"，成为全球性重大的公共卫生事件。新冠肺炎的病原为一种新型 β 属冠状病毒，该冠状病毒是单股正链 RNA 病毒，WHO 将其命名为 2019-nCoV，国际病毒分类委员会则命名为 SARS-CoV-2（severe acute respiratory syndrome coronavirus 2）。人感染该病毒后以发热、乏力、干咳为主要临床表现，可有肺炎影像学改变，多数患者为中轻症，预后良好，少数患者病情危重甚至死亡[1]。我国通过积极防控和救治，目前境内疫情基本得到控制，仅在个别地区出现局部暴发和少数境外输入病例，但由于全球疫情仍在蔓延且有可能较长时期存在，因此，新冠肺炎在我国传播和扩散的风险也将持续存在。

新冠肺炎已被纳入《中华人民共和国传染病防治法》规定的乙类传染病，并采取甲类传染病的预防、控制措施[2]。目前主要参考指南有国家卫生健康委员会（简称"卫健委"）发布的《新型冠状病毒感染的肺炎诊疗方案（试行第八版）》《新型冠状病毒肺炎防控方案（第七版）》，WHO 发布的《疑似新型冠状病毒引起的严重急性呼吸道感染的临床管理》等。

二、流行病学

1.传染源

传染源主要是新型冠状病毒感染的患者和无症状感染者。潜伏期患者即有传染性，发病前 2 天和发病后 5 天内的传染性相对较强。

2.传播途径

新型冠状病毒的主要传播途径为经呼吸道飞沫传播和密切接触传播。接触病毒污染的物品也可造成感染；在相对封闭的环境中长时间暴露于高浓度气溶胶的情况下，新型冠状病毒也存在经气溶胶传播的可能。由于在粪便、尿液中可分离到新型冠状病毒，因此，应注意粪便及尿对环境污染造成接触传播或气溶胶传播。新型冠状病毒的母婴（垂直）传播等途径尚待明确。

3.易感人群

人群对新型冠状病毒普遍易感，但病毒感染后是否发病，与机体的免疫功能、接触病毒的机会和接触量都有一定的关系[3]。感染后或接种新型冠状病毒疫苗后可获得一定的免疫力，但免疫力的持续时间尚不明确。

三、临床表现

1.典型症状

新冠肺炎的潜伏期为 1～14 天，大多为 3～7 天[4]。

新冠肺炎患者以发热、干咳、乏力为主要表现。部分患者以嗅觉、味觉减退或丧失等为首发症状，少数患者伴有鼻塞、流涕、咽痛、肌痛和腹泻等症状。重症患者多在发病一周后出现呼吸困难和（或）低氧血症，严重者可快速进展为急性呼吸窘迫综合征（acute respiratory distress syndrome，ADRS）、脓毒症休克、难以纠正的代谢性酸中毒和出凝血功能障碍及多器官功能衰竭等。极少数患者还可有中枢神经系统受累及肢端缺血性坏死等表现。值得注意的是，重型、危重型患者病程中可为中低热，甚至无明显发热。

轻型患者可表现为低热、轻微乏力、嗅觉及味觉障碍等，无肺炎表现。少数患者在感染新型冠状病毒后可无明显临床症状。

多数患者预后良好，少数患者病情危重，多见于老年人、有慢性基础疾病者、晚期妊娠和围生期女性、肥胖人群。

儿童病例症状相对较轻，部分儿童及新生儿病例症状可不典型，表现为呕吐、腹泻等消化道症状或仅表现为反应差、呼吸急促。极少数儿童可有多系统炎症综合征（MIS-C），出现类似川崎病或不典型川崎病表现、中毒性休克综合征或巨噬细胞活化综合征等，多发生于恢复期。主要表现为发热伴皮疹、非化脓性结膜炎、黏膜炎症、低血压或休克、凝血障碍、急性消化道症状等。一旦发生此表现，患者的病情可在短期内急剧恶化。

2. 实验室检查

（1）一般检查　发病早期外周血白细胞总数正常或减少，可见淋巴细胞计数减少，部分患者可出现肝酶、乳酸脱氢酶（LDH）、肌酶和肌红蛋白增高；部分危重者可见肌钙蛋白增高。多数患者 C 反应蛋白（CRP）和红细胞沉降率升高，降钙素原正常。严重者 D-二聚体升高、外周血淋巴细胞进行性减少。重型、危重型患者常有炎症因子升高表现。

（2）病原学检查　采用 RT-PCR 或（和）NGS 方法在鼻咽拭子、痰和其他下呼吸道分泌物、血液、粪便等标本中可检测出新型冠状病毒核酸。检测下呼吸道标本（痰或气道抽取物），所得结果更加准确。因为核酸检测会受到病程、标本采集、检测过程、检测试剂等因素的影响，所以为了提高检测阳性率，应规范采集标本，标本采集后尽快送检。

（3）血清学检查　患者血清新型冠状病毒特异性 IgM 抗体、IgG 抗体阳性，但患者发病 1 周内 IgM 抗体、IgG 抗体阳性率均较低。

因为试剂本身阳性判断值原因，或者患者体内存在干扰物质（如类风湿因子、嗜异性抗体、补体、溶菌酶等），或者标本原因（如标本溶血、标本被细菌污染、标本贮存时间过长、标本凝固不全等），抗体检测可能会出现假阳性。一般不单独以血清学检测作为诊断依据，须结合流行病学史、临床表现和基础疾病等情况进行综合判断。

对以下患者可通过抗体检测进行诊断：临床怀疑新冠肺炎且核酸检测阴性的患者；病情处于恢复期且核酸检测阴性的患者。

3. 胸部影像学

早期呈现多发小斑片影及间质改变，以肺外带明显。进而发展为双肺多发磨玻璃影、浸润影，严重者可出现肺实变，胸腔积液少见。出现 MIS-C 时，心功能不全患者可见心影增大和肺水肿。

四、诊断标准

（一）疑似病例

对疑似病例须结合流行病学史和临床表现综合分析。有下列流行病学史中的任何一条，符合临床表现中任意 2 条可判定。无明确流行病史的，符合下列临床表现中任意 2 条，同时新型冠状病毒特异性 IgM 抗体阳性；或符合下列临床表现中的 3 条可判定[4]。

（1）流行病学史　① 发病前 14 天内有病例报告社区的旅行史或居住史；② 发病前 14 天内与新型冠状病毒感染的患者或无症状感染者有接触史；③ 发病前 14 天内曾接触过来自有病例报告社区的发热或有呼吸道症状的患者；④ 聚集性发病（14 天内在小范围如家庭、办公室、学校班级等场所，出现 2 例及以上发热或有呼吸道症状的病例）。

（2）临床表现　① 有发热和（或）呼吸道症状等新冠肺炎相关临床表现；② 具有上述新冠肺炎影像学特征；③ 发病早期白细胞总数正常或降低，淋巴细胞计数正常或减少。

（二）确诊病例

疑似病例同时具有以下病原学或血清学证据之一者，即可判定为确诊病例：① 实时荧光 RT-PCR 检测新型冠状病毒核酸阳性；② 病毒基因测序，与已知的新型冠状病毒高度同源；③ 血清新型冠状病毒特异性 IgM 抗体和 IgG 抗体阳性；④ 血清新型冠状病毒特异性 IgG 抗体由阴性转为阳性，或恢复期 IgG 抗体滴度较急性期有 4 倍及以上升高。

核酸检测阳性是新型冠状病毒肺炎患者确诊的重要依据，但可能存在需要重复多次检测才能测出阳性或者咽拭子检出率低的问题，建议应尽可能留取痰液，对实施气管插管患者采集下呼吸道标本，并尽快送样检测。还需注意的是，核酸检测阴性结果也不能排除新型冠状病毒感染，需要排除可能产生假阴性的因素如样本质量差、标本收集过早或过晚、病毒变异等。

（三）临床分型及预警指标

1. 轻型

患者临床症状轻微，影像学未见肺炎表现。

2. 普通型

患者具有发热、呼吸道等症状，影像学检查可见肺炎表现。

3. 重型

（1）成人患者　符合以下情况之一者，即为重型：① 出现气促，呼吸频率（respiratory rate，RR）增快（≥30 次/分）；② 静息状态下，指氧饱和度≤93%；③ 动脉血氧分压（PaO_2）/吸氧浓度（FiO_2）≤300 mmHg；④ 肺部影像学显示 24~48 小时内病灶明显进展>50%。

（2）儿童患者　符合以下情况之一者，即为重型：① 出现气促（<2 月龄，呼吸频率≥60 次/分；2~12 月龄，呼吸频率≥50 次/分；1~5 岁，呼吸频率≥40 次/分；>5 岁，呼吸频率≥30 次/分），排除发热和哭闹的影响；② 静息状态下，指氧饱和度≤92%；③ 辅助呼吸（呻吟、鼻翼扇动、三凹征），发绀，间歇性呼吸暂停；④ 出现嗜睡、惊厥；⑤ 拒食或喂养困难，有脱水征；⑥ 持续高热超过 3 天。

4. 危重型

符合以下情况之一者，即为危重型：① 出现呼吸衰竭，且需要机械通气；② 出现休克；③ 合并其他器官功能衰竭，需要 ICU 监护治疗。

5. 重型、危重型临床预警指标

（1）成人　低氧血症或呼吸窘迫进行性加重；组织氧合指标恶化或乳酸进行性升高；外周血淋巴细胞计数进行性降低或外周血炎症标记物（如 IL-6、CRP、铁蛋白等）进行性上升；D-二聚体等凝血功能相关指标明显升高；胸部影像学显示肺部病变明显进展。

（2）儿童　呼吸频率增快；精神反应差，嗜睡；乳酸进行性升高；CRP、PCT、铁蛋白等炎症标记物明显升高；影像学显示双侧或多肺叶浸润、有胸腔积液，或短期内病变快速进展；新生儿或有基础疾病（如先天性心脏病、支气管肺发育不良、呼吸道畸形、异常血红蛋白、重度营养不良等），有免疫缺陷或低下（长期使用免疫抑制剂）。

6. 重型/危重型高危人群

① 大于 65 岁老年人；

② 有心脑血管疾病（含高血压）、慢性肺部疾病（慢性阻塞性肺疾病、中度至重度哮喘）、糖尿病、慢性肝脏、肾脏疾病、肿瘤等基础疾病者；

③ 免疫功能缺陷（如艾滋病患者、长期使用皮质类固醇或其他免疫抑制药物导致免疫功能减退状态）者；

④ 肥胖（体重指数≥30）者；

⑤ 晚期妊娠和围生期女性；

⑥ 重度吸烟者。

（四）鉴别诊断

① 新型冠状病毒感染轻型表现须与其他病毒引起的上呼吸道感染相鉴别。

② 新型冠状病毒肺炎主要应与流感病毒、腺病毒、呼吸道合胞病毒等其他已知病毒性肺炎及肺炎支原体感染鉴别，尤其是对疑似病例要尽可能采取包括快速抗原检测和多重 PCR 核酸检测等方法，对常见呼吸道病原体进行检测。

③ 新型冠状病毒肺炎还要与非感染性疾病（如血管炎、皮肌炎和机化性肺炎等）鉴别。

④ 儿童患者出现皮疹、黏膜损害时，须与川崎病鉴别。

五、治疗措施

1. 根据病情确定治疗场所

对疑似病例及确诊病例应在具备有效隔离条件和防护条件的定点医院隔离治疗，对疑似病例应单人单间隔离治疗，对确诊病例可多人收治在同一病室。对危重型病例应当尽早收入 ICU 治疗。

2. 一般治疗[4]

① 嘱患者卧床休息，加强支持治疗，保证充分热量摄入；注意维持水、电解质平衡，维持内环境稳定；密切监测生命体征、指氧饱和度等。

② 根据病情监测血常规、尿常规、CRP、生化指标（肝酶、心肌酶、肾功能等）、凝血功能、动脉血气分析、胸部影像学等。对有条件者可行细胞因子检测。

③ 及时给予有效氧疗措施，包括鼻导管、面罩给氧和经鼻高流量氧疗。有条件时可采用氢氧混合吸入气（H_2、O_2 占比分别为 66.6%、33.3%）治疗。

④ 抗菌药物治疗：避免盲目或不恰当使用抗菌药物，尤其是避免联合使用广谱抗菌药物。

3. 抗病毒治疗

在抗病毒药物应急性临床试用过程中，科研工作者相继开展了多项临床试验，虽然仍未发现经严格"随机、双盲、安慰剂对照研究"证明有效的抗病毒药物，但某些药物经临床观察研究显示可能具有一定的治疗作用。目前较为一致的意见认为，具有潜在抗病毒作用的药物应在病程早期使用，建议重点应用于有重症高危因素及有重症倾向的患者。

不推荐单独使用洛匹那韦/利托那韦和利巴韦林，不推荐使用羟氯喹或联合使用阿奇霉素。以下药物可继续试用，在临床应用中应进一步评价其疗效。

（1）α-干扰素　成人每次 500 万 U 或相当剂量，加入灭菌注射用水 2 mL，每天 2 次雾化吸入，疗程不超过 10 天。

（2）利巴韦林　建议与干扰素（剂量同上）或洛匹那韦/利托那韦［成人每次 2 粒，每粒含 200 mg/50 mg（洛匹那韦/利托那韦），每天 2 次］联合应用，成人每次 500 mg，每天 2～3 次静脉输注，疗程不超过 10 天。

（3）磷酸氯喹　用于 18～65 岁成人。体重大于 50 kg 者，每次 500 mg，每天 2 次，疗程 7 天；体重小于 50 kg 者，第 1～2 天每次 500 mg，每天 2 次，第 3～7 天每次 500 mg，每天 1 次。

（4）阿比多尔　成人 200 mg，每天 3 次，疗程不超过 10 天。

要注意上述药物的不良反应、禁忌证及与其他药物的相互作用等问题。不建议同时应用 3 种及以上抗病毒药物，出现不可耐受的毒副作用时应停止使用相关药物。对孕产妇患者的治疗应考虑其妊娠周数，尽可能选择对胎儿影响较小的药物，以及考虑是否终止妊娠后再进行治疗等问题，并将实情告知患者。

4. 重型、危重型病例的治疗

（1）治疗原则　在对症治疗的基础上，积极防治并发症，治疗基础疾病，预防继发感染，及时进行器官功能支持治疗。

（2）呼吸支持　对于 PaO_2/FiO_2 低于 300 mmHg 的重型患者，均应立即给予氧疗。在患者接受鼻导管或面罩吸氧后，短时间（1～2 小时）内密切观察，若患者的呼吸窘迫和（或）低氧血症无改善，或 PaO_2/FiO_2 低于 200 mmHg，应使用经鼻高流量氧疗（HFNC）或无创通气（NIV）。在无禁忌证的情况下，建议同时实施俯卧位通气（清醒俯卧位通气）治疗，俯卧位治疗时间应大于 12 小时。若短时间（1～2 小时）内患者的病情无改善甚至恶化或 PaO_2/FiO_2 低于 150 mmHg，应当考虑实施气管插管和有创机械通气（采用肺保护性通气策略）。但鉴于重症新冠肺炎患者低氧血症的临床表现不典型，所以不应单纯把 PaO_2/FiO_2 是否达标作为是否实施气管插管和有创机械通气的指征，而应结合患者的临床表现和器官功能情况实时进行评估。值得注意的是，延误气管插管带来的危害可能更大。

① 早期恰当的有创机械通气治疗是治疗危重型患者的重要手段。对于中重度急性呼吸窘迫综合征患者或有创机械通气 FiO_2 高于 50％的患者，可采用肺复张治疗，并根据肺复张的反应性，决定是否反复实施肺复张手法。应注意部分新冠肺炎患者肺可复张性较差，应避免过高的呼气末正压通气（PEEP）导致气压伤。

② 应进行气道管理。加强气道湿化，建议采用主动加热湿化器，对有条件者使用环路加热导丝保证湿化效果；建议使用密闭式吸痰，必要时气管镜吸痰；积极进行气道廓清治疗，如振动排痰、高频胸廓振荡、体位引流等；在氧合及血流动力学稳定的情况下，尽早开展被动及主动活动，促进痰液引流及肺康复。

③ 把握体外膜肺氧合（ECMO）启动时机。在最优的机械通气条件下〔$FiO_2 \geqslant$ 80％，潮气量为 6 mL/kg 理想体重，$PEEP \geqslant 5$ cmH_2O （1 $cmH_2O = 0.098$ kPa），且无禁忌证〕，且保护性通气和俯卧位通气效果不佳，并符合以下条件之一时，应尽早考虑评估实施 ECMO：① $PaO_2/FiO_2 < 50$ mmHg 超过 3 小时；② $PaO_2/FiO_2 < 80$ mmHg 超过 6 小时；③ 动脉血 pH<7.25 且 $PaCO_2 > 60$ mmHg 超过 6 小时，且呼吸频率>35 次/分；④ 呼吸频率>35 次/分，动脉血 pH<7.2 且平台压>30 cmH_2O；⑤ 合并心源性休克或者心脏骤停。对符合 ECMO 指征且无禁忌证的危重型患者，应尽早启动 ECMO 治疗，以免延误时机，导致患者预后不良。

儿童心肺代偿能力较成人弱，对缺氧更为敏感，对儿童需要应用比成人更积极的氧疗和通气支持策略，指征应适当放宽；不推荐常规应用肺复张。

（3）循环支持　危重型患者可合并休克。对危重型患者可在充分液体复苏的基础上，改善微循环，使用血管活性药物，密切监测患者血压、心率和尿量的变化，以及乳酸和碱剩余，必要时进行血流动力学监测，指导输液和血管活性药物使用，改善组织灌注。

（4）抗凝治疗　重型或危重型患者合并血栓栓塞风险较高。对无抗凝禁忌证且 D-二聚体明显增高者，建议预防性使用抗凝药物。发生血栓栓塞事件时，按照相应指南进行抗凝治疗。

（5）肾功能衰竭和肾替代治疗　对危重症患者，应积极寻找导致其肾功能损伤的原因，如低灌注和药物等因素。对于肾功能衰竭患者的治疗应注重体液平衡、酸碱平衡和电解质平衡，在营养支持治疗方面应注意氮平衡、热量和微量元素等补充。对重症患者可选择连续性肾替代治疗（continuous renal replacement therapy，CRRT），其指征包括：① 高钾血症；② 严重酸中毒；③ 应用利尿剂治疗无效的肺水肿或水负荷过重。

（6）血液净化治疗　血液净化系统包括血浆置换、吸附、灌流、血液/血浆滤过等，血液净化能清除炎症因子，阻断"细胞因子风暴"，从而减轻炎症反应对机体的损伤，可用于重型、危重型患者细胞因子风暴早中期的救治。

（7）儿童多系统炎症综合征　治疗原则是多学科合作，尽早抗炎，纠正休克和出凝血功能障碍，给予脏器功能支持，必要时行抗感染治疗。对有典型或不典型川崎病表现者的治疗方案与对川崎病的经典治疗方案相似，以静脉用丙种球蛋白（IVIG）、糖皮质激素及口服阿司匹林等治疗为主。

（8）其他治疗措施　可静脉给予血必净，每次 100 mL，每天 2 次；可使用肠道微生态调节剂，维持肠道微生态平衡，预防继发细菌感染。对儿童重型、危重型病例，可酌情考虑给予静脉滴注丙种球蛋白。患有重型或危重型新型冠状病毒肺炎的孕妇应积极终止妊娠，首选剖宫产。患者常存在焦虑、恐惧情绪，应对患者加强心理疏导。

（9）中医治疗　新冠肺炎属于中医"疫"病范畴，病因为感受"疫戾"之气。可根据病情、当地气候特点及不同体质等情况，参考卫健委发布的《新型冠状病毒感染的肺炎诊疗方案试行第八版》[4]的处方方案进行辨证论治。例如，在医学观察期患者如有乏力伴胃肠不适，可用藿香正气水；如有乏力伴发热，可用金花清感颗粒、连花清瘟胶囊、疏风解毒胶囊等。临床治疗期可用清肺排毒汤（处方来源：国中医药办医政函〔2020〕22 号）、化湿败毒方，以及中成药喜炎平注射液、血必净注射液、热毒宁注射液、痰热清注射液、醒脑静注射液等（选择 1～2 种）。中药注射剂可与中药汤剂联合使用。

从现有病例的诊疗情况看，新冠肺炎从轻型或普通型向重症发展的历程，和甲型流感、高致病性禽流感相比，往往时间偏长。所以延缓患者向重症和危重症的发展及早期发现重症患者并予以支持以降低死亡率，应是治疗的重点。建议在临床观察之外，特别强调对患者血氧饱和度的监测，以早期干预，进行呼吸支持等。例如，患者发展到重症的标志就是出现呼吸衰竭，患者呼吸快、出现低氧表现，甚至有些患者临床症状不典型直接表现为低氧血症，早期发现低氧血症，先给予无创通气干预，避免重症患者变成危重症，这是治疗的关键。

（10）早期康复　重视患者早期康复介入，针对新冠肺炎患者呼吸功能、躯体功能及心理障碍，积极开展康复训练和干预，尽最大可能帮助患者恢复体能、体质和免疫能力。

5. 出院标准和出院后注意事项

（1）出院标准　① 体温恢复正常 3 天以上；② 呼吸道症状明显好转；③ 肺部影像学显示急性渗出性病变明显改善；④ 连续两次痰、鼻咽拭子等呼吸道标本核酸检测阴性（采样时间至少间隔 24 小时）。

满足以上 4 条标准者可出院。对于满足上述前 3 条标准、核酸仍持续阳性超过 4 周者，建议通过抗体检测、病毒培养分离等方法对患者传染性进行综合评估，以判断患者是否可以出院。

（2）出院后注意事项　定点医院要做好与患者居住地基层医疗机构间的联系，共享病历资料，及时将出院患者信息推送至患者辖区或居住地居委会和基层医疗卫生机构。在患者出院后，建议继续进行 14 天的隔离管理和健康状况监测。患者须佩戴口罩，有条件者应居住在通风良好的单人房间，减少与家人的近距离密切接触，分餐饮食，做好手卫生，避免外出活动。建议在出院后第 2 周和第 4 周到医院随访、复诊。

六、社区防控

目前认为新型冠状病毒在潜伏期即有传染性，并且有无症状的感染病例[5]，这与SARS 有很大不同。这提示，有可能有较多轻症患者或者无症状感染者未被发现，且会进一步感染，产生更为复杂的传播链，也许会导致后续的疫情防控更为复杂[6]。针对这一点，可能需要进一步采取社区隔离、及时诊断措施，并实施全民预防策略，这对控制疫情、减少传播至关重要，这也是我国政府部署社区防控的重要意义[7]。

当前防控最有效的办法就是早发现、早诊断、早治疗、早隔离，需要全民动员，疫情期间减少社会聚集性活动，居家隔离。除确定传染源头与传染途径外，心理疏导、防止恐慌[8]也是需要注意的重点工作。

（一）社区防控与服务

基层医疗卫生机构和疾病预防控制机构应主动参与落实社区防控，充分发挥社区干部、社区医务人员、社区民警等在社区防控中的作用，指导社区做好防病知识宣传、居民科学个人防护、环境卫生整治、出租房屋和集体宿舍管理、外来人员管理，以及做好来自高风险地区人员、入境人员、新冠肺炎治愈患者和解除医学观察人员等的健康监测；会同社区做好主动排查、密切接触者追踪、环境消毒等相关工作，落实限制人员聚集、封闭管理等防控措施。

1. 社区重点人群监测

对纳入社区管理的来自高风险地区人员、解除医学观察人员、出院新冠肺炎患者、入境人员等做好健康监测，督促出现发热、干咳、乏力、腹泻等症状者及时到就近的具有发热门诊（诊室）的医疗机构就诊并检测。对密切接触者开展健康监测，如发现密切接触者出现发热、干咳、乏力、腹泻等症状，将其及时转运至定点医疗机构进行诊治并检测。

2. 爱国卫生运动

坚持预防为主，创新方式、方法，以重点场所、薄弱环节为重点，推进城乡环境整治，完善公共卫生设施，建立健全环境卫生管理长效机制。大力开展健康知识普及，倡导文明健康、绿色环保的生活方式，推动爱国卫生运动进社区、进村镇、进家庭、进学校、进企业、进机关，发动群众广泛参与爱国卫生运动。

3. 宣传教育与风险沟通

普及新冠肺炎防控知识，使民众提升"每个人都是自己健康的第一责任人"的意识。通过多种途径做好公众个人防护指导，减少人群接触或暴露风险。根据新冠肺炎疫情防控进展，及时调整健康教育策略。积极开展舆情监测，及时向公众解疑释惑，回应社会关切。

4. 个人卫生与防护

引导公众养成良好卫生习惯，做到勤洗手、避免用手接触口鼻眼，咳嗽、打喷嚏时注意遮挡，科学佩戴口罩，垃圾分类投放，保持社交距离，推广分餐公筷，看病网上预约。加强工作生活场所通风和卫生清洁，尽量避免前往人群密集场所，尤其是密闭式场所，与人接触时，保持"一米线"安全社交距离。医疗机构工作人员，在密闭场所工作的营业员、保安员、保洁员、司乘人员、客运场站服务人员、警察及就医人员等要佩戴口罩[9]。

5. 心理健康服务

相关部门联合组建心理疏导和社会工作服务队伍，通过心理援助热线服务、网络心理服务平台和在出入境口岸、隔离点、医院、社区、学校、企事业单位等场所提供现场咨询服务等方式，为患者、隔离人员及家属、病亡者家属、一线工作人员、特殊困难老年人、困境儿童等开展心理疏导和关爱帮扶等工作，促进这些人群的身体与心理同步康复，帮助他们回归正常生活和工作，营造相互关爱的社会环境，促进社会稳定。

（二）重点环节防控

1. 医疗机构防控

加强医院内感染防控，严格按照相关技术规范和管理办法要求，做好医疗器械、污染物品、物体表面、地面和空气等的清洁与消毒及医疗废物的处置和管理。推广分时段预约诊疗，严格落实医疗机构分区管理要求，严格执行预检分诊、发热门诊和病房陪护探视制度，避免交叉感染和聚集性疫情。落实医务人员防护措施，加强对医务人员的健康管理和监测。

2. 特定场所消毒和人员防护

做好病例和无症状感染者居住过的场所的消毒工作，如做好对家庭、医疗机构隔离病房、转运工具及医学观察场所等特定场所的消毒；做好流行病学调查、隔离病区及医学观察场所工作人员和参与病例转运、尸体处理、环境清洁消毒、标本采集和实验室工作等特定人群的防护，具体按照《新型冠状病毒肺炎防控方案（第七版）》中的特定场所消毒技术指南和特定人群个人防护指南执行。

3. 重点场所和公共交通工具

因地制宜落实车站、机场、码头、农贸市场、商场、公共卫生间等场所和汽车、火车、飞机等密闭交通工具的通风、消毒、体温监测等措施。

4. 冷链食品加工和交易场所

对辖区内冷藏冷冻食品加工企业和交易市场新型冠状病毒传播风险进行评估，提出有针对性的场所卫生学要求，改进生产、加工与交易环境卫生条件，切实落实从业人员的日常防护措施和健康状况监测，降低疫情发生和传播的风险。

5. 企事业单位

指导企事业单位做好通风、消毒、体温检测等防控工作，为员工配备必要的个人防护用品。指导用工单位做好农民工的健康教育和返岗复工前的体温检测工作，发现异常情况及时报告处置，加强排查识别，防止风险人员外出。

6. 学校、托幼机构

指导学校和托幼机构落实教职员工和学生、幼儿健康情况"日报告""零报告"制度。复学、复园后要指导做好返校师生的健康提示和健康管理及教室的通风、消毒等工作，督促落实入学入托晨（午）检和因病缺课（勤）病因追查与登记等防控措施。

7. 密闭式文化休闲娱乐场所

图书馆、博物馆、美术馆等室内场馆及影剧院、游艺厅等密闭式休闲娱乐场所，采取限量开放、预约开放、错峰开放、有序开放，加强全流程监管，及时疏导，避免聚集。严格落实消毒通风、体温监测等防控措施。

8. 特殊机构

指导养老机构、福利机构、精神卫生医疗机构及监管场所等机构进一步规范人员进出管理，严格通风、日常清洁、消毒等卫生措施，加强个人防护，健康监测与管理，做好失能、半失能人群日常管理等工作。

9. 重点人群

指导老年人、儿童、孕产妇、残疾人、严重慢性病患者等重点人群做好个人防护，开展心理疏导和关爱帮扶等工作。

（三）接触者管理

1. 三种接触者定义[10]

（1）密切接触者定义　疑似病例和确诊病例症状出现前 2 天开始，或无症状感染者标本采样前 2 天开始，与其有近距离接触但未采取有效防护的人员。

（2）密切接触者的密切接触者（简称"密接的密接"）定义　密切接触者与病例或无症状感染者的首次接触（病例发病前 2 天或无症状感染者标本采样前 2 天至被隔离管理前这段时间内，密切接触者与病例或无症状感染者的第一次接触）至该密切接触者被隔离管理前，与密切接触者有共同居住生活、同一密闭环境工作、聚餐和娱乐等近距离接触但未采取有效防护的人员。

（3）一般接触者定义　与疑似病例、确诊病例和无症状感染者在乘坐飞机、火车和轮船等同一交通工具、共同生活、学习、工作以及诊疗过程中有过接触，但不符合密切接触者判定原则的人员。

2. 管理方式

密切接触者和密接的密接管理。对密切接触者和密接的密接应当采取集中隔离医学观察，对于特殊人群可采取居家医学观察，应当加强指导和管理，严格落实居家医学观察措施。

（1）14 岁及以下儿童　若其父母或家人均为密切接触者或密接的密接，首选集中隔离医学观察，在做好个人防护和保持人际距离的情况下，儿童可与父母或家人同居一室。如果仅儿童为密切接触者或密接的密接，可在社区医务人员指导下，做好个人防护和保持人际距离，由家人陪同儿童居家医学观察；有基础疾病的人员和老年人不能作为儿童的陪护人员。

（2）半自理及无自理能力的密切接触者或密接的密接　原则上实施集中隔离医学观察措施，由指定人员进行护理。如果确实无法进行集中隔离医学观察，可在社区医务人员指导下，采取居家医学观察。有基础疾病的人员和老年人不能作为陪护人员。

（3）一般接触者管理　对一般接触者要做好登记，并进行健康风险告知。一般接触者一旦出现发热、干咳、乏力、腹泻等症状，要及时就医。

3. 管理流程

（1）知情告知　实施医学观察时，应当书面或口头告知被观察者医学观察的缘由、期限、法律依据、注意事项和疾病相关知识，以及负责医学观察的医疗卫生机构及联系人和联系方式。

（2）核酸检测　在密切接触者被纳入集中隔离医学观察当天或次日开展第一次核酸检测，间隔 1 天和第 14 天期满时分别进行第二次和第三次核酸检测。对于核酸检测阳性者，应当及时追踪其密切接触者并对其进行 14 天的集中隔离医学观察。对所有密接的密接，在隔离医学观察当日或次日进行一次核酸检测。

（3）健康监测　每天早、晚对密切接触者和密接的密接各进行一次体温测量，并询问其健康状况，给予必要的帮助和指导。

（4）观察期限　密切接触者医学观察期限为自最后一次与病例、无症状感染者发生无有效防护接触后 14 天。密切接触者在医学观察期间若检测阴性，仍需持续观察至观察期满。密接的密接医学观察期限为自最后一次与密切接触者发生无有效防护接触后 14 天。

（5）异常症状处理　医学观察期间，一旦发现密切接触者和密接的密接出现相关症状（如发热、干咳、乏力、腹泻等症状），立即向当地疾病预防控制机构报告，按规定将其送至定点医疗机构诊治，并采集标本开展实验室检测与排查工作。如果排查结果为疑似病例、确诊病例，应对其密切接触的人员进行调查和医学观察。

（6）医学观察隔离解除　医学观察期满时，如果无异常情况，应当按时解除医学观察。如果对密切接触者解除隔离医学观察，对其密接的密接也应当及时解除隔离医学观察，无须至医学观察期满。疑似病例在排除患病后，对其密切接触者和密接的密接即可解除医学观察。

4. 管理要求

集中或居家医学观察对象应当独立居住，尽可能减少与共同居住人员的接触，做好医学观察场所的清洁与消毒。密切接触者在观察期间不得外出，如果必须外出，须经医学观察管理人员批准，并佩戴一次性外科口罩，避免去人群密集场所。实施密切接触者医学观察并与其有近距离接触的工作人员，应当做好呼吸道飞沫和接触传播的防护措施。

（四）个人预防

① 保持手卫生。咳嗽、饭前便后、接触或处理动物排泄物后，要用流水洗手，或者使用含乙醇成分的免洗洗手液。

② 保持室内空气的流通。避免到封闭、空气不流通的公众场所和人多集中的地方，必要时佩戴外科口罩或医学防护口罩。咳嗽和打喷嚏时使用纸巾或屈肘遮掩口鼻，防止飞沫传播。

③ 避免在未采取防护措施的情况下与任何有感冒或类似流感症状的人密切接触，并建议保持至少 1 米以上距离。尽可能减少聚集或聚会。至医院就诊或陪护就医时，一定要佩戴好口罩。

④ 良好安全饮食习惯，处理生食和熟食的切菜板及刀具要分开，做饭时要彻底煮熟肉类和蛋类。

⑤ 尽量避免在未加防护的情况下接触野生或养殖动物。

⑥ 其他地区居民无特殊事项，建议暂不要去中高风险地区。如果有中高风险地区的出差史或旅游史，回到居住地后，可在 2 周内注意自身身体状态，如果出现发热（腋温≥37.3 ℃）、咳嗽、气促等急性呼吸道感染早期症状，须及时佩戴外科口罩并尽量不乘坐公共交通工具，到当地指定医疗机构接受排查、诊治。

七、参考文献

［1］World Health Organization. Clinical management of severe acuterespiratory infection when novel coronavirus（2019-nCoV）infection is suspected：Interim Guidance［EB/OL］.［2020-08-20］. https：//apps. who. int/iris/handle/10665/330893.

［2］中华人民共和国国家卫生健康委员会. 新型冠状病毒感染的肺炎纳入法定传染病管理［EB/OL］.［2020-08-20］. http：//www. nhc. gov. cn/jkj/s7916/202001/44a3b8245e8049d2837a4f27529cd386. shtml.

［3］HUI DS，I AZHAR E，MADANI T A，et al. The continuing 2019-nCoV epidemic threat of novel coronaviruses to global health—the latest 2019 novel coronavirus outbreak in WuHan，China［J］. Int J Infect Dis，2020，91：264-266.

［4］中华人民共和国国家卫生健康委员会. 新型冠状病毒感染的肺炎诊疗方案（试行第八版）［EB/OL］.［2020-08-20］. http：//www. nhc. gov. cn/yzygj/s7653p/202008/0a7bdf12bd4b46e5bd28ca7f9a7f5e5a. shtml.

［5］MUNSTER V J，KOOPMANS M，VAN DOREMALEN N，et al. A novel coronavirus emerging in China—key questions for impact assessment［J］. N Engl J Med，2020，382（8）：692-694.

［6］PERLMAN S. Another decade，another coronavirus［J］. N Engl J Med，2020，382（8）：760-762.

［7］中华人民共和国国家卫生健康委员会. 新型冠状病毒感染的肺炎疫情社区防控工作方案（试行）［EB/OL］.［2020-07-25］. http：//www. nhc. gov. cn/jkj/s3577/202001/dd1e502534004a8d88b6a10f329a3369. shtml.

［8］中华人民共和国国家卫生健康委员会. 新型冠状病毒感染的肺炎疫情紧急心理危机干预指导原则［EB/OL］.［2020-07-25］. http：//www. nhc. gov. cn/jkj/s3577/202001/6adc08b966594253b2b791be5c3b9467. shtml.

［9］World Health Organization. 有关新型冠状病毒的常见问题［EB/OL］.［2020-08-20］. https：//www. who. int/zh/news-room/q-a-detail/q-a-coronaviruses.

［10］中华人民共和国中央人民政府. 新型冠状病毒肺炎防控方案（第七版）［EB/OL］.［2020-08-20］. http：//www. gov. cn/xinwen/2020-09/15/content_5543680. htm.

第二章　甲类传染病

第一节　鼠　疫

一、概述

鼠疫是由鼠疫耶氏菌所致的烈性传染病，病死率 30%～100%，我国传染病防治法将其列为甲类传染病[1-2]。历史上记载过三次鼠疫的世界性大流行，第一次发生在公元 6 世纪东罗马帝国汝斯丁皇朝，医学史上称之为"游西第安娜瘟疫"或"查士丁尼瘟疫"，其起源于中东，遍及中东、地中海和欧洲所有国家，持续流行约 50 年，死亡约 1 亿人。第二次发生于 14 世纪，在当时被称为"黑死病"，波及整个欧洲、亚洲和非洲北部，导致欧洲死亡 2 500 万人（相当于当时欧洲人口的 1/4）、亚洲死亡 1 300 万人。第三次发生于 1894 年，于 20 世纪初流传到世界各地，波及 32 个国家。1940 年后，较小范围的鼠疫流行仍在世界上不断发生[3]。

20 世纪 90 年代后，鼠疫在我国的疫情趋势与在世界上相同。新的疫源地不断被发现，鼠疫的流行区域扩大，流行范围增加。目前鼠疫仍然是最为重要的公共卫生问题，WHO 明确将鼠疫列为全球重新流行的 20 大传染病之一。目前用于鼠疫防治的规范主要有原卫生部发布的《鼠疫诊断标准》（WS 279—2008)[4]、《鼠疫防治手册》[5]。

二、流行病学

1. 传染源

啮齿动物是鼠疫的主要传染源，也是鼠疫杆菌的主要储存宿主，主要为各种旱獭、鼠类。肺鼠疫患者是人类鼠疫最重要的传染源。

2. 传播途径

鼠疫传播途径多种多样，主要有：① 媒介传播，以跳蚤为主要媒介；② 直接接触传播，人类通过捕猎、捕杀、剥皮及食肉等方式直接接触患病动物时极易被感染；③ 飞沫传播，鼠疫患者剧烈咳嗽、咳痰时，痰中带血且含有大量鼠疫杆菌，鼠疫杆菌通过空气飞沫的形式感染周围人群。

3. 易感人群

人群对鼠疫普遍易感，正常人对鼠疫没有天然免疫力，而患过鼠疫病愈者可获得持久性免疫力，很少再次感染。

三、临床表现

人类感染鼠疫后潜伏期一般 1～6 天，预防接种者可延长至 12 天，通常会出现"流感样"症状，患者的典型表现为突发高热、寒战、头部疼痛，有时出现中枢性呕吐、呼吸急促、心动过速、血压下降等表现。临床上根据感染途径，将鼠疫主要分为以下几种类型。[1,6]

（一）轻型鼠疫

患者于感染后仅有蚤咬伤的局部淋巴结反应，有不规则的低热，淋巴结偶可化脓，内含鼠疫杆菌，此型多见于已接受预防接种者。

（二）腺鼠疫

腺鼠疫最多见，除具有鼠疫的一般症状外，还以受侵袭部位所属淋巴结肿大为主要特点。

1. 全身中毒症状

患者起病急骤，以畏寒、寒战开始，体温迅速上升至 39～40 ℃，头痛及四肢、背部剧痛，恶心、呕吐，意识模糊，表情惊慌，反应迟钝，言语不清，颜面及结膜充血，步态蹒跚似酒醉状。此时患者极度衰竭，脉搏和呼吸快，肝脾肿大，皮下可有出血或瘀斑，甚至伴有鼻出血、血尿、胃肠出血等，严重患者血压下降，末梢循环衰竭，有嗜睡、昏迷等中枢神经系统症状。

2. 局部淋巴结炎症

因下肢被蚤咬的机会较多，故 70％以上局部淋巴结炎症发生在腹股沟淋巴结，于发病后 2～4 天最明显，局部淋巴结炎引起的疼痛剧烈，淋巴结互相粘连，局部皮肤红热，周围组织发炎、出血，肿大的淋巴结很快化脓、破溃。患者常在 3～5 天内因严重中毒症状、心力衰竭或继发败血症、肺炎而死亡。及时接受治疗者，肿大的淋巴结可迅速消退。患者病情稳定如能超过 1 周，则恢复机会较大。

（三）肺鼠疫

由鼠疫杆菌经飞沫直接侵入肺组织所导致的出血性肺炎，为原发性肺鼠疫。肺鼠疫少数由腺鼠疫发展而来，为继发性肺鼠疫。原发性者多在感染后 2～3 天发病，发热达 39～40 ℃，伴有剧烈胸痛、头痛、厌食、咳嗽、咳痰等症状。痰初为稀薄泡沫状，很快成为鲜红色血痰，内含大量鼠疫杆菌。患者有进行性呼吸困难，颜面及皮肤发绀。临床症状严重，但肺部体征不明显，有时肺部叩诊浊音，听诊可闻及散在湿性啰音及胸膜摩擦音。患者常于发病 3～5 天内死亡，病死率高达 80％～100％。

（四）败血症型鼠疫

败血症型鼠疫有原发性败血症鼠疫，也可由腺鼠疫发展而来。败血症型鼠疫起病迅速，常有高热或体温不升、极度衰竭、神志不清、谵妄或昏迷等中枢神经系统症状，患者呼吸急促，心音微弱，血压下降，伴明显出血倾向，如皮下及黏膜出血、鼻出血、咯血、血尿、胃肠出血等，如不及时接受抢救，常于发病 1～3 天内死亡。

（五）皮肤型鼠疫

患者的蚤咬处出现疼痛的红斑点，这些斑点迅速形成水疱，旋即变为脓性，或混以血液，成为疖或融合成痈。脓疱在破溃的地方形成黄色渗出物，表面覆有一层黑色痂皮，颇似皮肤炭疽。当发生全身性脓疱时，须与天花和水痘区别。另一类出现皮肤紫癜，可导致皮肤坏死，进展至肢体远端坏疽、发黑，此病名为黑死病。

（六）其他罕见型

1. 肠炎型鼠疫

肠炎型鼠疫多因食用未煮熟或被污染的病死动物（旱獭、兔等）而感染，可有频繁腹泻、黏液血便、里急后重感、恶心呕吐、体温增高及类似其他鼠疫的一般症状。

2. 脑膜炎型鼠疫

脑膜炎型鼠疫多数继发于腺鼠疫或其他型鼠疫，少数为原发性，可表现为脑膜刺激征，脑脊液为脓性涂片或培养可检出鼠疫杆菌。

3. 眼型鼠疫

病菌侵入眼中，致结膜充血肿胀、疼痛显著，迅速引起化脓性结膜炎，眼部有大量脓性分泌物。

4. 无症状的咽喉鼠疫

国外有报道，咽喉可带菌，咽喉带菌者无症状，也无淋巴结肿大史，但咽喉部位分泌物培养可呈阳性，此类隐性感染与人体免疫力有关，感染者多数有预防接种史。

四、诊断标准

（一）临床表现[4]

① 突然发病，高热，白细胞数量剧增，在未使用抗菌药物或仅使用青霉素类抗菌药物的情况下，病情迅速恶化，在 48 小时内进入休克或更严重的状态。

② 急性淋巴结炎。淋巴结肿胀、剧烈疼痛并出现强迫体位。

③ 出现重度毒血症、休克综合征，而无明显淋巴结肿胀。

④ 咳嗽、胸痛、咳痰带血或咯血。

⑤ 重症结膜炎并有严重的上下眼睑水肿。

⑥ 血性腹泻并有重症腹痛、高热及休克综合征。

⑦ 皮肤出现剧痛性红色丘疹，之后红色丘疹逐渐隆起，形成血性水疱，周边呈灰黑色，基底坚硬。水疱破溃后创面也呈灰黑色。

⑧ 剧烈头痛、昏睡、颈部强直、谵语妄动、颅内压高、脑脊液浑浊。

（二）接触史

① 患者发病前 10 天内到过动物鼠疫流行区；

② 患者在发病前 10 天内接触过来自鼠疫流行区的疫源动物、动物制品，进入过鼠疫实验室或接触过鼠疫实验用品；

③ 患者发病前 10 天内接触过具有下列实验室检查①和④特征的患者，并发生具有类似表现的疾病。

（三）实验室检查

① 从患者的淋巴结穿刺液、血液、痰液，或咽部、眼分泌物，或尸体脏器、管状骨骺端骨髓标本中分离得到鼠疫杆菌；

② 上述标本中针对鼠疫杆菌 *Caf*1 及 *Pla* 基因的 PCR 扩增阳性，同时各项对照

成立;

③ 对上述标本使用胶体金抗原检测、酶联免疫吸附试验或反相血凝试验中任意一种方法，检出鼠疫杆菌 F1 抗原;

④ 对患者的急性期与恢复期血清使用酶联免疫吸附试验或被动血凝试验检测，针对鼠疫 F1 抗原的抗体滴度呈 4 倍以上增长。

（四）诊断原则

① 符合临床表现①或具有接触史①，同时符合临床表现②至⑧中任意一项临床表现者为发热待查;

② 发现急热待查者具有接触史②或③，或获得实验室检查③阳性结果时，应做出疑似鼠疫诊断;

③ 发现急热待查或疑似鼠疫者符合实验室检查①，或者实验室检查②和③，或者实验室检查④检验结果，应做出确诊鼠疫诊断。

（五）诊断分型

① 按临床表现②诊断的鼠疫病例，为腺鼠疫;
② 按临床表现③诊断的鼠疫病例，为败血症型鼠疫;
③ 按临床表现④诊断的鼠疫病例，为肺鼠疫;
④ 按临床表现⑤诊断的鼠疫病例，为眼型鼠疫;
⑤ 按临床表现⑥诊断的鼠疫病例，为肠炎型鼠疫;
⑥ 按临床表现⑦诊断的鼠疫病例，为皮肤型鼠疫;
⑦ 按临床表现⑧诊断的鼠疫病例，为脑膜炎型鼠疫。

（六）排除鼠疫诊断

① 在疾病发生过程中确诊为其他疾病，可以解释所有的临床表现，且针对鼠疫进行的所有实验室检测结果均为阴性;

② 在疾病发生过程中未确诊为鼠疫，发病 30 天后，针对鼠疫 F1 抗原的抗体检验结果仍为阴性，或达不到滴度升高 4 倍及以上的标准。

（七）鉴别诊断

1. 腺鼠疫

腺鼠疫应与化脓性淋巴结炎、土拉菌病（野兔热）鉴别。化脓性淋巴结炎乃在外伤后引起，且常有淋巴管炎，患者全身症状轻微，该病多由革兰阳性球菌引起。土拉菌病（野兔热）由土拉杆菌引起，啮齿动物、鸟类及吸血昆虫均可感染土拉杆菌，人感染后全身症状轻微、淋巴结肿大、轮廓明显、可移动，皮色正常、无痛，预后良好。

2. 各型鼠疫

各型鼠疫早期须与斑疹伤寒、脑膜炎双球菌败血症、钩端螺旋体病、肾综合征出血热等做鉴别。根据各病的流行病学特点、疾病的特有表现鉴别，必要时做病原学检测。

3. 皮肤型鼠疫

皮肤型鼠疫须与皮肤炭疽鉴别，此病的病变部位不痛但水肿明显，溃疡中心呈炭黑色，分泌物涂片可找到巨大竹节样炭疽杆菌。

4. 肺鼠疫

肺鼠疫须与流行性感冒、大叶性肺炎、支原体肺炎、肺型炭疽鉴别。鉴别主要依靠流行病学资料的细菌学检查。

5. 败血症型鼠疫

败血症型鼠疫须与普通败血症鉴别，此病的病原菌常为链球菌、葡萄球菌、脑膜炎双球菌、流感杆菌等，两者的临床经过及表现不同，血培养亦可获不同的病原菌。

五、治疗措施

（一）应严格隔离消毒

应严格隔离消毒进行灭蚤，工作人员在护理和诊治患者时应穿连衣裤的防护服，应严格消毒隔离服，戴棉纱布口罩，穿长筒胶靴，戴乳胶手套及防护眼镜。

（二）一般治疗及护理

让患者绝对卧床休息，急性期给予流质饮食，供应充分液体或以生理盐水、5％葡萄糖液等静脉滴注，以利毒素排泄，注意保护心肺功能。

（三）抗菌治疗应争取早期足量给药

1. 链霉素

治疗腺鼠疫时每天 2 g，分 4 次肌内注射，至退热 1～2 天后停药。对肺鼠疫患者、败血症型鼠疫患者或治疗较晚者，第 1 天可用 4 g，以后每天 2 g，疗程 10～15 天，或查痰连续 6 次阴性后停药。链霉素可单独用，但为避免用量过大，使大量鼠疫杆菌被杀灭而导致严重中毒，也可与磺胺类或与四环素联合应用以提高疗效。用药后患者体温多数在 24～48 小时内降至正常。

2. 氯霉素

开始每天 2～4 g，小儿 50～75 mg/(kg·d)，分 4 次口服，肌内注射或静脉注射，退热后减量至 30 mg/(kg·d)，疗程 10 天。

3. 四环素

开始每天 4 g，分 4 次口服，退热后减量至 30 mg/(kg·d)，疗程 7～10 天。

4. 庆大霉素

治疗腺鼠疫时每次用 4 万～8 万单位（40～80 mg）溶于 200 mL 5％葡萄糖液中静脉滴注，每 6～8 小时 1 次，疗程 7～10 天。

5. 磺胺嘧啶（SD）或磺胺二甲基嘧啶（SM_2）

成人首剂 4 g，口服或溶于 200 mL 5％葡萄糖液中静脉滴注，轻症者可口服，之后每 4 小时 1～2 g。同时应用等量的碳酸氢钠，用药至体温正常后 3 天。磺胺类药只对腺鼠疫有较好的疗效，治疗其他型鼠疫时应与以上抗菌药物联合应用。

6. 其他药物

头孢曲松、环丙沙星、氨苄西林也是有效的药物，也可选用。除严重患者外，一般不需要联合用药。

（四）抗鼠疫血清

抗鼠疫血清在发病早期大量应用有一定疗效，但不作为首选，对严重患者可与以上抗菌药物合用。开始治疗前两天每天 100～200 mL，第 3 天以后每天 50～100 mL，静脉注射，视病情可连续用药 7～14 天。

（五）局部治疗和对症处理

治疗淋巴结肿大可用 5％～10％鱼石脂酒精或 0.1％雷弗诺尔外敷。化脓未成熟时不宜切开淋巴结，以免造成播散，切开时注意消毒，以防继发感染。治疗结膜炎可用 0.25％氯霉素滴眼，一天数次。皮肤型鼠疫按一般外科处理，创面可贴磺胺软膏；患者有烦躁不安或局部疼痛时，可用镇静止痛剂；对呼吸困难者给予吸氧；对有循环衰竭或心力衰竭者可给予强心剂等。

（六）出院标准

患者体温正常，一般情况良好，并达到以下要求即可出院。

1. 腺鼠疫

患者淋巴结肿大完全吸收，淋巴结穿刺液细菌检查 3 次阴性。

2. 皮肤型鼠疫

患者淋巴结肿大完全消退，皮肤伤口完全愈合，局部细菌检查 3 次阴性。

3. 败血症型鼠疫

患者退热后一般症状好转，血培养 3 次阴性。

4. 肺鼠疫

患者退热后一般症状好转，痰液细菌检查连续 6 次阴性（每 3 天 1 次）。

六、社区防控

鼠疫是自然疫源性疾病，控制鼠疫的根本措施是彻底改变宿主动物的生存环境，限制其生存或控制其数量，以切断流行环节。但是，由于我们对自然生态环境认识的局限，以及我们的能力和财力的限制，目前，大面积改变自然疫源地的可能性较小，因此，往往采用疫情监测、控制传染源、切断传播途径、保护易感人群的综合性措施。在世界范围内鼠疫疫情不断活跃的现实情况下，应当保持高度的警惕性，健全专业队伍，依靠全社会的力量，科学监测，综合治理，长期坚持[5,7,8]。

1. 预防与监测

鼠疫是甲类传染病，国家明确规定各地必须在发现人间病例的 2 小时内上报。同时，在重点疫区设置监测点，长期、密切监测鼠疫自然疫源地的鼠间疫情，开展疫源地病原体、宿主及媒介密度和种类变化的观察。按统一要求调查鼠间疫情动向，及时上报，即将监测线前推，争取防控的主动权。

在平时广泛开展防鼠、灭鼠，防蚤、灭蚤的卫生整顿活动。

加强国际卫生检疫，防止鼠疫从国外传入。

实行"三报三不"制度。鼠疫"三报"是指报告病死鼠、报告疑似鼠疫患者、报告不明原因的高热患者和急死患者。鼠疫"三不"是指不私自捕猎疫源动物、不剥食疫源动物、不私自携带疫源动物及其制品出疫区。

2. 对传染源的措施

疫情发生后，应以最快通信方式向当地卫生主管部门和疾病预防控制中心报告疫情。立即隔离治疗患者，划定疫区范围，对人间鼠疫疫区必须立即封锁，强制灭鼠，达到无鼠无洞的目的。对鼠间鼠疫疫区、自然疫源地进行疫情监测，有条件和必要时，进行预防性灭鼠，降低主要宿主密度。

对患者的治疗必须早期足量用药，主要采用磺胺类、链霉素、氯霉素和氨基糖苷类抗菌药物。此外，一般治疗与护理措施应当包括让患者绝对卧床休息，急性期给予高热量高维生素流质、补液，保护其心肺功能等。

患者入院、出院都应进行卫生处理，更衣、灭蚤，用 1% 来苏或 0.1% 升汞水擦澡。将肺鼠疫病例单独隔离，疑似病例与确诊病例分开隔离。腺鼠疫患者症状消失后一个月，分泌物细菌学检查 3 次（每次间隔 3 天）阴性时解除隔离；肺鼠疫及败血症型鼠疫患者临床症状消失，痰菌检查 6 次（每次间隔 3 天）阴性时解除隔离。

对接触者必须留验 9 天（对曾接受预防接种者，检疫期应延至 12 天），同时给予抗菌药物治疗一周。

3. 切断传播途径

鼠疫主要通过疫蚤叮咬传播，处理人间疫区时，必须首先灭蚤，或对蚤、鼠同时处理。一旦出现肺鼠疫，就应将严格消毒放在首位，对疫源地彻底消毒，对病家应实行从外到里的雨淋样喷雾消毒，连续 2 次，每次喷雾后关闭一昼夜，对死者尸体应消毒并立即火化或深埋。对患者用具或排泄物随时消毒，随后立即灭鼠、灭蚤。近年来鼠疫疫情得以及时控制，与切断传播途径措施得力密切相关。

4. 保护易感人群

按照防治鼠疫的规定，在人间和鼠间现行疫区均应对人群进行免疫。我国目前应用的无毒株活疫苗（EV76 鼠疫冻干活菌苗）免疫力可维持 6～8 个月，一旦出现紧急疫情，必须及时对人群进行接种。阻断流行不能单纯依靠疫苗接种，疫苗接种只能作为后续的补充措施。

医务人员必须在接种菌苗两周后方能进入疫区。工作时必须穿防护服、戴口罩、帽子、手套、眼镜，穿胶鞋及隔离衣。接触患者后可服用下列一种药物预防：四环素每日 2 g，分 4 次服；磺胺嘧啶每日 2 g，分 4 次服；链霉素每日 1 g，分 1～2 次肌注，连续 6 天。

由于我们对此病的形成、传播和流行规律掌握不够，所以我们并未取得完全的主动权，鼠疫发病人数反降为升的可能性依然存在，因此，防控的关键技术研究是重要而迫切的任务。从鼠疫的防治手段来看，在世界范围内均存在许多问题。例如，由于不了解鼠疫杆菌在自然环境中的保存方式，在疫源地控制中不能准确、彻底消除病原菌；在疫情监测中因缺乏完备的监测信息系统，检验方法陈旧、工作复杂、费时，且敏感性不高，不能准确及时预测疫情；已经推广运用的鼠疫疫苗所产生的免疫力维持时间短，保护率不高，不良反应较大，对易感人群的保护作用有限。所以，我国在防治人鼠共患病领域仍然任重道远。

七、参考文献

［1］李兰娟，任红. 传染病学［M］. 9 版. 北京：人民卫生出版社，2018.

［2］李凡，徐志凯. 医学微生物学［M］. 北京：人民卫生出版社，2018.

［3］闫昌福. 山西省 2005—2017 年鼠疫监测网络报告数据质量分析［J］. 中国媒介生物学及控制杂志，2019，30（5）：578－581.

［4］中华人民共和国卫生部.鼠疫诊断标准：WS 279—2008 ［S/OL］.［2020 - 07 - 25］.http：//www. nhc. gov. cn/wjw/s9491/200802/38803. shtml.

［5］中华人民共和国卫生部疾病控制司.鼠疫防治手册 ［S］.北京：中华人民共和国卫生部疾病控制司，2001.

［6］张迈仑，杨大峥.国家法定传染病防治纲要 ［M］.天津：天津出版传媒集团，2012.

［7］World Health Organization. Plague manual：epidemiology，distribution，surveillance and control ［EB/OL］.［2020 - 07 - 25］. https：//www. who. int/csr/resources/publications/plague/WHO_CDS_CSR_EDC_99_2_EN/en/.

［8］杜新安，曹务青.生物恐怖的应对与处置 ［M］.北京：人民军医出版社，2005.

第二节 霍 乱

一、概 述

霍乱是一种烈性肠道传染病，由霍乱弧菌引起，呈世界性流行。其病原体有两个生物型，即古典生物型和埃尔托生物型。大多数霍乱患者体内分离到的霍乱菌属 O1 血清群，其余为非 O1 血清群，非 O1 血清型一般不致病。此外，尚存在能产生霍乱肠毒素（cholera toxin，CT），但不与非 O1 群弧菌（O2-0138）特异血清发生凝集的霍乱菌，被命名为 O139 群。根据菌体抗原因子的不同，O1 群霍乱弧菌可以分为小叶、稻叶及彦岛 3 个血清型，还可进行噬菌体分型用于流行病学调查[1]。

目前，诊断和治疗霍乱的主要依据为原卫生部制定的《霍乱诊断标准》（WS 289—2008)[2]，《霍乱诊断标准及处理原则》（GB 15984—1995）已被废止。

二、流行病学

1. 传染源

霍乱是人类传染病，霍乱患者和带菌者为霍乱的主要传染源，带菌者主要有潜伏期携带者、恢复期携带者、慢性带菌者及健康带菌者[3]。到目前为止，尚无人类以外的传染源存在。

2. 传播途径

霍乱的传播途径比较复杂，有水、食物、生活接触和昆虫媒介（如苍蝇）等，霍乱通过这些途径可单一或交错地传播，由于水与食物最容易被污染，因而其在霍乱的传播过程中作用最为突出。

3. 易感人群

人群对霍乱弧菌普遍易感，人群感染时没有性别、年龄、民族和职业的本质性差别。

三、临床表现

O1 群霍乱与 O139 群霍乱症状相似,只是后者中重型多见,病死率高,呈高度散发,以成人为主。霍乱的潜伏期为 1～3 天,短者 4 小时,长者可达 5～6 天,以 1～2 天最多见。

(一)普通型

普通型病程可分为以下三期。

1. 泻吐期

多数患者于发病时立即出现剧烈腹泻,多无腹痛,也无里急后重感。大便每日可有数次至数十次之多,初为黄色稀便,继为混有肠黏膜上皮的水样便,之后即为特征性的米汤样便。少数出现血性水样便,如血较多可呈柏油样,此种情况以 Eltor 型霍乱较多见。呕吐多于腹泻后出现,常为喷射性和连续性,一般无恶心,呕吐物初为胃内容物,继为水样无色透明物或呈米汤样。

2. 脱水期

患者经过剧烈吐泻,大量液体与电解质丢失,产生脱水现象,终至循环衰竭,电解质紊乱,体温下降。可参考表 2-2-1 各型霍乱的临床表现。

表 2-2-1　各型霍乱的临床表现

临床表现	轻型	中型	重型
脱水(体重下降百分比)	<5%	5%～10%	>10%
精神状态	尚好	呆滞或不安	极度烦躁或静卧不动
音哑	无	轻	失声、音哑难以对话
皮肤	稍干,弹性稍差	干燥无弹性	弹性消失,抓起后不恢复
发绀	无	存在	明显
口唇	稍干	干燥	极度干燥
眼窝,囟门凹陷	稍陷	明显下陷	深陷且闭不紧,眼窝发青
指纹皱缩	不皱	皱瘪	干瘪
腓肠肌痉挛	无	痉挛	明显痉挛
脉搏	正常	细速	弱速或无脉
血压(收缩压)	正常	70～90 mmHg	70 mmHg 以下或测不到
尿量	稍减少	<500 mL/d	极少或无尿
血浆比重	1.025～1.030	1.030～1.040	>1.040

3. 恢复期或反应期

在纠正脱水后,大多数患者症状消失,逐渐恢复正常。少数患者出现发热反应,一般体温升高至 38～39 ℃,持续 1～3 天自行消退,少数可高于 40 ℃。亦有因脱水期肾脏损害严重而出现急性肾衰竭合并尿毒症者,此类患者病死率高。普通型患者如无并发症,均在 4～6 天内恢复。

（二）轻型

轻型患者仅有短期腹泻，无典型的米汤样便，一般无呕吐，无明显的脱水现象，血压、脉搏均正常，尿量可减少。轻型患者常被误诊为肠炎，是重要的传染源。Eltor 型霍乱轻型较多。

（三）暴发型

暴发型霍乱亦称干性霍乱，患者症状非常严重，发病后数小时，不待典型的吐泻出现即可因循环衰竭而死亡，目前甚为少见。

（四）并发症

常见的并发症有酸中毒、尿毒症、低钾综合征、心力衰竭、肺水肿、静脉炎及继发感染（如肺炎）等。

四、诊断标准

（一）流行病学史

① 生活在霍乱流行区、发病前 5 天内到过霍乱流行区或发病前 5 天内有饮用生水或进食海（水）产品或其他不洁食物和饮料等饮食史；

② 与霍乱患者或带菌者有密切接触史或共同暴露史。

（二）临床表现

① 轻型病例。无腹痛、腹泻，可伴有呕吐，常无发热和里急后重表现。少数病例可出现低热（多见于儿童）、腹部隐痛或饱胀感，个别病例有阵发性腹痛。

② 中重型病例。腹泻频繁或剧烈，粪便性状为水样便，伴有呕吐，迅速出现脱水或严重脱水，有循环衰竭及肌肉痉挛（特别是腓肠肌）等休克表现。

③ 中毒型（暴发型）病例。中毒型为一较罕见类型（干性霍乱），中毒型病例在霍乱流行期无泻吐或泻吐较轻，无脱水或仅轻度脱水，但有严重中毒性循环衰竭。

（三）实验室检测

① 从粪便、呕吐物或肛拭子标本经细菌培养分离到 O1 群和（或）O139 群霍乱弧菌；

② 在腹泻患者日常生活用品或家居环境中检出 O1 群和（或）O139 群霍乱弧菌；

③ 粪便、呕吐物或肛拭子标本霍乱毒素基因 PCR 检测阳性；

④ 粪便、呕吐物或肛拭子标本霍乱弧菌快速辅助检测试验阳性。

（四）诊断原则

依据患者的流行病学史、临床表现及实验室检查结果进行综合判断[2]。

（五）诊断

1. 带菌者

无霍乱临床表现，但符合上述实验室检测第①条。

2. 疑似病例

符合下列情况之一者即可诊断：

① 符合上述流行病学史第②条和上述临床表现第①条；

② 符合上述临床表现第①条和上述实验室检测第③条；

③ 符合上述临床表现第①条和上述实验室检测第④条；

④ 符合上述临床表现第③条和上述实验室检测第③条；

⑤ 符合上述临床表现第③条和上述实验室检测第④条；

⑥ 符合上述临床表现第②条者。

3. 临床诊断病例

符合下列情况之一者即可诊断：

① 具备临床表现中的任一项，并同时具备实验室检测第②条；

② 在一起确认的霍乱暴发疫情中，暴露人群中具备临床表现中的任一项。

4. 确诊病例

① 具备临床表现中的任一项，并同时具备实验室检测第①条；

② 在疫源检索中，粪便培养检出 O1 群和（或）O139 群霍乱弧菌前后各 5 天内有腹泻症状者。

（六）鉴别诊断

1. 非 O1 群霍乱

O139 弧菌以外的不凝集菌性腹泻常发生在近海水域居民中，弧菌的生化反应与霍乱相同而凝集反应阴性，患者一般腹泻不严重，此病不引起大流行，可用非 O1 群诊断血清来分型。

2. 产肠毒素大肠埃希菌

产肠毒素大肠埃希菌感染在腹泻患者中占相当数量，此种病菌可产生不耐热及耐热两种肠毒素，前者与 CT 相似（有共同抗原关系），但引起的腹泻一般病程短，根据病原体形态及生化反应可将其与霍乱区别开。

3. 食物中毒

食物中毒的特点是发病与某一种食物有关，同食者常有多人发病。症状有剧烈腹痛，呕吐在腹泻前、非喷射性，常有发热，大便多有臭味。患者细菌培养常为沙门菌、变形杆菌、葡萄球菌或嗜盐菌等。

4. 细菌性痢疾

细菌性痢疾患者有与痢疾患者或带菌者的密切接触史，或有进食不洁饮食史。症状是腹痛重，发热，呕吐、恶心在腹泻之前，大便量少，脓血黏液状，里急后重感明显。

5. 其他

其他须与霍乱鉴别诊断的疾病有急性胃肠炎、婴幼儿中毒性消化不良、有机磷中毒及砷中毒等。

五、治疗措施

（一）一般治疗

严格隔离，患者应卧床休息。剧烈呕吐者应禁食。饮食以流质为主。对患者的吐泻排泄物、食具等均应严格消毒。患者体温低时应注意保温。

（二）补液疗法

常用生理盐水、5% 葡萄糖盐水、复方氯化钠液静脉滴注，输入量及速度应根据患者脱水程度、血压、脉搏、尿量而定。如果条件许可，应做血浆比重，并测定血清钾、钠、氯、非蛋白氮、二氧化碳结合力，以供治疗时参考。

（三）口服补液

临床研究表明，人体患霍乱时肠道对葡萄糖的吸收能力不变，而葡萄糖的吸收又能促进水和钠的吸收。口服补液治疗霍乱是有效的。应用口服补液的优点是对严重患者可减少静脉输入补液量的 80%。此法简单易行，对入院时无休克、呕吐不显著的轻度、中度患者均可采用。

（四）对症治疗

1. 纠正酸中毒

一般对轻度、中度脱水患者按上述比例输入碱性药物后，其酸中毒均可得到纠正。对严重者可根据二氧化碳结合力测定，给予 1.4% 碳酸氢钠或 1/6 mol/L 乳酸钠溶液。

2. 补钾

对低钾综合征患者应补充钾盐。一般对中度、重度脱水患者，在开始输液后 6~8 小时其失水情况基本得到纠正后，可在输液中加入氯化钾，每 24 小时总量 3~6 g，对小儿给予 100~150 mg 缓慢滴入，待其病情好转可改为口服。对无尿者不应补钾，静脉滴入时氯化钾浓度不宜超过 0.3%。有条件时应逐日查血清钾定量，或参考心电图变化决定氯化钾的用量。

3. 纠正休克及心力衰竭

如果经上述补液后，患者血容量确已基本恢复，但血压仍未上升，可酌情应用血管活性药物，并可加用氢化可的松（每天 100~200 mg，静脉滴注），此治疗措施对解除中毒症状、提高血压有一定的帮助。

患者出现心力衰竭及肺水肿时，除暂停输液外，可用毒毛花苷 K 0.25 mg，或用去乙酰毛花苷（西地兰）0.4 mg，加入 25% 葡萄糖液 20 mL 中缓慢静脉注射。

4. 肌肉痉挛及其他

对肌肉痉挛者，可给予 10% 葡萄糖酸钙 10~20 mL 静脉注射；对剧烈呕吐者，可给予阿托品 0.5 mg 皮下注射（肠麻痹及高热者禁用）；对呃逆者，可针刺膈俞及乳根穴；对过高热者，可给予肾上腺皮质激素、物理降温、小剂量解热药等。

（五）抗菌治疗

1. 四环素

成人每天 4 次，每次 500 mg，连服 3 天，对不能口服者应静脉给药。

2. 多西环素

多西环素用于对四环素耐药者，300 mg 一次服用。

3. 喹诺酮类

诺氟沙星 400 mg，氧氟沙星 500 mg，均为每天 2 次，口服。

4. 其他抗菌药

红霉素、氯霉素、呋喃唑酮、复方新诺明等均有治疗意义，但稍逊于四环素，对多黏菌素 B 和庆大霉素具有耐力。O139 弧菌对复方新诺明、链霉素、呋喃唑酮耐药，应注意。

六、社区控制

(一) 控制传染源

患者和带菌者、轻型患者、隐性感染者（可达 60%～75%）和恢复期带菌者是重要传染源。[5-6]

① 建立和健全疫情报告网，以便能够早发现、早诊断、早隔离、早治疗。

② 设置肠道门诊，及时发现和隔离患者，防止交叉感染，杜绝传播。

③ 做好国境卫生检疫和国内交通检疫，特别是在车站、港口、码头、机场、渔港应设立检疫站，凡出入疫区的交通工具及人员都必须接受检疫、消毒与必要的留验。

④ 应立即将患者隔离治疗至其症状消失（大便隔日培养 1 次，连续 3 次阴性）。无粪便培养条件者，须隔离 14 天以上方可出院。

⑤ 对疑似患者，如大便隔日培养 1 次，连续 3 次阴性及血清凝集效价无确诊意义，可以否定诊断。对疫区内接触者，应就地观察，进行大便培养，3 次阴性才能解除隔离。

⑥ 对与患者密切接触者，可用四环素治疗，每日 1 g，连续使用 5 天，以消除感染，预防出现续发患者。

⑦ 对在医学观察期间发现的患者与带菌者，应转隔离病室治疗，并进行终末消毒处理，对其密切接触者再继续留验 5 天。

(二) 切断传播途径

传播途径有水、食物、苍蝇、日常生活接触。水易受排泄物污染，霍乱弧菌在水中存活时间较长，污染的水是主要传播因素。

切断传播途径的措施：做好环境卫生，保护水源；饮水煮沸消毒，做好饮食卫生，严格执行食品卫生监督；粪便消毒处理，消灭苍蝇。对患者的排泄物和被排泄物污染的物品，都应进行彻底的随时消毒和终末消毒。

(三) 提高人群免疫力

人群对于霍乱普遍易感，患病后可获得一定的免疫力，持续时间三年以上，可再感染。

1. 一般接种

对曾发生过疫情的地区及其邻近地区沿交通线的大中城市、港口，应于 5 月间进行一次普遍接种，要求接种人数达到当地总人数的 80% 以上。必要时在 7 月再普遍加强注射一次。

2. 紧急接种

在曾经普遍接种过的地区，有病例发生时，若前次接种已超过 3 个月，应在疫情可能扩大的范围内考虑进行一次加强注射。

在没有进行过预防接种的地区，突然发生病例时，除对患者、疑似患者及接触者隔离检疫，并对可能污染的地区进行消毒外，还应在疫情可能扩大的范围内进行一次普遍接种，要求接种人数达到总人数的 80% 以上。

3. 接种剂量

皮下注射菌苗 2 次，成人首次 0.5 mL，第 2 次 1.0 mL，间隔 7～10 天。6 岁以下儿童用成人量的 1/3，7～12 岁儿童用成人量的 1/2，老年人用成人量的 1/2。

4. 禁忌证

急性传染病患者，严重心、肾、肝脏疾病患者，活动性肺结核患者，对预防注射有过敏史者，妊娠期 4 个月以前和 8 个月以后的孕妇，哺乳期前 6 个月的母亲，均属预防接种的禁忌者。

（四）疫区的划定与处理

发生疫情后，应根据传染源活动的范围划定疫区，一般在农村以一个村或几个村为范围，在城市以一个或几个居民委员会、街道办事处为范围。在疫区内应加强防疫措施，进行封锁与检疫 5 天，若无患者、可疑患者、带菌者被发现，可解除封锁。如发现患者或带菌者，应自最后一个患者或带菌者隔离处理后，重新封锁 5 天。在疫区内应进行彻底消毒，加强卫生宣传和紧急预防注射。

七、参考文献

［1］李凡，徐志凯. 医学微生物学［M］. 北京：人民卫生出版社，2018.

［2］中华人民共和国卫生部. 霍乱诊断标准：WS 289—2008［S/OL］.［2020 - 08 - 16］. http：//www. nhc. gov. cn/wjw/s9491/200801/38812. shtml.

［3］李兰娟，任红. 传染病学［M］. 9 版. 北京：人民卫生出版社，2018.

［4］张迈仑，张大峥. 国家法定传染病防治纲要［M］. 天津：天津出版传媒集团，2012.

［5］World Health Organization. Prevention and control of cholera outbreaks：WHO policy and recommendations［EB/OL］.［2020 - 08 - 16］. https：//www. who. int/cholera/prevention_control/recommendations/en/index3. html.

［6］World Health Organization. Cholera outbreak：assessing the outbreak response and improving preparedness［EB/OL］.［2004 - 04 - 01］. https：//www. who. int/cholera/publications/OutbreakAssessment/en/.

第三章　乙类传染病

第一节　梅　毒

一、概　述

梅毒（syphilis）是由梅毒螺旋体（*Treponema pallidum*）感染引起的一种慢性、系统性的性传播疾病，可引起人体多系统多器官的损害，产生多种临床表现，导致组织破坏、功能失常，甚至危及生命[1]。梅毒是人类独有的疾病，感染梅毒的人的皮损及其分泌物、血液中含有梅毒螺旋体。梅毒呈世界性流行，据 WHO 估计，全球每年约有 1 200 万新发病例，主要集中在南亚、东南亚和次撒哈拉非洲。

目前主要参考指南有 2014 年原国家卫生和计划生育委员会（简称"卫计委"）制定的《梅毒、淋病、生殖器疱疹、生殖道沙眼衣原体感染诊疗指南（2014）》[2]、中华人民共和国卫生行业标准《梅毒诊断》（WS 273—2018）[1]、美国 CDC 2015 年发布的梅毒的治疗与诊断指南[3]、WHO 2016—2017 年发布的梅毒的治疗指南[4,5]及英国 2015 年发布的梅毒管理指南等。

二、流行病学

1. 传染源

显性和隐性梅毒患者是梅毒的传染源。早期梅毒传染性最强，而在 4 年后性传播的传染性大为下降。

2. 传播途径

梅毒的主要传播途径是性传播、母婴传播与血液传播，其他途径包括密切接触传播（接吻、哺乳或接触污染衣物、用具而感染）。性接触是梅毒的主要传播途径，占所有传播途径的 95％以上。患有梅毒的孕妇可通过胎盘传染胎儿，引起胎儿宫内感染，可导致流产、早产、死胎或分娩胎传梅毒儿。一般认为，孕妇梅毒病期越早，导致胎儿感染的机会越大。孕妇即使患有无症状的隐性梅毒也具有传染性。

3. 易感人群

易感人群主要包括母亲患梅毒的胎儿，有不安全性行为史、性伴有感染史或有多性伴史的人群等。

三、临床表现与诊断

梅毒可分为后天获得性梅毒和胎传梅毒（先天梅毒）。

获得性梅毒又分为早期梅毒和晚期梅毒。早期梅毒指感染梅毒螺旋体在 2 年内（美国 CDC 将早期梅毒感染时间定义为 1 年内[3]），包括一期、二期和早期隐性梅毒，一期、二期梅毒也可重叠出现。晚期梅毒的病程在 2 年以上，包括三期梅毒、心血管梅毒、晚期隐性梅毒等。

胎传梅毒又分为早期梅毒（出生后 2 年内发病）和晚期梅毒（出生 2 年后发病）[2]。

神经梅毒在梅毒早期、晚期均可发生。早期神经系统表现有颅神经功能障碍、脑膜炎、卒中、精神状态的急性改变，以及听力、视力异常。晚期神经系统表现（如三期梅毒）出现在感染后 10～30 年内[3]。

（一）一期梅毒

1. 流行病学史

有不安全性行为，有多性伴或性伴有感染史。

2. 临床表现

（1）硬下疳　潜伏期一般 2～4 周。常为单发，也可多发。初为粟粒大小高出皮面的结节，后发展成直径 1～2 cm 的圆形或椭圆形浅在性溃疡。典型的硬下疳界限清楚、边缘略隆起，创面平坦、清洁；触诊浸润明显，呈软骨样硬度；患者无明显疼痛或轻度触痛。硬下疳多见于外生殖器部位。

（2）腹股沟或患部近卫淋巴结肿大　可为单侧或双侧，无痛，相互孤立不粘连，质中，不化脓、破溃，其表面皮肤无红、肿、热。

3. 实验室检查

① 暗视野显微镜检查、镀银染色检查或核酸扩增试验，从硬下疳损害处刮取的渗液或淋巴结穿刺液中可查见梅毒螺旋体，或经核酸扩增试验检测，梅毒螺旋体核酸呈阳性。

② 非梅毒螺旋体血清学试验阳性（非梅毒螺旋体抗原血清学试验是指以梅毒患者的心磷脂、磷脂酰胆碱和胆固醇等作为抗原，检查患者血清中抗心磷脂抗体的方法，虽然此法不是检查梅毒的特异性方法，但对大多数梅毒患者可发生阳性反应，对梅毒的诊断具有一定价值）。如果感染不足 6 周，该试验可能为阴性，应于感染 6 周后复查。

③ 梅毒螺旋体血清学试验阳性（用活的或死的梅毒螺旋体或其成分作为抗原，测定抗螺旋体抗体，其敏感性和特异性均高，一般用作证实试验）。如果感染不足 4 周，该试验亦可能为阴性，应于感染 4 周后复查。

4. 诊断分类

（1）疑似病例　应同时符合临床表现和实验室检查第②项，可有或无流行病学史；或同时符合临床表现和实验室检查第③项，可有或无流行病学史；

（2）确诊病例　应同时符合疑似病例的要求和实验室检查第①项，或同时符合疑似病例的要求且两类梅毒血清学试验均为阳性。

（二）二期梅毒

1. 流行病学史

有不安全性行为，有多性伴或性伴有感染史，或有输血史（供血者为早期梅毒患者）。

2. 临床表现

可有一期梅毒史（常在硬下疳发生后 4～6 周出现），病期 2 年内。① 皮肤黏膜损害：皮损类型多样化，包括斑疹、斑丘疹、丘疹、鳞屑性皮损、毛囊疹及脓疱疹等，皮损分布于躯体和四肢等部位，常泛发对称。掌跖部暗红斑及脱屑性斑丘疹，外阴及肛周的湿丘疹或扁平湿疣为其特征性损害。皮疹一般无瘙痒感。可出现口腔黏膜斑、虫蚀样脱发。二期复发梅毒皮损数目较少，皮损形态奇特，常呈环状、弓形或弧形。② 全身浅表淋巴结可肿大。③ 可出现梅毒性骨关节、眼、内脏及神经系统损害等。

3. 实验室检查

① 暗视野显微镜检查、镀银染色检查或核酸扩增试验，二期梅毒皮损如扁平湿疣、湿丘疹及黏膜斑，从其刮取渗液中可查见梅毒螺旋体，或经核酸扩增试验检测，梅毒螺旋体核酸呈阳性；

② 非梅毒螺旋体血清学试验阳性；

③ 梅毒螺旋体血清学试验阳性。

4. 诊断分类[1]

（1）疑似病例　应同时符合临床表现和实验室检查第②项，可有或无流行病学史；或同时符合临床表现和实验室检查第③项；

（2）确诊病例　应同时符合疑似病例的要求和实验室检查第①项，或同时符合疑似病例的要求且两类梅毒血清学试验均为阳性。

（三）三期梅毒

1. 流行病学史

有不安全性行为，有多性伴或性伴有感染史，或有输血史。

2. 临床表现

（1）晚期良性梅毒　皮肤黏膜损害表现为头面部及四肢伸侧的结节性梅毒疹，大关节附近的近关节结节，皮肤、口腔、舌咽树胶肿，上腭及鼻中隔黏膜树胶肿可导致上腭及鼻中隔穿孔和马鞍鼻。也可发生骨梅毒及其他内脏梅毒，累及骨骼及关节、呼吸道、消化道、肝脾、泌尿生殖系及内分泌腺等。

（2）眼梅毒　少数可发生虹膜睫状体炎、视网膜炎及间质性角膜炎等，可致失明。

（3）神经梅毒　可发生脑膜神经梅毒（出现头痛、呕吐、颈项强直等）、脑膜血管梅毒（出现闭塞性脑血管综合征表现，如偏瘫、失语、癫痫性发作）、脑实质梅毒（出现麻痹性痴呆、脊髓痨等），也可为无症状性神经梅毒，仅有脑脊液异常表现。

（4）心血管梅毒　可发生单纯性主动脉炎、主动脉瓣闭锁不全、主动脉瘤等。

3. 实验室检查

① 非梅毒螺旋体血清学试验阳性，极少数晚期梅毒可呈阴性。

② 梅毒螺旋体血清学试验阳性。

③ 脑脊液检查（主要用于神经梅毒的诊断）：白细胞计数≥$10×10^6$/L，蛋白量＞500 mg/L，且无引起异常的其他原因。脑脊液性病研究实验室（VDRL）试验（或RPR/TRUST试验）或荧光螺旋体抗体吸收（FTA-ABS）试验（或 TPPA/TPHA 试验）阳性。

④ 组织病理检查：有三期梅毒的组织病理变化。

4. 诊断分类

（1）疑似病例　应同时符合临床表现和实验室检查第①项，可有或无流行病学史；或同时符合临床表现和实验室检查第②项。

（2）确诊病例　应同时符合疑似病例的要求和实验室检查第①项，并符合实验室检查第②或第④中的一项。诊断神经梅毒还应同时符合实验室检查第③项。

（四）神经梅毒

1. 流行病学史

有不安全性行为，有多性伴或性伴有感染史，或有输血史。

2. 临床表现

（1）无症状神经梅毒　无明显的神经系统症状和体征。

（2）脑膜神经梅毒　表现为发热、头痛、恶心、呕吐、颈项强直、视盘水肿等。

（3）脑膜血管梅毒　出现闭塞性脑血管综合征的表现，如偏瘫、截瘫、失语、癫痫样发作等。

（4）脑实质梅毒　可出现精神症状，表现为麻痹性痴呆，可出现注意力不集中、情绪变化、妄想，以及智力减退、判断力与记忆力下降、人格改变等；可出现神经系统症状，表现为震颤、言语与书写障碍、共济失调、肌无力、癫痫发作、四肢瘫痪及大小便失禁等。若梅毒螺旋体引起脊髓损伤，即为脊髓痨。背髓痨可引起闪电样痛，感觉异常，触痛觉及温度觉障碍；深感觉减退及消失；位置觉和振动觉障碍等。

3. 实验室检查

① 非梅毒螺旋体血清学试验阳性，极少数晚期患者可阴性；

② 梅毒螺旋体血清学试验阳性；

③ 脑脊液检查：白细胞计数≥$5×10^6$/L，蛋白量＞500 mg/L，且无引起异常的其他原因。脑脊液 FTA-ABS 和（或）VDRL 试验阳性。在没有条件做 FTA-ABS 和VDRL 的情况下，可以用梅毒螺旋体明胶凝集试验（TPPA）、快速血浆反应素环状卡片试验（RPR）或甲苯胺红不加热血清学试验（TRUST）替代。

4. 诊断分类

（1）疑似病例　应同时符合临床表现、实验室检查③中的脑脊液常规检查异常（排除引起异常的其他原因），可有或无流行病学史；

（2）确诊病例　应同时符合疑似病例的要求和实验室检查③中的脑脊液梅毒血清学试验阳性。

（五）隐性梅毒（潜伏梅毒）

1. 流行病学史

有不安全性行为，有多性伴或性伴有感染史。

早期隐性梅毒在近 2 年内有以下情形：① 有明确的不安全性行为史，而 2 年前无不安全性行为史；② 有过符合一期或二期梅毒的临床表现，但当时未得到诊断和治疗；③ 性伴有明确的早期梅毒感染史。晚期隐性梅毒患者感染时间在 2 年以上。将无法判断感染时间者亦视为晚期隐性梅毒。隐性梅毒患者既往可无明确的梅毒诊断或治疗史。

2. 临床表现

无临床症状与体征。

3. 实验室检查

① 非梅毒螺旋体血清学试验阳性，少数晚期隐蔽性梅毒可呈阴性；

② 梅毒螺旋体血清学试验阳性；

③ 脑脊液检查无明显异常。

4. 诊断分类

（1）疑似病例　应同时符合实验室检查中①或②项，既往无梅毒诊断与治疗史，无临床表现；

（2）确诊病例　同时符合疑似病例的要求，且两类梅毒血清学试验均为阳性。如果有条件，可行脑脊液检查以排除无症状神经梅毒。

（六）胎传梅毒

1. 流行病学史

生母为梅毒患者。

2. 临床表现

（1）早期胎传梅毒　2 岁以内发病，类似于获得性二期梅毒。症状为发育不良；皮损常为水疱-大疱、红斑、丘疹、扁平湿疣；口周及肛周形成皲裂，愈后遗留放射状瘢痕；有梅毒性鼻炎及喉炎；有骨髓炎、骨软骨炎及骨膜炎；可有全身淋巴结肿大、肝脾肿大、贫血等。

（2）晚期胎传梅毒　2 岁以后发病，类似于获得性三期梅毒。出现炎症性损害（间质性角膜炎、神经性耳聋、鼻或腭树胶肿、克勒顿关节等）或标志性损害（前额圆凸、马鞍鼻、佩刀胫、锁胸关节骨质肥厚、哈钦森生齿、口腔周围皮肤放射状裂纹等）。

（3）隐性胎传梅毒　胎传梅毒未经治疗，无临床症状，梅毒血清学试验阳性，脑脊液检查正常，年龄＜2 岁者为早期隐性胎传梅毒，＞2 岁者为晚期隐性胎传梅毒。

3. 实验室检查

① 暗视野显微镜检查、镀银染色检查或核酸扩增试验阳性，从早期胎传梅毒患儿的皮肤黏膜损害处或组织标本中可查到梅毒螺旋体，或经核酸扩增试验检测，梅毒螺旋体核酸呈阳性；

② 梅毒血清学试验如下：出生时非梅毒螺旋体血清学试验阳性，滴度大于或等于母亲分娩前滴度的 4 倍，且梅毒螺旋体血清学试验阳性；梅毒螺旋体 IgM 抗体检测为阳性；出生时不能诊断胎传梅毒的儿童，任何一次随访过程中非梅毒螺旋体血清学试验由阴转阳或滴度上升，且梅毒螺旋体血清学试验阳性；在 18 月龄前不能诊断胎传梅毒的儿童，18 月龄后梅毒螺旋体血清学试验仍为阳性。

4. 诊断分类

（1）疑似病例　所有未经有效治疗的患梅毒母亲所生的婴儿，或所发生的死胎、死产、流产病例，证据尚不足以确诊为胎传梅毒者。

（2）确诊病例　同时符合流行病学史和临床表现，且至少符合实验室检查中的一项。

（七）鉴别诊断

梅毒硬下疳应同软下疳（杜克莱嗜血杆菌）、固定性药疹及生殖器疱疹并发局部感染相鉴别。由于梅毒的临床表现复杂多样，因此必须仔细询问梅毒患者的病史，只有经认真体格检查和反复实验室检查方可及早明确诊断。

四、治疗措施

（一）一般原则

① 及早发现，及时正规治疗，愈早治疗效果愈好；② 药物剂量足够，疗程规则，不规则治疗可增多复发及促使晚期损害提前发生；③ 治疗后要经过足够时间的追踪观察；④ 对所有性伴同时进行检查和治疗。

各期梅毒的首选治疗药物均为青霉素 G。根据梅毒的分期和临床表现决定药物的剂型、剂量和疗程[3]。

（二）早期梅毒（包括一期、二期及病程＜2 年的隐性梅毒）

中国 CDC 等专家组的推荐方案[2]：普鲁卡因青霉素 G 80 万单位/天，肌内注射，连续 15 天；或苄星青霉素 240 万单位，分为双侧臀部肌内注射，每周 1 次，共 2 次。替代方案：头孢曲松 0.5～1 g，每天 1 次，肌内注射或静脉给药，连续 10 天。对青霉素过敏者用以下药物：多西环素 100 mg，每天 2 次，连服 15 天；或盐酸四环素 500 mg，每天 4 次，连服 15 天（肝、肾功能不全者禁用）。

美国 CDC 对一期、二期梅毒的推荐方案[3]：成人用苄星青霉素，240 万单位，单次，肌内注射；新生儿及儿童用苄星青霉素，5 万单位/千克体重，最大剂量 240 万单位，单次，肌内注射。对青霉素过敏者可选用如下方案：多西霉素 100 mg，口服，2 次/天，连续 14 天。四环素 500 mg，4 次/天，口服，连续 14 天。头孢曲松 1～2 g，1 次/天，肌内注射或静脉滴注，连续 10～14 天。阿奇霉素 2 g，单次口服，对某些一期梅毒及二期梅毒有效，仅在青霉素或多西霉素治疗无效时可以选用。阿奇霉素方案不能用于男-男性交者、合并 HIV 感染患者和孕妇。

美国 CDC 对早期潜伏梅毒治疗推荐方案：成人用苄星青霉素，240 万单位，单次，肌内注射；新生儿及儿童用苄星青霉素，5 万单位/千克体重，最大剂量 240 万单位，单次，肌内注射。

WHO 建议对此类患者使用苄星青霉素，240 万单位，肌内注射 1 次；或普鲁卡因青霉素 G，120 万单位/天，肌内注射 1 次，连续 10～14 天。对于过敏患者，使用多西环素 100 mg，每天 2 次，连用 14 天；或头孢曲松 1 g，每天 1 次，肌内注射，连续 10～14 天；或阿奇霉素 2 g，每天 1 次，口服。[4]

（三）晚期梅毒（三期皮肤、黏膜、骨梅毒，晚期隐性梅毒或不能确定病期的隐性梅毒）及二期复发梅毒

中国CDC等专家组的推荐方案：普鲁卡因青霉素G，80万单位/天，肌内注射，连续20天为1个疗程，也可考虑给第2个疗程，疗程间停药2周；或苄星青霉素，240万单位，分为双侧臀部肌内注射，每周1次，共3次。对青霉素过敏者用以下药物：多西环素100 mg，每天2次，连服30天；或盐酸四环素500 mg，每天4次，连服30天，肝、肾功能不全者禁用。

美国CDC对晚期潜伏梅毒或分期未明的潜伏梅毒治疗推荐方案：成人用苄星青霉素，240万单位，1次/周，肌内注射，共3次，总剂量720万单位；新生儿及儿童用苄星青霉素，5万单位/千克体重，每次最大剂量240万单位，1次/周，肌内注射，共3次（总量15万单位/千克体重，最大剂量720万单位）。

WHO推荐方案：苄星青霉素，240万单位，肌内注射，每周1次，连续3周；或普鲁卡因青霉素G，120万单位/天，肌内注射，每天1次，连续20天。对于过敏患者，使用多西环素100 mg，每天2次，连用30天。

（四）妊娠期梅毒

中国CDC等专家组推荐在妊娠期新确诊患梅毒的孕妇应按相应梅毒分期治疗。治疗原则与非妊娠患者相同，但禁用四环素、多西环素，治疗后每月做一次定量非梅毒螺旋体血清学试验，观察有无复发及再感染[2]。

美国CDC的推荐方案：根据孕妇梅毒分期采用相应的青霉素方案治疗[3]。

WHO针对早期梅毒、晚期梅毒的妊娠期妇女也针对性推出治疗方案[4]。

（五）其他

针对心血管梅毒、神经梅毒、眼梅毒、早期胎传梅毒（＜2岁）、晚期胎传梅毒（＞2岁）、梅毒患者合并HIV感染的处理，中国疾病预防控制中心及美国CDC均有推荐治疗方案。

五、社区防控

1. 控制传染源

对发现的梅毒患者，必须强迫进行隔离治疗；对已接受规范治疗的患者，应定期追踪随访，观察其血清。追踪患者的性伴侣，凡是和梅毒患者有过性接触者（配偶或性伴）都应接受预防性检查或必要的治疗，治愈前绝对禁止性生活。

2. 切断传播途径

若有可疑梅毒接触史或不安全性接触史，应及时进行梅毒血清学试验，以便及时发现，及时治疗。对可疑患者均应进行预防检查，做梅毒血清试验。对可疑患梅毒的孕妇，应及时给予预防性治疗，以防其传染给胎儿[7]。注意生活细节，内裤、毛巾等个人物品及时单独清洗，煮沸消毒，不与他人同盆而浴。

3. 做好个人防护

杜绝不正当性行为，提倡洁身自爱，积极开展健康教育。提倡进行婚前和孕前检查，加大婚检宣传力度。未婚患者治愈前可酌情考虑暂缓结婚。

六、参考文献

［1］中华人民共和国国家卫生和计划生育委员会．梅毒诊断：WS 273—2018［S/OL］．［2020 - 08 - 16］．http：//www．nhc．gov．cn/wjw/s9491/201803/5103a5425f9e47d29b91de38434b7f74．shtml．

［2］中国疾病预防控制中心性病控制中心，中华医学会皮肤性病学分会性病学组，中国医师协会皮肤科医师分会性病亚专业委员会．梅毒、淋病、生殖器疱疹、生殖道沙眼衣原体感染诊疗指南（2014）［J］．中华皮肤科杂志，2014，47（5）：365 - 372．

［3］Centers for Disease Control and Prevention of United States. Sexually transmitted diseases treatment guidelines，2015［J］. Annals of Emergency Medicine，2015，66（5）：526 - 528.

［4］World Health Organization. WHO guidelines for the treatment of Treponema pallidum（syphilis）［EB/OL］．［2020 - 08 - 16］．https：//www．who．int/reproductive-health/publications/rtis/syphilis-treatment-guidelines/en/.

［5］World Health Organization. WHO guideline on syphilis screening and treatment for pregnant women［EB/OL］．［2020 - 08 - 16］．https：//www．who．int/reproductive-health/publications/rtis/syphilis-ANC-screenandtreat－guidelines/en/.

［6］KINGSTON M，FRENCH P，HIGGINS S，et al. UK national guidelines on the management of syphilis 2015［J］. Int J STD AIDS，2016，27（6）：421 - 446.

［7］李兰娟，任红．传染病学［M］．9版．北京：人民卫生出版社，2018．

第二节 淋 病

一、概 述

淋病（gonorrhea）是一种经典的性传播疾病，由淋病奈瑟菌（淋球菌，*Neisseria gonorrhoeae*，NG）感染所致，主要表现为泌尿生殖系统黏膜的化脓性炎症[1]。男性最常见的表现是尿道炎，而女性则为宫颈炎。局部并发症在男性中主要有附睾炎和前列腺炎，在女性中主要有子宫内膜炎和盆腔炎。咽部、直肠和眼结膜亦可为原发感染部位。淋球菌经血行播散可导致播散性淋球菌感染（DGI），但其在临床上罕见。在细菌性性传播疾病中，淋病为第二常见疾病[2]。淋球菌引起的成年男性尿道炎常能够被及时诊断和治疗。而在成年女性中，淋球菌感染临床症状不典型，多在出现并发症（如盆腔炎）时才能被发现，以致形成输卵管瘢痕，引起不孕或异位妊娠[3]。

目前主要参考指南有2014年原国家卫计委组织制定的《梅毒、淋病、生殖器疱疹、生殖道沙眼衣原体感染诊疗指南（2014）》[1]、中华人民共和国卫生行业标准《淋病诊断》（WS 268—2019）[4]、美国CDC 2015年发布的《性传播疾病治疗指南》[3]、WHO 2016年发布的《WHO指南：淋球菌的治疗》[2]及英国性健康和艾滋病协会2019年发布的淋球菌感染管理指南[5]等。

二、流行病学

1. 传染源

淋病的主要传染源是淋球菌感染者。

2. 传播途径

淋病主要通过性接触传播，可通过不卫生的性交或其他性行为而传染。还可通过间接接触传播，主要是接触病人含淋病双球菌的分泌物或污染的用具。此外，新生儿经过患有淋病母亲的产道时，眼部也可引起淋菌性结膜炎。

3. 易感人群

母亲有淋病史的新生儿，有不安全性行为史或性伴感染史、有多性伴史的人群感染风险较高。

三、临床表现

1. 潜伏期

潜伏期为1～10天，通常为3～5天[4]。

2. 无并发症淋病

（1）男性无并发症淋病 淋菌性尿道炎为男性最常见的表现，约10%的感染者无症状。潜伏期为2～10天，通常为3～5天。患者常有尿痛、尿道刺痒或尿急、尿频。患者尿道分泌物开始为黏液性、量较少，数日后出现大量脓性或脓血性分泌物。尿道口潮红、水肿，严重者可出现包皮龟头炎，表现为龟头、包皮内板红肿，有渗出物或糜烂，包皮水肿，可并发包皮嵌顿；腹股沟淋巴结红肿疼痛。偶见尿道瘘管和窦道。少数患者可出现后尿道炎，尿频明显，会阴部坠胀，夜间有痛性阴茎勃起。有明显症状和体征的患者，即使未经治疗，一般也会在10～14天后症状逐渐减轻，1个月后症状基本消失，但并未痊愈，感染可继续向后尿道或上生殖道扩散，甚至发生并发症。

（2）女性无并发症淋病 约50%女性感染者无明显症状，此病常因病情隐匿而难以确定潜伏期。① 宫颈炎：阴道分泌物增多，呈脓性，子宫颈充血、红肿，子宫颈口有黏液脓性分泌物，可有外阴刺痒和烧灼感。② 尿道炎：尿痛、尿急、尿频或血尿，尿道口充血，有触痛及少量脓性分泌物，或挤压尿道后有脓性分泌物。③ 前庭大腺炎：通常为单侧性，大阴唇部位局限性隆起，红、肿、热、痛。可形成脓肿，触及有波动感，局部疼痛明显，可伴全身症状和发热。④ 肛周炎：肛周潮红、轻度水肿，表面有脓性渗出物，伴瘙痒。

（3）儿童淋病 ① 男性儿童多发生尿道炎和包皮龟头炎，有尿痛和尿道分泌物。检查可见包皮红肿、龟头和尿道口潮红，有尿道脓性分泌物。② 女童表现为外阴阴道炎，有尿痛、尿频、尿急，阴道脓性分泌物。检查可见外阴、阴道、尿道口红肿，阴道及尿道口有脓性分泌物。[1]

3. 有并发症淋病

（1）男性有并发症淋病 ① 附睾炎：通常为单侧。附睾肿大、疼痛明显，同侧腹股沟和下腹部有反射性抽痛。检查可见一侧阴囊肿大，阴囊皮肤水肿、发红、发热，触诊附睾肿大、触痛明显，尿道可见脓性分泌物。② 精囊炎：急性期有发热、尿频、尿急、尿痛，终末血尿，血精，下腹疼痛。直肠指检可触及肿大的精囊并有剧烈的触痛。③ 前列腺炎：急性期有畏寒、发热，尿频、尿急、尿痛或排尿困难，终末血尿或尿道脓性分泌物，会阴部或耻骨上区坠胀不适感，直肠胀满、排便感。直肠检查示前列腺肿大，有触痛。重者可并发急性尿潴留、前列腺脓肿等。④ 系带旁腺（Tyson 腺）或尿道旁腺炎和脓肿：少见（＜1％），系带的一侧或两侧疼痛性肿胀，脓液通过腺管排出。⑤ 尿道球腺（Cowper 腺）炎和脓肿：少见。会阴部跳痛、排便痛、急性尿潴留，直肠指检扪及有触痛的肿块。⑥ 尿道周围蜂窝织炎和脓肿：罕见。脓肿侧疼痛、肿胀，脓肿破裂后形成瘘管。体检可扪及有触痛的波动性肿块，常见于舟状窝和球部。⑦ 尿道狭窄：少见。因尿道周围蜂窝织炎、脓肿或瘘管形成而致尿道狭窄，出现尿路梗阻（排尿无力、困难、淋漓不尽）和尿频、尿潴留等表现。

（2）女性有并发症淋病　淋菌性子宫颈炎上行感染可导致淋菌性盆腔炎，包括子宫内膜炎、输卵管炎、输卵管卵巢囊肿、盆腔腹膜炎、盆腔脓肿及肝周炎等。淋菌性盆腔炎可导致不孕症、异位妊娠、慢性盆腔痛等不良后果。① 盆腔炎：临床表现无特异性，可有全身症状，如畏寒、发热（体温＞38 ℃），食欲缺乏，恶心、呕吐等。有下腹痛，不规则阴道出血，异常阴道分泌物。腹部和盆腔检查可有下腹部压痛、宫颈举痛、附件压痛或触及包块，宫颈口有脓性分泌物。② 肝周炎：表现为上腹部突发性疼痛，深呼吸和咳嗽时疼痛加剧，伴有发热、恶心、呕吐等全身症状。触诊时右上腹有明显压痛，X 线胸透可见右侧有少量胸腔积液。

4. 其他部位淋病

（1）淋菌性眼结膜炎　常为急性化脓性结膜炎，患者于感染后 2～21 天出现症状。新生儿淋菌性眼结膜炎通常为双侧，成人为可单侧或双侧。症状为眼结膜充血、水肿，有较多脓性分泌物；巩膜有片状充血性红斑；角膜混浊，呈雾状，重者可发生角膜溃疡或穿孔。

（2）淋菌性咽炎　见于有口交行为者。90％以上感染者无明显症状，少数患者有咽干、咽部不适、灼热或疼痛感。检查可见咽部黏膜充血、咽后壁有黏液或脓性分泌物。

（3）淋菌性直肠炎　主要见于有肛交行为者，女性直肠炎可由阴道分泌物污染引起。直肠炎通常无明显症状，轻者可有肛门瘙痒和烧灼感，肛门口有黏液性或黏液脓性分泌物，或有少量直肠出血。重者有明显的直肠炎症状，包括直肠疼痛、里急后重、脓血便。检查可见肛管和直肠黏膜充血、水肿、糜烂。

5. 播散性淋病

播散性淋病临床罕见。

（1）成人播散性淋病　患者常有发热、寒战、全身不适。最常见的是关节炎-皮炎综合征，患者肢端部位有出血性或脓疱性皮疹，手指、腕和踝部小关节常受累，出现关节痛、腱鞘炎或化脓性关节炎。少数患者可发生淋菌性脑膜炎、心内膜炎、心包炎、心肌炎等。

（2）新生儿播散性淋病　少见，患者可发生淋菌性败血症、关节炎、脑膜炎等。

四、诊断标准

（一）实验室检查

1. 显微镜检查[1,4]

对临床疑似患者取分泌物，涂片，做革兰染色镜检，可见典型的多形核白细胞内革兰阴性双球菌。有明显尿道症状的男性淋菌性尿道炎尿道分泌物标本镜检阳性有确诊价值。不推荐将此法用于咽部、直肠和女性宫颈感染的诊断。

2. 淋球菌培养[1,4]

淋球菌培养为淋病的确诊试验。适用于男性、女性及所有临床标本的淋球菌检查；取尿道、宫颈分泌物或其他临床标本做淋球菌培养，可从临床标本中分离到形态典型、氧化酶试验阳性的菌落。取菌落做涂片检查，可见革兰阴性双球菌，糖发酵试验分解葡萄糖，不分解其他糖。

3. 核酸检测（NAATs）[1,4]

用 PCR 等技术检测，各类临床标本中淋球菌核酸阳性。核酸检测应在通过相关机构认定的实验室开展。

美国食品药品管理局（FDA）批准应用培养法和 NAATs 诊断淋球菌感染[3]。NAATs 可用于检测宫颈拭子、阴道拭子、尿道拭子（男性）和尿液标本（女性与男性）等。FDA 尚未批准应用 NAATs 检测直肠、咽部与结膜标本，但临床实验室改进修正案（CLIA）认证的实验室可以应用 NAATs 检测直肠、咽部与结膜标本。通常NAATs 检测生殖道和非生殖道淋球菌的灵敏度优于培养法。如果怀疑或证明治疗失败，需要同时进行细菌培养和药敏试验。

（二）诊断

应根据流行病学史、临床表现和实验室检查结果进行综合分析，慎重做出诊断[4]。

1. 流行病学史

有不安全性行为史，或有性伴感染史，或有多性伴；新生儿患者的母亲有淋病史。

2. 疑似病例

男性淋菌性尿道炎病例符合流行病学史及临床表现中任何一项；其他病例符合流行病学史、临床表现中任何一项且涂片革兰染色镜检为阳性。

3. 确诊病例

男性淋菌性尿道炎病例符合流行病学史及临床表现中任何一项，且实验室检查任何一项为阳性；其他病例符合流行病学史、临床表现中任何一项，同时淋球菌培养或核酸检测阳性。

（三）鉴别诊断

1. 生殖道沙眼衣原体感染

潜伏期长，平均 1～3 周，症状较轻微或无症状。主要表现为尿道刺痛或痒感，部分伴有轻重不等的尿频、尿急、尿痛。尿道口或宫颈充血、水肿，可有少量稀薄浆液性或浆液脓性分泌物。沙眼衣原体检查阳性。

2. 其他

（1）非特异性尿道炎　非特异性尿道炎为与性病无关的细菌性尿道炎，如继发于包茎的尿路感染，或继发于尿道导管插入术和其他尿道器械操作引起的损伤后感染。分泌物镜检通常为革兰阳性球菌。

（2）念珠菌性阴道炎 常见症状有外阴、阴道瘙痒，白带增多，呈白色凝乳样或豆腐渣样，可有异味，大小阴唇潮红、肿胀，阴道黏膜充血、水肿，有乳白色薄膜黏附，除去薄膜可见轻度糜烂。白膜镜检可见大量卵形孢子及假菌丝。

（3）滴虫性阴道炎 常见症状有外阴瘙痒，有大量黄白色或黄绿色分泌物，分泌物呈泡沫状，有腥臭味，阴道黏膜及宫颈明显充血并有斑点状出血，宫颈可呈特征性草莓状外观，分泌物镜检可见毛滴虫。

（4）细菌性阴道病 常见症状有白带增多，白带呈灰白色或灰绿色，均匀一致如面糊状黏附于阴道壁，有鱼腥样恶臭，pH 增高，胺试验阳性，涂片可见乳酸杆菌减少，革兰阴性菌增多，有大量椭圆形短杆状加特纳菌，可查见线索细胞。

五、治疗措施

（一）一般原则

我国发布的诊疗指南提出，应遵循及时、足量、规则用药的原则[1]；根据不同的病情采用不同的治疗方案；治疗后应进行随访；对患者性伴应同时进行检查和治疗。告知患者在其本人和性伴完成治疗前禁止性行为。注意多重病原体感染，一般应同时用抗沙眼衣原体的药物或常规检测有无沙眼衣原体感染，也应做梅毒血清学检测及 HIV 咨询与检测。

WHO、美国 CDC 及英国性健康和艾滋病协会发布的指南中均提出在治疗时应将细菌耐药情况考虑在内[2,3,5]。基于其他微生物对抗菌药物耐药性增加，这些指南为应用两种不同机制的抗菌药物（如头孢菌素＋阿奇霉素）治疗淋病提供了理论基础，以提高疗效和减缓头孢菌素耐药性的出现和发展。由于耐喹诺酮淋球菌（QRNG）的出现，不推荐应用喹诺酮类治疗淋病和相关感染[1]。

（二）青少年和成人淋球菌感染

1. 单纯性子宫颈、尿道和直肠淋球菌感染

推荐方案：头孢曲松钠 250 mg 单次肌内注射加阿奇霉素 1 g 单次口服。两种药物须在同一天应用。替代方案：无法应用头孢曲松钠时，可选择头孢克肟 400 mg 加阿奇霉素 1 g，单次口服。以上两种方案为 WHO[2] 和美国 CDC[3] 推荐的二联疗法。

WHO 在治疗指南中提出，基于耐药性监测数据，可以考虑使用如下单药治疗：① 头孢曲松钠 250 mg 单次肌内注射；② 头孢克肟 400 mg 单次口服；③ 大观霉素 2 g 单次肌内注射。美国 CDC 在治疗指南中提出，大观霉素在患者不能耐受头孢菌素时治疗有效，是治疗泌尿生殖道和肛门直肠淋球菌感染的一种有效方法。但大观霉素价格昂贵，并且对咽部淋球菌感染疗效差。阿奇霉素 2 g 口服对单纯性淋球菌感染治愈率达 99.2%，但能导致淋球菌对大环内酯类抗生素耐药，故不推荐应用。此外，在英国发布的治疗指南中，基于英国监测数据，头孢曲松钠单次用量增至 1 g，而且不再在二联疗法中推荐使用 1 g 剂量的阿奇霉素[5]。并且在已知细菌对抗生素敏感的情况下，推荐优先考虑使用环丙沙星作为一线治疗药物。

单纯性泌尿生殖道和肛门直肠淋球菌感染按以上推荐方案或替代方案治疗后，无须

常规评价治疗效果，但对治疗后仍持续有症状者应予培养法评价疗效，对从治疗失败患者体内分离的菌株应做药敏试验[3]。

2. 单纯咽部淋球菌感染

WHO 和美国 CDC 推荐方案：头孢曲松钠 250 mg 单次肌内注射加阿奇霉素 1 g 单次口服。此外，WHO 还推荐了头孢克肟 400 mg 加阿奇霉素 1 g 单次口服的二联疗法，以及头孢曲松钠 250 mg 单次肌内注射的单联疗法。对治疗失败的单联疗法患者，应考虑使用二联疗法[2-3]。

单纯子宫颈、尿道、直肠和咽部淋球菌感染主要需要注意的其他问题有：过敏、不能耐受和不良反应，妊娠、HIV 感染、疑似头孢菌素治疗失败等问题，美国 CDC、WHO 及英国均发布了相关应对方案。

3. 淋菌性眼结膜炎

中国的治疗指南推荐的方案为：成人使用头孢曲松钠 1 g，单次肌内注射；或大观霉素 2 g，每天 1 次，肌内注射，共 3 天。应同时应用生理盐水冲洗眼部，每小时 1 次[1]。

美国 CDC 的推荐方案为：头孢曲松钠 1 g 单次肌内注射加阿奇霉素 1 g 单次口服。可考虑用 0.9%氯化钠溶液冲洗感染眼球 1 次[3]。英国的推荐方案为头孢曲松钠 1g 单次肌内注射。

4. 播散性淋病（成人及青少年）

中国的治疗指南推荐住院治疗。须检查有无心内膜炎或脑膜炎。如果不能排除衣原体感染，应加用抗沙眼衣原体感染药物。推荐方案：头孢曲松钠 1 g，每天 1 次，肌内注射或静脉滴注，连续使用超过 10 天。替代方案：大观霉素 2 g，肌内注射，每天 2 次，连续使用超过 10 天。淋菌性关节炎者，除髋关节外，不宜施行开放性引流，但可以反复抽吸，禁止关节腔内注射抗生素。淋菌性脑膜炎经上述治疗的疗程约 2 周，心内膜炎疗程至少为 4 周。

美国治疗指南推荐方案如下：① 关节炎皮炎综合征的治疗方案：头孢曲松钠 1 g，肌内注射或静脉注射，1 次/24 小时加阿奇霉素 1 g 单次顿服。替代方案：头孢噻肟或头孢唑肟 1 g，静脉注射，1 次/8 小时加阿奇霉素 1 g 单次顿服。上述治疗持续到症状改善后 24～48 小时，再根据药敏试验结果选择药物口服，继续治疗至少 7 天。② 心内膜炎及脑膜炎的治疗方案：头孢曲松钠 1～2 g，静脉注射，1 次/（12～24 小时）加阿奇霉素 1 g 单次顿服。治疗脑膜炎的疗程为 10～14 天；治疗心内膜炎的疗程至少为 4 周[3]。

5. 淋菌性附睾炎、前列腺炎、精囊炎

中国推荐方案：头孢曲松钠 250 mg，每天 1 次，肌内注射，共 10 天；或大观霉素 2 g，每天 1 次，肌内注射，共 10 天。如果不能排除衣原体感染，可加用抗沙眼衣原体感染药物。替代方案：头孢噻肟 1 g，每天 1 次，肌内注射，共 10 天。如果不能排除衣原体感染，加用抗沙眼衣原体感染药物[1]。

6. 淋菌性盆腔炎

门诊治疗方案：头孢曲松钠 250 mg，每日 1 次，肌内注射，共 10 天；加口服多西环素 100 mg，每天 2 次，共 14 天；加口服甲硝唑 400 mg，每天 2 次，共 14 天。

住院治疗推荐方案 A：头孢替坦 2 g，静脉滴注，每 12 小时 1 次；或头孢西丁 2 g，静脉滴注，每 6 小时 1 次，加多西环素 100 mg，静脉滴注或口服，每 12 小时 1 次。须注意：如果患者能够耐受，尽可能口服多西环素。在患者情况允许的情况下，头孢替坦或头孢西丁的治疗不应短于 1 周。对治疗 72 小时内临床症状改善者，在治疗 1 周时酌情考虑停止肠道外治疗，并继以口服多西环素 100 mg，每天 2 次，加口服甲硝唑 500 mg，每天 2 次，总疗程 14 天。

住院治疗推荐方案 B：克林霉素 900 mg，静脉滴注，每 8 小时 1 次，加庆大霉素负荷量（2 mg/kg），静脉滴注或肌内注射，随后给予维持量（1.5 mg/kg），每 8 小时 1 次，也可每天给药 1 次。须注意：患者临床症状改善后 24 小时可停止肠道外治疗，继以口服多西环素 100 mg，每天 2 次；或克林霉素 450 mg，每天 4 次，连续 14 天为 1 个疗程。多西环素静脉给药疼痛明显，与口服途径相比没有任何优越性；孕期或哺乳期妇女禁用四环素、多西环素。妊娠前 3 个月内应避免使用甲硝唑[1]。

（三）新生儿和儿童淋球菌感染

针对新生儿淋球菌眼炎、儿童淋球菌感染、新生儿播散性淋病，中国[1]、美国 CDC[3] 及 WHO[2] 均推出了相应治疗方案。

六、社区防控

1. 控制传染源

患淋病后须及时到正规医院进行规范治疗，并定期复查。

2. 切断传播途径

患病后要注意个人卫生与隔离，治愈前应避免性生活，不与家人同床睡觉、同浴室洗浴。若有可疑接触史或不安全性接触史，应及时进行淋病筛查试验，以便及时发现，及时治疗。对可疑患者均应进行预防检查。对可疑患淋病的孕妇，应及时给予预防性治疗，以防其感染胎儿。未婚患者治愈前可酌情考虑暂缓结婚。开展对特定高危人群的干预措施，包括性工作者、男男性行为者、性病患者及其伴侣等[6]。

3. 做好个人防护

杜绝不正当性行为，提倡洁身自爱。加强性传播疾病的宣传教育，提倡安全性行为，包括使用安全套。加强性伴侣告知及治疗。追踪患者的性伴侣，成年淋病患者就诊时，应要求其性伴同时进行检查并接受治疗，治愈前绝对禁止性生活。在症状发作期间或确诊前 2 个月内与患者有过性接触的所有性伴，都应做淋球菌感染的检查并接受治疗。如果患者最近一次性接触是在症状发作前或诊断前 2 个月之内，则对其最近一个性伴应予治疗。对感染淋球菌新生儿的母亲及其性伴应根据有关要求做出诊断，并按成人淋病治疗的推荐方案来治疗。对淋菌性盆腔炎患者出现症状前 2 个月内与其有性接触的男性性伴应进行检查并予以治疗，即便其男性性伴没有任何症状，亦应如此处理。

加强对新生儿眼炎的预防。美国 CDC 对新生儿眼炎预防的推荐方案：红霉素（0.5%）眼药膏，外用 1 次。无论是阴道分娩还是剖宫产，均应在新生儿出生后立刻应用红霉素（0.5%）眼药膏，理论上一人一管，以防止交叉感染。美国已不再生产硝酸银与四环素眼药膏。如果无法应用红霉素软膏，对于高危新生儿可用头孢曲松钠 25～50 mg/kg，肌内注射或静脉注射，单剂量不超过 125 mg。对感染淋球菌母亲分娩婴儿的预防性治疗推荐方案：头孢曲松钠 25～50 mg/kg，单次静脉注射或肌内注射不超过 125 mg。WHO 对新生儿眼炎预防的推荐方案：红霉素（0.5%）眼药膏、四环素（1%）眼药膏、硝酸银（1%）溶液、氯霉素（1%）眼药膏。

七、参考文献

［1］中国疾病预防控制中心性病控制中心，中华医学会皮肤性病学分会性病学组，中国医师协会皮肤科医师分会性病亚专业委员会. 梅毒、淋病、生殖器疱疹、生殖道沙眼衣原体感染诊疗指南（2014）［J］. 中华皮肤科杂志，2014，47（5）：365 - 372.

［2］World Health Organization. WHO guidelines for the treatment of Neisseria gonorrhoeae［EB/OL］.［2020 - 09 - 01］. https://www. who. int/selection_medicines/committees/expert/21/applications/s6_gonorrhoea_syst_rev. pdf.

［3］WORKOWSKI K A，BOLAN G A. Sexually Transmitted Diseases Treatment Guidelines，2015［J］. MMWR Recomm Rep，2015，64（RR-03）：27 - 32.

［4］中华人民共和国国家卫生健康委员会. 淋病诊断：WS 268—2019［S/OL］.［2020 - 08 - 18］. http://www. nhc. gov. cn/wjw/s9491/201905/fe4ce158341c45efaf3210f2d0dba234. shtml.

［5］FIFER H，SAUNDERS J，SONI S，et al. British Association for Sexual Health and HIV national guideline for the management of infection with Neisseria gonorrhoeae（2019）［EB/OL］.［2020 - 09 - 01］. https://www. bashhguidelines. org/media/1208/gc-2019. pdf.

［6］UNEMO M，LAHRA M M，COLE M，et al. World Health Organization Global Gonococcal Antimicrobial Surveillance Program（WHO GASP）：review of new data and evidence to inform international collaborative actions and research efforts［J］. Sex Health，2019，16（5）：412 - 425.

第三节　细菌性痢疾

一、概　述

细菌性痢疾（bacillary dysentery）是由志贺菌属引起的急性肠道传染病，简称"菌痢"。临床特征是腹痛、腹泻、里急后重及黏液脓血样便，伴有发热、全身毒血症状，重者并发中毒性休克和（或）中毒性脑病。志贺菌属分为 4 群：志贺痢疾杆菌（Shigella）（A 群）、福氏痢疾杆菌（Flexneri）（B 群）、鲍氏痢疾杆菌（Boydii）（C 群）和宋内痢疾杆菌（Sonnei）（D 群）[1]。菌痢主要发生在发展中国家，尤其是医疗条件差且水源不安全的地区。全球每年志贺菌感染人次估计为 1.67 亿，其中绝大部分在发展中国家。2015 年数据表明，志贺菌感染是全世界腹泻死亡的第二大原因，是 5 岁以下儿童腹泻死亡的第三大原因。我国目前菌痢的发病率仍显著高于发达国家，各地菌痢发生率差异不大，终年散发，有明显的季节性。本病夏秋季发病率高，可能和夏秋季降雨量多、苍蝇密度高及进食生冷瓜果食品的机会多有关[2]。

目前主要参考指南有 2008 年原卫生部组织制定的《细菌性和阿米巴性痢疾诊断标准》（WS 287—2008）[3]、WHO 2005 年发布的细菌性痢疾防控指南[4]及英国发布的痢疾诊疗操作指南[5]等。

二、流行病学

1. 传染源

传染源包括患者和带菌者。轻症非典型菌痢患者与慢性隐匿型菌痢患者为重要传染源。

2. 传播途径

细菌性痢疾主要通过粪-口途径传播。痢疾杆菌随患者或带菌者的粪便排出，通过污染手、食品、水源，或生活接触，或经苍蝇、蟑螂等间接方式传播，最终均经口入消化道使易感者感染。

3. 易感人群

人群对痢疾杆菌普遍易感，学龄前儿童患病多，与其不良卫生习惯有关；成人患病与其抵抗力降低、接触感染机会多有关，加之其患同型菌痢后无巩固免疫力，不同菌群间及不同血清型痢疾杆菌之间无交叉免疫，故造成重复感染或再感染而反复多次发病。

三、临床表现

1. 潜伏期

潜伏期为数小时至 7 天，一般为 1～4 天[2]。

2. 急性菌痢

根据毒血症及肠道症状轻重，可以分为 4 型[2]：

（1）普通型（典型）　起病急，有畏寒、发热，体温可达 39 ℃以上，伴头痛、乏力、食欲减退，并出现腹痛、腹泻，多先为稀水样便，1～2 天后转为黏液脓血便，每天排便 10 余次至数十次，便量少，有时为脓血便，此时里急后重明显。常伴肠鸣音亢进，左下腹压痛。自然病程为 1～2 周，多数可自行恢复，少数转为慢性。

（2）轻型（非典型）　全身毒血症状轻微，可无发热或仅低热。表现为急性腹泻，每天排便 10 次以内，稀便有黏液但无脓血。有轻微腹痛及左下腹压痛，里急后重较轻或缺如。1 周左右可自愈，少数转为慢性。

（3）重型　多见于老年、体弱、营养不良患者，急起发热，每天腹泻 30 次以上，为稀水脓血便，偶尔排出片状假膜，甚至大便失禁，腹痛、里急后重明显。后期可出现严重腹胀及中毒性肠麻痹，常伴呕吐，严重失水可引起外周循环衰竭。部分以中毒性休克为突出表现者，则体温不升，常有酸中毒和水、电解质平衡失调，少数患者可出现心、肾功能不全。

（4）中毒性菌痢　以 2～7 岁儿童为多见，成人偶有发生。起病急骤，突起畏寒、高热，病势凶险，全身中毒症状严重，可有嗜睡、昏迷及抽搐，迅速发生循环和呼吸衰竭。临床以严重毒血症状、休克和（或）中毒性脑病为主，而局部肠道症状很轻或缺如。开始时可无腹痛及腹泻症状，但发病 24 小时内可出现痢疾样粪便。中毒性菌痢按临床表现可分为以下三型：

① 休克型（周围循环衰竭型）：较为常见，以感染性休克为主要表现。

② 脑型（呼吸衰竭型）：以中枢神经系统症状为主要临床表现。

③ 混合型：此型兼有上两型的表现，病情最为凶险，病死率很高（90%以上）。该型实质上包括循环系统、呼吸系统及中枢神经系统等多脏器功能损害与衰竭。

3. 慢性菌痢

菌痢反复发作或迁延不愈达2个月以上者，即为慢性菌痢。慢性菌痢根据临床表现可以分为以下三型：

（1）慢性迁延型　急性菌痢发作后，迁延不愈，时轻时重。长期腹泻可导致营养不良、贫血、乏力等。

（2）急性发作型　有慢性菌痢史，间隔一段时间又出现急性菌痢的表现，但发热等全身毒血症状不明显。

（3）慢性隐匿型　有急性菌痢史，无明显临床症状，但粪便培养可检出志贺菌，结肠镜检可发现黏膜炎症或溃疡等病变。

四、诊断标准

通常根据流行病学史、症状体征及实验室检查进行综合诊断，确诊依赖于病原学检查[2-3]。

（一）流行病学史

患者有不洁饮食和（或）菌痢患者接触史。

（二）实验室检测

1. 粪便常规检测

白细胞或脓细胞≥15/PHF（400倍），可见红细胞、吞噬细胞。

2. 病原学检查

粪便培养志贺菌阳性。

（三）诊断

1. 疑似病例

腹泻，有脓血便、黏液便、水样便或稀便，伴有里急后重感，尚未确定由其他原因引起的腹泻者。

2. 临床诊断病例

有流行病学史、菌痢任一症状且粪便常规检查符合诊断条件，并排除由其他原因引起的腹泻。

3. 确诊病例

符合临床诊断病例条件，且病原学检查阳性者。

（四）鉴别诊断

菌痢应与多种腹泻性疾病相鉴别。中毒性菌痢则应与夏秋季急性中枢神经系统感染或其他病因所致的感染性休克相鉴别[2-3]。

1. 急性菌痢的鉴别诊断

急性菌痢须与急性阿米巴性痢疾、其他细菌性肠道感染、细菌性胃肠型食物中毒、急性肠套叠及急性坏死性出血性小肠炎等相鉴别。

2. 中毒性菌痢的鉴别诊断

（1）休克型　其他细菌亦可引起感染性休克，故须与本型鉴别。血及粪便培养可检出不同致病菌，有助于鉴别。

（2）脑型　流行性乙型脑炎（简称"乙脑"）多发于夏秋季，且有高热、惊厥、昏迷等症状。乙脑起病后进展相对较缓，循环衰竭少见，意识障碍及脑膜刺激征明显，脑脊液可有蛋白及白细胞增高，乙脑病毒特异性 IgM 阳性可资鉴别。

3. 慢性菌痢的鉴别诊断

慢性菌痢须与直肠癌、结肠癌、慢性血吸虫病及非特异性溃疡性结肠炎等疾病相鉴别，确诊依赖于特异性病原学检查、病理检查和结肠镜检。

五、治疗措施

（一）急性菌痢

1. 一般治疗

消化道隔离至临床症状消失，粪便培养连续 2 次阴性。毒血症状重者必须卧床休息。饮食以流食为主，忌食生冷、油腻及刺激性食物。

2. 抗菌治疗

轻型菌痢患者可不用抗菌药物，严重病例则须应用抗生素。近年来志贺菌对抗生素的耐药性逐年增长，因此，应根据当地流行菌株药敏试验或粪便培养结果进行选择。抗生素治疗疗程一般为 3～5 天。常用药物包括以下几种：

（1）喹诺酮类药物　抗菌谱广，口服吸收好，不良反应小，耐药菌株相对较少，可作为首选药物。首选环丙沙星，其他喹诺酮类也可酌情选用，不能口服者也可静脉滴注。儿童、孕妇及哺乳期妇女如非必要不宜使用。

（2）其他 WHO 推荐的二线用药　头孢曲松和匹美西林（pivmecillinam）可应用于任何年龄组，同时对多重耐药菌株有效。阿奇霉素也可用于成人治疗。

（3）小檗碱（黄连素）　因其有减少肠道分泌的作用，故在使用抗生素时可同时使用，每次 0.1～0.3 g，每天 3 次，7 天为一疗程。

WHO 指南中对成人和儿童的抗菌治疗有如下建议[4]（表 2-3-1）。最新的文献研究表明该治疗方案有效且暂时无须改变[6]。

表 2-3-1　WHO 指南对成人和儿童抗菌治疗的建议

	儿童	成人	疗程
一线药物			
环丙沙星	15 mg/kg	500 mg	口服，每天 2 次，持续 3 天
二线药物			
匹美西林	20 mg/kg	100 mg	口服，每天 4 次，持续 5 天
头孢曲松	50～100 mg/kg	50～100 mg/kg	每天 1 次，2～5 天
阿奇霉素	6～20 mg/kg	1～1.5 g	口服，每天 1 次，持续 1～5 天

3. 对症治疗

只要有水和电解质丢失，均应口服补液盐（ORS），只有对严重脱水者，才可考虑先静脉补液，然后尽快改为口服补液。治疗高热可以物理降温为主，必要时适当使用退热药；对毒血症状严重者，可给予小剂量肾上腺糖皮质激素；对腹痛剧烈者，可用颠茄片或阿托品。

（二）中毒性菌痢

应采取综合急救措施，力争早期治疗。

1. 对症治疗

（1）降温止惊　对高热者应给予物理降温，必要时给予退热药；对高热伴烦躁、惊厥者，可采用亚冬眠疗法。

（2）休克型　① 迅速扩充血容量，纠正酸中毒：快速给予葡萄糖盐水、5％碳酸氢钠及低分子右旋糖酐等液体，补液量及成分视患者脱水情况而定，患者休克好转后则继续以静脉输液维持；② 改善微循环障碍：可予山莨菪碱（654-2）、酚妥拉明、多巴胺等药物，以改善重要脏器血流灌注；③ 保护重要脏器功能：主要是保护心、脑、肾等重要脏器的功能；④ 其他：可使用肾上腺皮质激素，对有早期弥漫性血管内凝血（disseminated intravascular coagulation，DIC）表现者可给予肝素抗凝等治疗。

（3）脑型　可给予20％甘露醇，每次1～2 g/kg快速静脉滴注，每4～6小时注射一次，以减轻脑水肿。应用血管活性药物以改善脑部微循环，同时给予肾上腺皮质激素，以改善病情。防治呼吸衰竭须保持患者呼吸道通畅、吸氧，如果患者出现呼吸衰竭，可使用洛贝林等药物，必要时可使用呼吸机。

2. 抗菌治疗

药物选择基本与治疗急性菌痢时相同，但应先采用静脉给药，可采用环丙沙星、左旋氧氟沙星等喹诺酮类或第三代头孢菌素类抗生素。待患者病情好转后改为口服，剂量和疗程同急性菌痢。

（三）慢性菌痢

由于慢性菌痢病因复杂，可采用全身治疗与局部治疗相结合的原则。

1. 一般治疗

注意生活规律，进食易消化、吸收的食物，忌食生冷、油腻及刺激性食物，积极治疗可能并存的慢性消化道疾病或肠道寄生虫病。

2. 病原治疗

根据病原菌药敏试验结果选用有效抗菌药物，通常联用2种不同类型药物，疗程须适当延长，必要时可给予多个疗程治疗。也可药物保留灌肠，选用0.3％小檗碱液、5％大蒜素液或2％磺胺嘧啶银悬液等灌肠液1种，每次100～200 mL，每晚1次，10～14天为一疗程，灌肠液中添加小剂量肾上腺皮质激素可提高疗效。抗菌药物使用后，对菌群失调引起的慢性腹泻可给予微生态制剂治疗。

3. 对症治疗

对有肠道功能紊乱者可采用镇静或解痉药物。

六、社区防控

采取以切断传播途径为主的综合预防措施，同时做好传染源的管理[2,4]。

1. 管理传染源

对急性、慢性患者和带菌者应隔离或定期进行访视管理，并给予彻底治疗，直至其粪便培养阴性。

2. 切断传播途径

养成良好的卫生习惯，特别注意饮食和饮水卫生。

3. 保护易感人群

根据 WHO 报告，目前尚无获准生产的可有效预防志贺菌感染的疫苗。我国主要采用口服活菌苗，如 F2a 型依链株。活菌苗对同型志贺菌保护率约为 80%，而对其他型别菌痢的流行可能无保护作用。

WHO 建议从进行健康教育、手卫生、保证安全饮用水、废物安全处理、保证食品安全、提倡母乳喂养、积极灭蝇等方面进行预防[4]。

七、参考文献

［1］丁樱，闫永彬，韩姗姗，等．中医儿科临床诊疗指南·细菌性痢疾（制订）［J］．中医儿科杂志，2017，13（4）：1－6.

［2］李兰娟，任红．传染病学［M］．9 版．北京：人民卫生出版社，2018.

［3］中华人民共和国卫生部．细菌性和阿米巴性痢疾诊断标准：WS 287—2008［S］．［2020－07－26］．http：//www.nhc.gov.cn/wjw/s9491/200802/39040.shtml.

［4］World Health Organization. Guidelines for the control of shigellosis，including epidemics due to Shigella dysenteriae type 1［EB/OL］．［2020－09－01］．https：//www.who.int/cholera/publications/shigellosis/en.

［5］Public Health England. Interim Public Health Operational Guidelines for Shigellosis［EB/OL］．［2020－09－01］．https：//assets.publishing.service.gov.uk/government/uploads/system/uploads/attachment _ data/file/666157/PHE _ interim _ public _ health_operational_guidelines_for_shigellosis.pdf.

［6］WILLIAMS P C M，BERKLEY J A. Guidelines for the treatment of dysentery（shigellosis）：a systematic review of the evidence［J］．Annals of Tropical Paediatrics，2018，38（S1）：S50－S65.

第四节　阿米巴痢疾

一、概述

由溶组织内阿米巴（Entamoeba histolytica）感染所致疾病被统称为阿米巴病（amebiasis）。按病变部位和临床表现的不同，阿米巴病可分为肠阿米巴病（intestinal amebiasis）和肠外阿米巴病（extraintestinal amebasis）。肠阿米巴病的主要病变部位在结肠，表现为痢疾样症状；肠外阿米巴病的病变可发生在肝、肺或脑，表现为各脏器的脓肿。

肠阿米巴病又称阿米巴痢疾（amebic dysentery），是由溶组织内阿米巴寄生于结肠引起的疾病，主要病变部位在近端结肠和盲肠，典型的临床表现有果酱样粪便等痢疾样症状。本病易复发，易转为慢性[2]。本病分布遍及全球，以热带、亚热带及温带地区发病较多，感染率高低与当地的经济水平、卫生状况及生活习惯有关。近年来我国仅个别地区有病例散发。

目前主要参考指南有 2008 年原卫生部组织制定的《细菌性和阿米巴性痢疾诊断标准》（WS 287—2008）[3] 及英国发布的阿米巴病临时操作指南[7]等。

二、流行病学

1. 传染源

慢性患者、恢复期患者及无症状包囊携带者粪便中持续排出包囊，为主要传染源。

2. 传播途径

经口传播为主要传播途径。传播方式有以下几种：① 包囊污染水源可造成该地区的暴发流行；② 以粪便作为肥料、未洗净和未煮熟的蔬菜也是重要的传播因素；③ 包囊污染手指、食物或用具而传播；④ 蝇类及蟑螂都可接触粪便，体表携带呕吐物或粪便，将包囊污染食物而成为重要传播媒介。

3. 易感人群

人群对溶组织内阿米巴包囊普遍易感，但婴儿与儿童发病机会相对较少。营养不良、免疫力低下及接受免疫抑制剂治疗者，发病机会较多，病情较重。人群感染后特异性抗体滴度虽高，但其不具保护作用，故人群可重复感染。

三、临床表现

1. 潜伏期

潜伏期一般为 3 周，亦可短至数天或长达年余[2]。

2. 无症状型（包囊携带者）

此型临床常不出现症状，多次粪检时发现阿米巴包囊。当被感染者的免疫力低下时，此型可转变为急性阿米巴痢疾。

3. 急性阿米巴痢疾

（1）轻型　临床症状较轻，表现为腹痛、腹泻，粪便中有溶组织内阿米巴滋养体和包囊。肠道病变轻微，有特异性抗体形成。机体抵抗力下降时，可出现痢疾症状。

（2）普通型　起病缓慢，全身症状轻，无发热或仅低热，有腹部不适、腹泻。典型表现为黏液血便呈果酱样，每天排便 3～10 次，便量中等，粪质较多，有腥臭，伴有腹胀或轻中度腹痛，盲肠与升结肠部位轻度压痛。粪便镜检可发现滋养体。典型急性表现历时数天或数周后自发缓解，未经治疗或治疗不彻底者易复发或转为慢性。症状轻重与病变程度有关。如果病变局限于盲肠、升结肠，黏膜溃疡较轻，则仅有便次增多，偶有血便；溃疡明显者表现为典型阿米巴痢疾；直肠受累明显者可出现里急后重。

（3）重型　此型少见，多发生在感染严重、体弱、营养不良、妊娠或接受激素治疗者。患者起病急，中毒症状重，出现高热、剧烈肠绞痛，随之排出黏液血性或血水样粪便，每天排便 10 余次，伴里急后重，粪便量多，伴有呕吐、失水，甚至虚脱或肠出血、肠穿孔引发腹膜炎。如果不积极抢救，患者可于 1～2 周内因毒血症或并发症而死亡。

4. 慢性阿米巴痢疾

急性阿米巴痢疾患者的临床表现若持续存在达 2 个月以上，则转为慢性。慢性阿米巴痢疾患者常表现为食欲缺乏、贫血、乏力、腹胀、腹泻，体检肠鸣音亢进、右下腹压痛较常见。腹泻反复发作，或与便秘交替出现。症状可持续存在或有间歇，间歇期内可无任何症状，间歇期长短不一。

5. 其他型阿米巴病

泌尿道、生殖系统、皮肤等处也可见阿米巴感染，但极少见。患者亦可以并发症起病，因而容易被误诊。

四、诊 断 标 准

（一）流行病学史

患者多有不洁食物史或与慢性腹泻患者密切接触史[2]。

（二）实验室检查

① 粪便涂片检查可见大量红细胞、少量白细胞、夏科雷登结晶[3]；

② 若粪便中检测到阿米巴滋养体和包囊，则可确诊[2-3]；

③ 可在血清中检出抗溶组织内阿米巴滋养体的抗体；可在粪便中检出溶组织内阿米巴滋养体抗原与特异性 DNA[2]。

（三）诊断标准

1. 疑似病例

起病较缓慢，腹泻，大便带血或黏液便有腥臭，尚未确定由其他原因引起的腹泻者。

2. 临床诊断病例

有流行病学史及临床表现任一症状，且粪便涂片检查符合诊断条件，或抗阿米巴治疗有效。

3. 确诊病例

有流行病学史及临床表现任一症状，且在粪便中检测到阿米巴滋养体和包囊。

（四）鉴别诊断

阿米巴病须与细菌性痢疾、细菌性食物中毒、血吸虫病、肠结核、直肠癌、结肠癌、慢性非特异性溃疡性结肠炎等相鉴别。

五、治 疗 措 施

1. 一般治疗

对急性患者，应让其卧床休息，给流质或少渣软食；对慢性患者，应加强营养，注意避免让其进食刺激性食物。患者腹泻严重时可适当补液及纠正水、电解质紊乱。对重型患者，给予输液、输血等支持治疗。[2]

2. 病原治疗

目前常用的抗溶组织内阿米巴药物有硝基咪唑类，如甲硝唑、替硝唑（tinidazole）、奥硝唑（ornidazole）、塞克硝唑（secnidazole）和二氯尼特（diloxanide furoate）。

（1）硝基咪唑类　硝基咪唑类对阿米巴滋养体有强大杀灭作用，是目前治疗肠内外各型阿米巴病的首选药物。该类药物偶可导致一过性白细胞减少和头晕、眩晕、共济失调等神经系统障碍。妊娠（尤其最初3个月）、哺乳期、有血液病史和神经系统疾病者禁用。

①　甲硝唑：成人每次口服0.4g，每天3次，10天为一疗程。儿童每天35 mg/kg，分3次服，10天为1个疗程。治疗重型阿米巴病可选甲硝唑静脉滴注，成人每次0.5g，每隔8小时1次，病情好转后每12小时1次，或改口服，疗程10天。

②　替硝唑：成人每天2g，1次口服，连服5天为1个疗程。治疗重型阿米巴病时可静脉滴注。

③　其他硝基咪唑类：成人每次口服奥硝唑0.5g，每天2次，10天为1个疗程；成人每次口服塞克硝唑2g，每天1次，连续5天为1个疗程。

（2）二氯尼特　二氯尼特又名糠酯酰胺（furamide），是目前最有效的杀包囊药物，每次口服0.5g，每天3次，疗程10天。

（3）抗菌药物　抗菌药物主要通过作用于肠道共生菌而影响阿米巴生长，尤其在合并细菌感染时治疗效果好。可选用巴龙霉素或喹诺酮类抗菌药物。

六、社区防控

针对本病的流行环节进行预防：检查和治疗从事饮食业的排包囊者及慢性患者，其在接受治疗期间应调换工作；防止食物被污染，饮用水应煮沸，不吃生菜；做好卫生宣教工作，平时注意个人卫生，饭前便后洗手。此外，还应特别强调加强粪便管理，防止粪便污染食物和水，以及防止苍蝇滋生（灭蝇）。

七、参考文献

［1］丁樱，闫永彬，韩姗姗，等．中医儿科临床诊疗指南·细菌性痢疾（制订）［J］．中医儿科杂志，2017，13（4）：1－6.

［2］李兰娟，任红．传染病学［M］．9版．北京：人民卫生出版社，2018.

［3］中华人民共和国卫生部．细菌性和阿米巴性痢疾诊断标准：WS 287—2008［S］．［2020－07－26］．http：//www.nhc.gov.cn/wjw/s9491/200802/39040.shtml.

［4］World Health Organization. Guidelines for the control of shigellosis，including epidemics due to Shigella dysenteriae type 1［EB/OL］．［2020－07－26］．https：//www.who.int/cholera/publications/shigellosis/en.

［5］Public Health England. Interim public health operational guidelines for Shigellosis［EB/OL］．［2020－07－26］．https：//assets.publishing.service.gov.uk/government/uploads/system/uploads/attachment_data/file/666157/PHE_interim_public_health_operational_guidelines_for_shigellosis.pdf.

［6］WILLIAMS P C M，BERKLEY J A. Guidelines for the treatment of dysentery（shigellosis）：a systematic review of the evidence［J］．Annals of Tropical Paediatrics，2018，38（S1）：S50－S65.

[7] Public Health England. Interim public health operational guidelines for Amoebiasis (Entamoeba histolytica) [EB/OL]. [2020 - 07 - 26]. https://assets. publishing. service. gov. uk/government/uploads/system/uploads/attachment_data/file/777437/Interim_Public_Health_Operational_Guidelines_for_Amoebiasis. pdf .

第五节　猩红热

一、概　述

猩红热（scarlet fever）是由 A 组 β 型链球菌引起的急性呼吸道传染病，其特征性临床症状为发热、咽峡炎、全身弥漫性鲜红色皮疹和疹后明显脱屑[1]。该病多见于温带地区，全年皆可发病，冬春季多发，3～9 岁儿童多见，主要通过咳嗽、打喷嚏等呼吸道途径传播[2-3]，健康者也可通过与患者共用餐具而感染[4]。近年来有流行株发生变异的猩红热疫情，其病原对多种抗菌药物耐药。

目前主要参考指南有英国公共卫生机构官方公告猩红热的诊断和治疗指南及《学校幼儿园猩红热疫情管理及儿童护理指导》。

二、流 行 病 学

1. 传染源

患者和带菌者是本病的主要传染源。在皮疹出现前的咽峡炎阶段难以与一般咽峡炎区分，但此阶段患者同样可排菌，且排菌量大，是易被忽视的重要传染源。

2. 传播途径

猩红热主要经空气飞沫传播，病原菌也可经伤口或产道感染引起"外科型猩红热"或"产科型猩红热"。

3. 易感人群

人群普遍易感，感染后可产生抗菌抗体和抗毒素抗体，但只对同型的菌有保护作用，无法抵抗其他链球菌的感染。此外 A 组 β 型链球菌产生的红疹毒素根据其抗原性的不同可分为 A、B、C、D 四种型别，不同型别之间无交叉免疫，抗红疹毒素的免疫力持久。

三、临 床 表 现

1. 潜伏期及流行病学

潜伏期为 1～7 天，一般为 2～5 天。

2. 典型症状

多数为普通型，早期无特征性症状，可出现发热、头疼、咽喉痛、恶心呕吐等表现。临床症状典型者发热可达 39 ℃，伴头痛、咽峡炎；发热后 24 小时内开始出疹，自上而下蔓延至全身，典型皮疹表现为均匀分布的弥漫充血性针尖大小的丘疹。另有脓毒型，表现为化脓性咽峡炎，常形成脓性假膜，随着细菌扩散可引起败血症。中毒型的临床表现主要为高热、头痛、中毒性心肌炎等明显的毒血症。外科型指病原菌主要从伤口或产道侵入，无咽峡炎表现。目前脓毒型和中毒型较为少见。[5]

四、诊断标准

（一）流行病学史

1周内与猩红热患者或与扁桃体炎、咽峡炎、中耳炎、丹毒等链球菌感染患者有密切接触史，或当地为流行区。

（二）病例定义

1. 疑似病例

有发热、咽峡炎、皮疹中的一项或一项以上临床表现。

2. 确诊病例

疑似病例有流行病学史，或者以下4项检查中任何一项阳性者即为确诊病例。

① A组链球菌快速检测试验；

② 细菌培养后镜检为β型溶血性链球菌；

③ 杆菌肽敏感试验；

④ 生化鉴定为化脓性链球菌。

（三）鉴别诊断

感染早期未出疹时须与一般急性咽喉炎鉴别诊断；皮疹则须与麻疹、风疹、药疹和金黄色葡萄球菌感染进行鉴别。

五、治疗措施

大部分患者对青霉素敏感，可在隔离后使用青霉素治疗5～7天，多数患者在24小时内退热，4天左右咽炎症状消失，皮疹缓解。对青霉素过敏者，可使用红霉素或复方磺胺甲噁唑。对有中毒性休克症状的患者，对症及时补充血容量纠正酸中毒。对出现化脓病灶者，给予切开引流或手术治疗。带菌者连续使用青霉素7天，一般可转为阴性。

六、社区防控

1. 控制传染源

患者一经发现应立即隔离，不管是居家隔离还是住院隔离，都应隔离至无症状且咽拭子培养3次阴性方可解除隔离，如果咽拭子培养阳性，应延长隔离时间。对密切接触者应医学观察7天，并在有条件的情况下做咽拭子培养。对患者的分泌物及其他污染物应进行随时消毒和终末消毒。

2. 切断传播途径

维持环境卫生，保持室内通风，养成良好卫生习惯，勤洗手；不与患者共用餐具；咳嗽或打喷嚏时须用纸巾或手帕遮掩口鼻；患者使用过的纸巾或手帕应按要求处理。

3. 一般性预防措施

疫情流行期间，儿童尽量避免去公共场所，必须外出时须佩戴口罩；加强防病知识的宣传普及。

4. 暴发控制措施

出现疫情后，应暂停集体活动，及时上报上级部门，必要时停工停课；在疫点开展终末消毒，保持通风，幼儿园须晾晒被褥。

5. 医院感染控制

① 应首选单间安置患者，如条件有限，将确诊为猩红热的患者可同室安置，床间距≥1米；

② 医务人员进入患者病房须佩戴医用外科口罩；同时应减少非诊疗需要的转运。

七、参考文献

［1］Drug and Therapeutics Bulletin. Managing scarlet fever［J］. BMJ，2018，362：k3005.

［2］ZHANG Q，LIU W，MA W，et al. Spatiotemporal epidemiology of scarlet fever in Jiangsu Province，China，2005—2015［J］. BMC Infect Dis，2017，17（1）：596.

［3］LU Q，WU H，DING Z，et al. Analysis of epidemiological characteristics of scarlet fever in Zhejiang Province，China，2004—2018［J］. Int J Environ Res Public Health，2019，16（18）：3454.

［4］Public Health. Scarlet fever［EB/OL］.［2020 - 09 - 18］. https://www.nhs.uk/conditions/scarlet-fever/.

［5］Public Health England. Guidelines for the public health management of scarlet fever outbreaks in schools，nurseries and other childcare settings［EB/OL］.［2020 - 09 - 18］. https://assets. publishing. service. gov. uk/government/uploads/system/uploads/attachment_data/file/771139/Guidelines_for_the_public_health_management_of_scarlet_fever_outbreaks_. pdf.

第六节　布鲁氏菌病

一、概　述

布鲁氏菌病，简称"布病"，也称"波状热"，是布鲁杆菌感染引起的一种人畜共患传染病，属自然疫源性疾病，感染人及牛、羊、猪、犬等动物。临床上主要表现为病情轻重不一的发热、多汗、关节痛，以及肝、脾、淋巴结肿大等。目前疫区分布广泛，变化趋势体现为由牧区向半牧半农区甚至农区转化，由聚集暴发向散在发病转化。每年该病发病高峰位于春夏之间，与春夏季为动物产仔季节有关。

目前主要参考指南有 2012 年原卫生部组织制定的《布鲁氏菌病诊疗指南（试行）》[1]、中华传染病杂志编写委员会编写的《布鲁氏菌病诊疗专家共识》[2]、中华人民共和国卫生行业标准《布鲁氏菌病诊断》（WS 269—2019）[3]及美国 CDC 的网上电子公告布鲁氏菌病指南[4]等。

二、流行病学

1. 传染源

目前已知有 60 多种家畜、家禽、野生动物是布鲁菌的宿主。与人类有关的传染源主要是羊、牛及猪，其次是犬、鹿、马、骆驼等。染菌动物首先在同种动物间传播病菌，造成动物带菌或发病，随后波及人类。

2. 传播途径

（1）经皮肤及黏膜接触传染　直接接触病畜或其排泄物、阴道分泌物、娩出物；在饲养、挤奶剪毛、屠宰，以及加工皮、毛、肉等过程中没有注意防护，可经受损的皮肤或眼结膜感染；也可经间接接触病畜污染的环境及物品感染。

（2）经消化道传染　食用含菌的乳类、水和食物感染。

（3）经呼吸道传染　病菌污染环境后形成气溶胶，气溶胶可导致发生呼吸道感染。

（4）其他　如苍蝇携带病菌，蜱叮咬也可传播本病。

3. 易感人群

人群普遍易感，病后可获较强免疫力。由于不同种布鲁氏菌之间存在交叉免疫，因此再次感染者很少。疫区居民可因隐性感染而获免疫力。

三、临床表现

1. 潜伏期

潜伏期为 1～4 周，平均为 2 周。少数患者可在感染后数月或 1 年以上才发病。美国 CDC 的参考指南中提到该病的潜伏期为 5 天至 6 个月，平均为 2～4 周[4]。

2. 急性期

急性期指病程 6 个月以内的感染。2019 年颁布的卫生行业标准《布鲁氏菌病诊断》（WS 269—2019）[3]中将病程 6 个月以内的感染分为急性期（病程在 3 个月以内，出现确诊的血清学阳性反应）和亚急性期（病程在 3 个月至 6 个月之间，出现确诊的血清学阳性反应）。急性期起病相对急，表现为发热、多汗、厌食、乏力、头痛、肌痛、肝脾淋巴结肿大等，热型以弛张热最多，波浪热虽仅占 5%～20%，但最具特征性。多汗常见于深夜或凌晨，当患者体温急剧下降时会出现大汗淋漓，且常伴特殊气味。肌肉疼痛多见于两侧大腿和臀部，可见痉挛性疼痛。体检常为非特异性，部分患者可出现肝脾肿大。

约 30% 布鲁氏菌病患者会出现局部感染病灶，并可累及全身任意器官或系统。其中以骨关节累及最为常见，特别是骶髂关节炎，关节疼痛常累及骶髂、髋、膝、肩等大关节，呈游走性刺痛。其余表现还包括脊椎炎、周围关节炎、骨髓炎等。累及生殖泌尿系统病例占所有病例的 2%～20%，如睾丸炎、附睾炎、卵巢炎、肾小球肾炎、肾脓肿等。累及中枢神经系统病例占所有病例的 2%～7%，包括周围神经病、脑膜脑炎、精神症状、颅神经、舞蹈症等。据报道，布鲁氏菌也可引起脑脓肿。累及皮肤时可出现斑丘疹、囊肿、Stevens-Johnson 综合征等；呼吸系统受累可发生胸腔积液、肺炎；血液系统病变可有白细胞升高或降低、血小板缺乏、贫血等；心血管系统受累相对少见，可表现为心内膜炎、血管炎、心肌炎等。其中神经系统累及和心内膜炎虽不常见，却是该病致死的主要原因。

3. 慢性感染

慢性感染指病程超过 6 个月仍未痊愈的感染。主要表现为疲乏无力，有固定或反复发作的关节和肌肉疼痛，还可有抑郁、失眠等精神症状。病情可有活动，伴临床表现的反复发作或加重。因为抗感染治疗不规律所致的复发和持续性的深部局灶感染（如骨关节、脏器脓肿等）都是造成慢性感染的原因。另有一部分患者血清抗体效价已经下降甚至消失，无发热等客观感染依据，症状仍持续，有类似疲劳综合征样表现。

临床分期尚无统一标准，WHO 将病程＜12 个月的感染定义为急性或亚急性感染，病程≥12 个月的感染定义为慢性感染，但由于临床表现的异质性较大，因此根据病程划分临床分期的方法目前较少被采用。而美国 CDC 发布的指南中，并未对慢性感染做出明确定义[4]。

四、诊断标准

综合患者的流行病学资料、临床表现和辅助检查，可做出诊断。由于该病临床表现的非特异性、病原体培养的低阳性率，因此血清学检查在诊断中发挥主要作用，同时流行病学资料对协助诊断有重要价值[2-3]。

（一）流行病学史

发病前与疑似布鲁氏菌感染的家畜、畜产品有密切接触史，或有生食牛、羊乳及肉制品史，或生活在布鲁氏菌病流行区；或从事布鲁氏菌培养、检测，布鲁氏菌疫苗生产、使用和研究等工作。

（二）实验室检查

1. 筛查试验

① 虎红平板凝集试验（RBT）结果为阳性；

② 胶体金免疫层析试验（GICA）结果为阳性；

③ 酶联免疫吸附试验（ELISA）结果为阳性；

④ 布鲁氏菌培养物涂片革兰染色检出疑似布鲁氏菌。

2. 确诊试验

① 从患者血液、骨髓、其他体液及排泄物等任一种病理材料培养物中分离到布鲁氏菌；

② 试管凝集试验（SAT）滴度为 1：100++ 及以上，或者患者病程持续一年以上且仍有临床症状者滴度为 1：50++ 及以上；

③ 补体结合试验（CFT）滴度为 1：10++ 及以上；

④ 抗人免疫球蛋白试验（Coomb's）滴度为 1：400++ 及以上。

（三）疑似病例诊断

有相关流行病学史且符合临床表现，如有发热、多汗、关节痛、头痛、乏力、厌食、肌痛、体质量减轻、关节炎、脊椎炎、脑膜炎或局灶器官累及心内膜炎、肝脾肿大、睾丸炎/附睾炎等。

（四）临床诊断

在疑似病例的基础上，筛查试验阳性。

（五）确诊病例

在疑似或临床诊断病例的基础上，确诊试验阳性。

（六）隐性感染

有流行病学史且确诊试验阳性，但无临床表现。

（七）鉴别诊断

1. 伤寒、副伤寒

伤寒、副伤寒患者以持续高热、表情淡漠、相对缓脉、皮肤玫瑰疹、肝脾肿大为主要表现，而无肌肉、关节疼痛及多汗等表现。实验室检查血清肥达反应阳性，伤寒杆菌培养阳性，布鲁氏菌病特异性检查阴性。

2. 风湿热

布鲁氏菌病与风湿热均可出现发热及游走性关节痛，但风湿热可见风湿性结节及红斑，多合并心脏损害，而肝脾肿大、睾丸炎及神经系统损害极为少见。实验室检查抗链球菌溶血素"O"为阳性，布鲁氏菌病特异性检查阴性。

3. 风湿性关节炎

慢性布鲁氏菌病和风湿性关节炎的症状均是关节疼痛严重，反复发作，阴天加剧。风湿性关节炎多有风湿热的病史，病变多见于大关节，关节腔积液少见，一般不发生关节畸形，常合并心脏损害，血清抗链球菌溶血素"O"效价增高，布鲁氏菌病特异性实验室检查阴性有助于鉴别。

4. 结核病

布鲁氏菌病与结核病均可有长期低热、多汗、乏力、淋巴结肿大等症状。病原学及特异性实验室检查（如结核菌素试验、γ干扰素释放试验和布鲁氏菌病血清试验）有助于鉴别。

5. 其他

布鲁氏菌病急性期还应与败血症等鉴别，慢性期还应与其他关节损害疾病鉴别，脑膜炎则需要与其他细菌性脑膜炎及神经官能症等鉴别。

五、治疗措施

（一）一般治疗

嘱患者注意休息，注意水、电解质平衡，注意补充营养，给予含高热量、足量 B 族维生素及易于消化的饮食。对高热者可用物理方法降温，对持续高热不退者可用退热剂等对症治疗。对合并睾丸炎者，可短期加用小剂量糖皮质激素。对合并脑膜炎者须给予脱水、降颅压治疗。

（二）针对性抗菌治疗方案

治疗原则为早期、联合、足量、足疗程用药，必要时延长疗程，以防止复发及慢性化。治疗过程中注意监测血常规、肝肾功能等。对无并发症的非复杂性感染者（成人及8岁以上儿童）首选多西环素（6周）＋庆大霉素（1周）、多西环素（6周）＋链霉素（2～3周）或多西环素（6周）＋利福平（6周）。若患者不能耐受，亦可采取二线方案，见表3-6-1。慢性期感染可治疗2～3个疗程。美国 CDC 给出的治疗方案[5]与中国的治疗方案[3]相比，在药物种类、疗程及适用并发症上略有不同。对于非复杂性感染者（成人及8岁以上儿童），美国 CDC 建议根据体重使用多西环素＋利福平或四环素＋利福平方案，疗程至少为6周；对于8岁以下儿童，美国 CDC 建议使用复方新诺明儿科悬液＋利福平方案4～6周；对于并发症的治疗，比如心内膜炎、脑膜炎、骨髓炎等，美国 CDC 建议使用链霉素/庆大霉素（2周）＋四环素/复方新诺明（6周）＋利福平方案，必要时疗程可延长至4～6个月。

表 3-6-1 布鲁氏菌病推荐抗菌药物及治疗方案[2]

布鲁氏菌病类别	抗菌治疗方案		备注
	一线方案	二线方案	
非复杂性感染（成人及8岁以上儿童）	① 多西环素（6周）+庆大霉素（1周）；② 多西环素（6周）+链霉素（2～3周）；③ 多西环素（6周）+利福平（6周）	① 多西环素（6周）+复方新诺明（6周）；② 多西环素（6周）+妥布霉素（1～2周）；③ 利福平（6周）+左氧氟沙星（6周）；④ 利福平（6周）+环丙沙星（6周）	即不伴局部病损 慢性期可治疗2～3个疗程
合并脊柱炎、骶髂关节炎	① 多西环素（至少3个月）+庆大霉素（1周）+利福平（至少3个月）；② 多西环素（至少3个月）+利福平（至少3个月）+头孢曲松（1个月）	环丙沙星（至少3个月）+利福平（至少3个月）	外科手术指征：复发感染，脊椎不稳定，显著的脊椎后突，脊椎病引起的难以控制的疼痛，局灶脓肿形成
合并脑膜炎、脑膜脑炎	多西环素（4～5个月）+利福平（4～5个月）+头孢曲松（1个月）	多西环素（5～6个月）+利福平（5～6个月）+复方新诺明（5～6个月）	监测脑脊液情况，待脑脊液完全正常时方可停药。不推荐外科手术
合并心内膜炎	① 多西环素（6周至6个月）+利福平（6周至6个月）+复方新诺明（6周至6个月）+庆大霉素（2～4周）；② 非复杂性感染药物基础上联合三代头孢菌素		应结合手术治疗。布鲁氏菌病所致感染性心内膜炎的手术指征主要包括：① 严重心功能不全，严重血流动力学紊乱；② 感染难以控制；③ 栓塞事件风险较高
妊娠	利福平（6周）	利福平（4周）+复方新诺明（孕12周后适用，疗程4周）	复方新诺明不可用于孕12周以前或孕36周以后孕妇
8岁以下儿童	复方新诺明儿科悬液（8～40 mg/kg，每天两次，口服6周）+利福平（10～20 mg/kg，每天一次，口服6周）	复方新诺明儿科悬液（8～40 mg/kg，每天两次，口服6周）+庆大霉素（5 mg/kg，每天一次，肌内或静脉注射7～10天）	慎用庆大霉素

注：多西环素100 mg，每天两次，口服；庆大霉素5 mg/kg，每天一次，肌内注射；链霉素1 g，每天一次，肌内注射；利福平10 mg/kg，最高900 mg，每天一次，口服；复方新诺明160/800 mg，每天两次，口服；环丙沙星750 mg，每天两次，口服；头孢曲松2 g，每12小时静脉注射一次；妥布霉素1～1.5 mg/kg，每8小时肌内注射一次。

（三）有并发症或者特殊人群的推荐治疗方案

1. 有并发症的患者

合并脊柱炎、骶髂关节炎者若复发感染，有脊椎不稳定、显著的脊椎后突、脊椎病引起的难以控制的疼痛、局灶脓肿形成等情况时建议外科手术，抗菌治疗建议采用三联治疗，可以采用多西环素（3 个月）＋庆大霉素（1 周）＋利福平（至少 3 个月），或者采取环丙沙星（至少 3 个月）＋利福平（至少 3 个月）[5]。

2. 合并脑膜炎、脑膜脑炎

建议采用多西环素（5～6 个月）＋利福平（5～6 个月）＋复方新诺明（5～6 个月）三联治疗，或者采用多西环素（4～5 个月）＋利福平（4～5 个月）＋头孢曲松（1 个月）三联治疗。监测脑脊液，进行生物化学和常规检查，待脑脊液完全正常时方可停药。

3. 合并心内膜炎

建议采用多西环素（6 周至 6 个月）＋利福平（6 周至 6 个月）＋复方新诺明（6 周至 6 个月）＋庆大霉素（2 至 4 周）四联治疗。布鲁氏菌病所致感染性心内膜炎的手术指征主要包括：①患者有严重心功能不全的症状体征，或有严重心衰的心超下表现，或有严重瓣膜返流、瓣膜狭窄等血流动力学紊乱；②感染难以控制，包括局部脓肿形成、窦道形成、血培养持续阳性、耐药菌株感染、有心内植入器械等情况；③栓塞事件风险较高，包括赘生物直径＞30 mm，或在有效抗菌治疗下，患者仍出现栓塞事件，或赘生物直径＞10 mm，且活动度较高。术后应持续抗感染治疗达到充足疗程。

4. 妊娠

建议采用利福平（6 周或 4 周）＋复方新诺明（孕 12～36 周适用，疗程 4 周）。须注意：复方新诺明不可用于孕 12 周以前或孕 36 周以后的患者。

5. 8 岁以下儿童

建议采用复方新诺明儿科悬液（8～40 mg/kg，每天两次，口服 6 周）＋利福平（10～20 mg/kg，每天一次，口服 6 周）或者复方新诺明儿科悬液（8～40 mg/kg，每天两次，口服 6 周）＋庆大霉素（5 mg/kg，每天一次，肌内或静脉注射 7～10 天）。

6. 复发病例

复发多因患者药物治疗依从性较差，未满疗程就停药所致，而非耐药菌的产生，对于复发病例可用原方案再治疗 1 个疗程。对于延迟恢复病例，通常认为是由于抗菌治疗效果不佳。

7. 耐药菌感染

国外有文献报道，布鲁杆菌对利福平的敏感性降低，我国尚无关于耐药性的大规模研究[2]。辽宁省对急性布鲁氏菌病的 31 株羊布鲁杆菌分离株的药物敏感试验显示：布鲁杆菌对利福平、多西环素、喹诺酮类、头孢曲松、链霉素、复方新诺明等常用抗菌药物全部敏感，但对阿奇霉素、克拉霉素等大环内酯类耐药[2]。我国是抗菌药物应用大国，耐药性问题不容忽视，有待较大规模的调查以明确我国布鲁杆菌的耐药现状。临床可根据药物敏感试验和相关推荐方案调整用药。

8. 隐性感染病例

对隐性感染病例是否需要治疗目前尚无循证医学证据，但一般建议给予治疗。

六、社区防控

1. 控制传染源

病畜管理是控制布鲁氏菌病的主要措施。病畜管理包括病畜隔离，对外地输入的牲畜必须进行血清学及细菌学检查，证实其无病后方可放牧。急性期患者应隔离至症状消失，且血、尿培养均应阴性。

2. 切断传播途径

做好养殖场卫生工作，对流产胎羔应加生石灰深埋。加强粪、水管理，防止病畜、患者的排泄物污染水源。

3. 提高免疫力

疫情流行区提倡对牲畜提供减毒活疫苗接种。牧民、兽医、实验室工作者及军营人员接受预防接种，由于不良反应较大，仅推荐疫区人群在产羔季节前2～4个月接种[5]。

4. 做好个人防护

人畜分居，生乳须经巴氏消毒处理，家畜肉类经煮熟后，人才可进食。涉及抗原制备的大量活菌操作，或易产生气溶胶的病原菌离心、冻干及活菌感染的动物等实验需要在生物安全三级实验室操作[3]。布鲁氏菌样本的病原菌分离纯化、药物敏感性实验、生化鉴定、免疫学实验、PCR核酸提取、涂片、显微镜观察等初步检测在生物安全二级实验室操作。不含布鲁氏菌致病性活菌材料的分子生物学、血清免疫学等实验在生物安全一级实验室操作。

美国CDC建议从职业暴露、疫区旅游等方面进行预防[4]。高危人群职业暴露后建议服用抗生素进行预防。在布鲁氏菌病流行地区旅游时，应避免与牲畜或未经处理的动物制品接触。

七、参考文献

[1] 中华人民共和国卫生部. 布鲁氏菌病诊疗指南（试行）[EB/OL].（2012 -10 -08）[2020 - 08 - 16]. http://www.nhc.gov.cn/.

[2]《中华传染病杂志》编辑委员会. 布鲁菌病诊疗专家共识 [J]. 中华传染病杂志，2017，35（12）：705 - 710.

[3] 中华人民共和国国家卫生健康委员会. 布鲁氏菌病诊断：WS 269—2019 [S/OL].[2020 - 07 - 28]. http://www.nhc.gov.cn/wjw/s9491/201905/b109b71e7a624256985b573944b5d292.shtml.

[4] USA CDC. Brucellosis reference guide：exposures，testing，and prevention [EB/OL].（2017 - 02 - 01）[2020 - 08 - 16]. https://www.cdc.gov/brucellosis/pdf/brucellosi-reference-guide.pdf.

[5] FRANCO M P，MULDER M，GILMAN R H，et al. Human brucellosis [J]. Lancet Infect Dis，2007，7（12）：775 - 786.

[6] LIU Q，CAO L，ZHU X Q. Major emerging and re-emerging zoonoses in China：a matter of global health and socioeconomic development for 1. 3 billion [J]. Int J Infect Dis，2014，25：65 - 72.

第七节　百日咳

一、概　述

百日咳（Pertussis）是由百日咳鲍特菌引起的急性呼吸道传染病，特征性临床症状为阵发性痉挛性咳嗽伴鸡鸣样吸气吼声，病程可持续2~3个月，故名"百日咳"[1]。人体主要通过吸入百日咳患者、隐性感染者或带菌者咳嗽、说话、打喷嚏所产生的分泌物在空气中形成的气溶胶而感染。百日咳是全球性疾病，95％发生于发展中国家，无明显季节性，全年均可发病。疫苗接种对控制百日咳的暴发和流行起着至关重要的作用[2]。

目前主要参考指南有我国的《中国儿童百日咳诊断及治疗建议》及WHO发布的《全球百日咳倡议》等。

二、流行病学

1. 传染源

患者、带菌者及隐性感染者均为传染源，患者从潜伏期到发病后6周内均有传染性，潜伏期末到发病3周内传染性最强。

2. 传播途径

百日咳主要经呼吸道飞沫传播，由于百日咳鲍特菌对外界抵抗力弱，所以其间接传播的概率低。

3. 易感人群

人群普遍易感，5岁以下小儿易感性最高。由于母亲无法经胎盘传递给胎儿足够的保护性抗体，因此新生儿也可感染。自然感染和菌苗接种均无法获得终身免疫。有调查表明，儿童接种菌苗12年后抗体水平开始下降，这是成人患百日咳的主要原因。

三、临床表现

1. 潜伏期及流行病学

潜伏期2~21天，平均7~10天。

2. 典型症状

一般经过潜伏期后，典型百日咳经历卡他期、痉咳期及恢复期3个阶段，突出表现为阵发痉挛性咳嗽伴鸡鸣样回声。婴儿尤其新生儿表现不典型，容易出现并发症，如百日咳脑病、高白细胞血症、肺动脉高压等，年长儿可以仅表现为慢性咳嗽甚至无症状携带[3]。与其他肺炎比较，百日咳肺炎发热和肺部阳性体征少见，患者咳嗽持续时间更长，常伴呕吐，更容易出现呼吸困难[4]。

（1）卡他期　此期主要为低热、咳嗽、喷嚏和乏力等与感冒类似的轻症，无特征性病症，持续7~10天。咳嗽在热退后加剧，夜晚咳嗽加重，此期传染性最强，及时有效的治疗有助于控制病情。

（2）痉咳期　此期以阵发性、痉挛性咳嗽为特征，发作时为10~30声短促的咳嗽，继而发出鸡鸣样吸气声，接着连续阵咳，反复发作至排出大量痰液和呕吐为止，夜间多发。

（3）恢复期　恢复期为阵发性咳嗽减少或消失后的 2～3 周，此期咳嗽会好转痊愈。

四、诊断标准

（一）诊断

依据当地流行病学史，主要结合临床表现和实验室检查进行诊断。

1. 流行病学史

3 周内接触过百日咳患者，或者密切接触过长期无热咳嗽的患者，或者生活地有百日咳流行。

2. 临床诊断

WHO 公布的临床诊断标准为咳嗽持续 2 周以上，且具有吸入性哮鸣音、咳后呕吐、阵发性咳嗽症状中的一项症状。[5]

3. 实验室检查

血常规白细胞计数＞20×10⁹/L，淋巴细胞增多；ELISA 检测有特异性 IgM，可用于早期诊断；鼻咽拭子培养早期细菌培养阳性率高，3～4 周阳性率下降，但从鼻咽分泌物中培养出百日咳鲍特菌被视作实验室确诊的金标准[6]；使用 PCR 检测鼻咽分泌物中百日咳鲍特菌核酸为灵敏特异的检测方法。

（二）鉴别诊断

百日咳的诊断需要与百日咳综合征、痉挛性支气管炎、肺门结核等疾病鉴别。

（三）诊断须知

卡他期患者临床诊断实际上可能比较困难，因为患者感染早期出现的发热、流泪、乏力等症状与感冒的症状类似，无明显特异性。

五、治疗措施

百日咳痉咳期患者最大的困扰是频繁剧烈的咳嗽，目前仍没有特别有效的干预措施。但百日咳鲍特菌对大环内酯类抗菌药物如红霉素、阿奇霉素、罗红霉素或克拉霉素等敏感。早期使用抗菌药物可以减轻痉咳，后期使用抗菌药物虽不能缩短病程，但可以清除病原体，减少传播。除抗菌治疗药物不同外，一般治疗与呼吸道传染病相同。

六、社区防控

1. 疫区预防

百日咳主要通过飞沫经呼吸道传播，且主要感染人群为 5 岁以下儿童，主要发生场所为幼儿园、早教机构等。应保持室内安静、空气流通和适当的温度湿度，避免刺激患者发生痉咳。

美国 CDC 建议可能发展为严重百日咳的高危密切接触者可预防性服用抗菌药物，但不推荐扩大范围预防性服用抗菌药物。

2. 病例处置流程

（1）留观病例　对诊断不明确的咳嗽患儿应医学观察 7 天，同时进行细菌学检查。

（2）疑似病例　对疑似患儿应及早进行细菌学检查。

（3）确诊病例解除隔离治疗的条件　患者隔离至痉咳后 30 天。

3. 人群免疫

按照我国免疫计划程序，所有儿童均需要接种百日咳预防疫苗，百白破三联疫苗免疫程序共接种 4 剂次，儿童 3 月龄、4 月龄、5 月龄和 18～24 月龄各接种 1 剂。

4. 医院感染控制

① 应首选单间安置患者，如条件有限，将确诊为百日咳的患者可同病房安置，床间距≥1 米；

② 医务人员进入患者病房须佩戴医用外科口罩；同时应减少非诊疗需要的转运。

七、参考文献

［1］邓继岿，俞蕙．中国儿童百日咳诊断及治疗建议［J］．中华儿科杂志，2017，55（8）：568－572.

［2］National Center for Immunization and Respiratory Diseases. Pertussis（Whooping Cough）［EB/OL］.（2019－01－15）［2020－09－02］. https://www.cdc.gov/pertussis/vaccines.html.

［3］邓继岿，王红梅，田树凤．儿童百日咳的临床特点及实验室诊断［J］．中华实用儿科临床杂志，2017，32（22）：1692－1695.

［4］SADIASA A，SAITO-OBATA M，DAPAT C，et al. Bordetella pertussis infection in children with severe pneumonia，Philippines，2012—2015［J］. Vaccine，2017，35（7）：993－996.

［5］MOORE A，HARNDEN A，GRANT C C，et al. Clinically diagnosing pertussis-associated cough in adults and children：chest guideline and expert panel report［J］. Chest，2019，155（1）：147－154.

［6］World Health Organization. Laboratory Manual for the diagnosis of Whooping Cough caused by Bordetella pertussis/Bordetella parapertussis［EB/OL］.（2014－03－01）［2020－09－02］. https://www.who.int/immunization/documents/diseases/who_ivb_14.03/en/.

第八节　流行性出血热

一、概述

肾综合征出血热（hemorrhagic fever with renal syndrome，HFRS）也称流行性出血热（epidemic hemorrhagic fever，EHF），是由汉坦病毒科正汉坦病毒属病毒引起的，以啮齿类动物为主要传染源的自然疫源性疾病[1]。本病的主要临床特征为发热、渗出、出血、低血压休克及肾脏损害。我国每年肾综合征出血热发病人数占世界报道的汉坦病毒感染病例的 90% 以上，是受汉坦病毒危害最为严重的国家。除青海和新疆外，全国大部分省、市（自治区）都有 HFRS 流行，其中以东北、华北地区和陕西省流行最为严重，黑龙江、山东、辽宁、陕西、河北、吉林、湖南、江西、广东、福建等省发病人数占全国发病人数的80%以上[2]。

目前主要参考指南有陕西省和部分其他省市专家编写的《肾综合征出血热诊疗陕西省专家共识》（2018版）及原卫生部印发的《全国肾综合征出血热监测方案（试行）》等[3-4]。

二、流行病学

1. 传染源

鼠类是本病主要传染源。

2. 传播途径

本病可通过以下几种传播方式进行传播：① 带病毒鼠排泄物污染的灰尘飞扬在空气中，被人体经呼吸道吸入而感染；② 直接接触带病毒鼠的新鲜排泄物，病毒通过损伤的皮肤侵入体内而感染；③ 食（饮）用了带病毒鼠的排泄物污染的食物和水而感染；④ 螨类吸了带病毒鼠的血后又吸人血引起感染。

3. 易感人群

人群对本病普遍易感，但是青壮年发病的较多。

三、临床表现

1. 潜伏期

本病潜伏期为4～46天，一般为7～14天。

2. 典型症状[5]

HFRS典型临床表现是发热、渗出水肿、充血出血和肾脏损害，多有发热期、低血压休克期、少尿期、多尿期和恢复期五期经过。轻型或早期及时接受治疗的患者可无低血压休克和明显出血或肾脏损害，甚至无少尿期，即所谓越期，五期经过不典型。少数患者可有发热、低血压休克和少尿三期重叠，此类患者往往病情危重，病死率高。

发热期急性起病，主要表现为感染中毒症状、毛细血管损伤及肾脏损伤相应的症状和体征。发热期一般持续4～6天，少数患者可超过10天，但是几乎无超过2周者，个别患者发热期可短于3天。发热4～6天后，患者体温下降，但其他症状反而加重。

发病第3～7天，患者出现低血压或休克，持续时间数小时至数天不等。此期患者的渗出体征特别突出，出血倾向明显，可合并DIC。

少尿期与低血压休克期常无明显界限，两期也可重叠发生或完全缺失。轻型患者常无休克和少尿期。少尿期一般出现于第5～8天，持续时间2～5天，长者可达2周以上。少尿后期尿量逐渐增多，进入多尿期。多尿期多出现于第9～14天，大多持续1～2周，少数可长达数月之久。

多数患者生病后第3～4周开始恢复。24小时尿量＜2 000 mL且尿毒氮（BUN）和血肌酐（Cr）接近正常为进入恢复期的标志。此期肾脏功能逐渐好转，精神、食欲和体力亦逐渐恢复。

四、诊断标准

（一）流行病学史

主要依靠特征性临床症状和体征，结合实验室检查，同时参考流行病学史等进行诊断[3,6]。流行病学史包括：

① 在本病流行季节、流行地区发病，或患者于发病前 1～2 个月内到过 HFRS 疫区居住或逗留；

② 患者有与鼠类等汉坦病毒宿主动物及其排泄物直接或间接接触史，或食用过鼠类污染的食物或被鼠类寄生虫叮咬过，或有实验动物特别是鼠类接触史。

（二）病例定义

1. 疑似病例

有流行病学史，起病急，有发冷、发热（38 ℃以上）、全身酸痛、乏力、呈衰竭状及以下症状之一者：

① 头痛，眼眶痛，腰痛（"三痛"）；

② 面、颈、上胸部充血潮红（"三红"），呈酒醉貌；

③ 眼睑浮肿，结膜充血、水肿，有点状或片状出血；

④ 上腭黏膜呈网状充血、点状出血；

⑤ 腋下皮肤有线状或簇状排列的出血点；

⑥ 束臂试验阳性，或虽无明确流行病学史但临床症状典型者。

2. 临床诊断病例

疑似病例经实验室检测符合下列情形之一者：

（1）血常规检查　早期白细胞数低或正常，发病 3～4 天后明显增多，杆状核细胞增多，出现较多的异型淋巴细胞，血小板明显减少。

（2）尿常规检查　尿蛋白阳性并迅速加重，伴显微血尿、管型尿。

3. 确诊病例

临床诊断病例符合下列情形之一者：

① 血清特异性 IgM 抗体阳性；

② 恢复期血清特异性 IgG 抗体比急性期有 4 倍以上增高；

③ 从患者血清中分离到汉坦病毒和/或检出汉坦病毒 RNA。

（三）鉴别诊断

典型患者诊断并不困难，患者进入少尿期或多尿期后，可问及其明显的分期发病过程，且易于检出特异性抗体。因此，重点是发热期和低血压休克期与其他发热疾病，如上呼吸道感染、流行性感冒、发热伴血小板减少综合征、流行性脑脊髓膜炎、流行性斑疹伤寒、伤寒、钩端螺旋体病及败血症等，以及伴发低血压休克的疾病如急性中毒性菌痢和休克性肺炎、某些肾脏疾病进行鉴别。出血倾向严重者应与急性白血病、过敏性和血小板减少性紫癜等进行鉴别。肾损为主的出血热应与肾脏疾病如原发性急性肾小球肾炎、急性肾盂肾炎及肾病等相鉴别。少数有剧烈腹痛伴明显腹膜刺激征者应排除外科急腹症。

（四）诊断须知

HFRS 预后影响因素多，患者在发热早期临床症状和体征的轻重程度，与本病中、后期临床表现的严重程度有关。此外，外周血白细胞（WBC）、血小板计数（PLT）及尿蛋白量等检测指标对病情预测亦具有重要价值。动态监测患者外周血 WBC、PLT、白蛋白（ALB）、BUN、Cr、凝血酶原时间（PT）和纤维蛋白原（Fib）等指标有助于观察病情变化，同时不断修正预后预测；休克的严重程度及持续时间、脏器出血、昏迷和 ARDS 可作为重症 HFRS 患者预后的独立影响因素。对 HFRS 患者早期定度，有利于集中精力对重点患者进行密切观察，及时发现病情变化并采取有效处置措施；同时有利于采取预防性治疗。

对 HFRS 的临床早期预警研究始终是该病重要的临床研究内容。有研究结果显示，一些细胞因子的检查如 TNF-α、IL-6、IL-8、IL-2 等具有一定临床早期预警作用，但是到目前为止仍然未发现较上述常规临床表现和检验指标更加有效和简便的指标。

五、治疗措施

本病尚无特异性病原学治疗药物，目前主要针对各期的病理生理变化，进行综合性和预防性治疗。抓好"三早一就"（指早发现、早休息、早治疗和就近在有条件的医院治疗）、把好"四关"（包括休克、少尿、出血和脏器损害），对减轻病情、缩短病程和改善预后具有重要意义。该病病情变化快，密切观察，及时发现病情变化并进行适当处置至关重要。药物治疗以液体疗法和对症支持治疗为主，以抗病毒治疗为辅，必要时行抗菌治疗。预防和及时有效治疗并发症是减少死亡的重要手段[7]。

（一）发热期

治疗原则：控制感染，改善中毒症状，减轻外渗，预防休克和 DIC。

1. 控制感染

发病 4 日内患者可用利巴韦林进行抗病毒治疗。

2. 改善中毒症状

给予易消化饮食。治疗高热以物理降温为主，忌用强烈发热退汗药，以防患者大量出汗而进一步丧失血容量。

3. 减轻外渗

嘱患者及早卧床休息，给予芦丁、维生素 C 等降低血管通透性。

4. 预防 DIC

病程中常有 DIC 的发生，适当给予低分子右旋糖酐或丹参注射液静脉滴注，以降低血液黏滞性。

（二）低血压休克期

治疗原则：补充血容量，调整酸碱平衡，减轻肾脏损害，预防多器官功能衰竭。

1. 补充血容量

补充血容量宜早期、快速和适量，力争 4 小时内稳定血压。

2. 调整酸碱平衡

治疗代谢性酸中毒可用 5% 碳酸氢钠溶液静脉滴注，根据二氧化碳结合力分次补充，避免盲目纠酸。

3. 强心剂的应用

对血容量基本补足、心率在 140 次/分以上者，可静脉给予毛花苷 C。

4. 血管活性药与肾上腺皮质激素的应用

对经补液、纠正酸中毒后血压仍不稳定者，可应用血管活性药物。

（三）少尿期

治疗原则：稳定内环境，促进利尿，导泻和透析治疗。

1. 稳定内环境

控制氮质血症：给予高糖、高维生素、低蛋白饮食。维持水盐平衡：少尿早期须与休克所致的肾前性少尿相鉴别。根据血钾及心电变化，限制或适量补钾盐。根据酸碱变化，给予碳酸氢钠，稳定酸碱平衡。

2. 促进利尿

常用的利尿药物为呋塞米，可从小剂量开始，逐渐加大剂量至 100～300 毫克/次，静脉滴注，4～6 小时可重复一次。亦可用血管扩张剂如酚妥拉明或山莨菪静脉注射。

3. 导泻和放血疗法

可用硫酸镁、甘露醇、大黄等口服导泻。

4. 透析治疗

对明显氮质血症、高血容量综合征或高血钾患者，可给予血液透析或腹膜透析。

（四）多尿期

移行阶段和多尿早期的治疗原则与少尿期相同。多尿后期主要是维持水和电解质平衡，防止继发感染。

（五）恢复期

补充营养，休息 1～3 个月，定期复查肾功能、血压及垂体功能，逐步恢复工作。

六、社 区 防 控

预防出血热应采取以灭鼠为主的综合性措施，包括灭鼠防鼠、灭螨、个体防护、食品管理和污染消毒、流行病学监测等。有条件和必要时，可接种疫苗[7-8]。

（一）媒介动物控制措施

① 广泛深入开展爱国卫生运动，结合卫生城镇创建工作，做好环境卫生的整治工作，消除鼠类栖息、繁殖和活动的条件；

② 混合型和家鼠型疫区应在春季流行高峰来临前重点做好灭鼠工作，有效降低当地的鼠密度；

③ 灭鼠以毒饵法为主，辅以器械捕打和熏杀；

④ 以灭鼠率作为考核灭鼠效果的主要指标，灭鼠率应达到90％以上；

⑤ 灭鼠时应注意个人防护，尽量减少与鼠类的直接接触，严禁玩鼠，不要裸手接触鼠体及其排泄物；

⑥ 经常清除驻地、道路两旁的杂草，填平坑洼，增加日照，降低湿度，使所在区域不适于恙螨的生长繁殖。

（二）一般性预防措施

① 野外作业时注意防螨，田间劳作、清整杂草秸秆和野外活动时加强个人防护，收割和处理脏乱杂物时戴手套，防止损伤皮肤，并尽可能戴口罩，减少可能受污染的尘埃吸入。

② 食品管理：做好食物保藏和食具消毒工作，防止鼠类排泄物污染食品和食具。剩饭菜等食用前必须充分加热。

③ 污染物消毒：对病人的血、尿、病前住房，以及宿主动物的血液、唾液、排泄物及其污染器物，鼠尸等，均应及时进行消毒，妥善管理，防止污染环境。

（三）疫源地处理

① 居民区：药物灭鼠，寻找鼠尸，堵塞鼠洞。做好室内外环境整顿工作，告知居民不直接接触鼠或鼠尸。

② 野外：应用急性药物进行灭鼠，在搜查鼠尸时堵塞鼠洞，处理范围视当时具体情况而定。

③ 对病人及其住处的处理。

（四）疫苗接种

我国已研制出3种出血热灭活疫苗，包括Ⅰ型肾综合征出血热灭活疫苗和Ⅱ型肾综合征出血热灭活疫苗及双价肾综合征出血热灭活疫苗（Vero细胞），分别用于预防Ⅰ型和Ⅱ型肾综合征出血，3年内保护率均在90％以上。接种对象应以出血热高发流行区的高危人员（与鼠类及野外疫源地接触多的人员）为重点。

七、参考文献

[1] JIANG H，DU H，WANG L M，et al. Hemorrhagic fever with renal syndrome：pathogenesis and clinical picture [J]. Front Cell Infect Microbiol，2016，6：1.

[2] 华华，陈淑红，杨明，等 .2007—2016 年黑龙江省肾综合征出血热疫情分析[J]. 现代预防医学，2017，44（22）：4033－4035，4041.

[3] 陕西省卫生健康委员会，空军军医大学唐都医院 . 肾综合征出血热诊疗陕西省专家共识 [J]. 陕西医学杂志，2019，48（3）：275－288.

[4] 卫生部 . 卫生部：印发《全国肾综合征出血热监测方案（试行）》[J]. 卫生政策，2005（10）：23.

[5] JIANG H，ZHENG X Y，WANG L M，et al. Hantavirus infection：a global zoonotic challenge [J]. Virol Sin，2017，32（1）：32－43.

[6] JONSSON C B，FIGUEIREDO L T M，VAPALAHTI O. A global perspective on hantavirus ecology，epidemiology，and disease [J]. Clin Microbiol Rev，2010，23（2）：412－441.

[7] 白雪帆，徐志凯 . 肾综合征出血热 [M]. 北京：人民卫生出版社，2013.

[8] ZHANG S，WANG S W，YIN W W，et al. Epidemic characteristics of hemorrhagic fever with renal syndrome in China，2006—2012 [J]. BMC Infect Dis，2014，14：384.

第九节　伤寒与副伤寒

一、概述

伤寒（typhoid fever）是由伤寒杆菌（Salmonella typhi）引起的急性肠道传染病，主要临床表现为持续发热、玫瑰皮疹、肝脾肿大、白细胞减少。患者及带菌者为唯一传染源，其中慢性带菌者及少数终身带菌者是伤寒传播及流行的主要传染源。伤寒属粪-口途径传播传染病，水源或食物的污染为主要传播方式，可引起暴发。患者预后可获得持久免疫力，但伤寒和副伤寒之间不存在交叉免疫。伤寒和副伤寒以夏秋季高发，尽管20世纪以来全球范围内伤寒和副伤寒的发病率有明显下降[1]，但在亚洲、非洲饮水条件较差的地区伤寒和副伤寒仍属于严重的公共卫生问题[2-3]，2018年全国共报告伤寒和副伤寒病例10 843例，死亡2例[4]。

副伤寒（paratyphoid fever）是由副伤寒甲、乙、丙型杆菌引起的一组细菌性传染病，其中副伤寒甲分布局限，副伤寒乙呈全球性分布。我国成人的副伤寒以甲型为主，儿童副伤寒乙较为常见。

目前主要参考指南有WHO推荐的伤寒疫苗报告、美国CDC发布的伤寒与副伤寒的诊疗防控黄皮书和疫苗推荐，以及英国发布的伤寒公共卫生指南等。

二、流行病学

1. 传染源

患者和带菌者是唯一传染源。带菌者包括潜伏期带菌者、暂时带菌者、慢性带菌者。由于慢性带菌者在恢复期可排菌3个月以上，因此慢性带菌者是导致疾病流行的重要传染源。

2. 传播途径

伤寒杆菌的传播途径为粪-口传播，常因水源遭受污染导致疾病暴发，而食物污染也可引起食源性暴发。此外，接触污染物和蟑螂等媒介机械传播可引起散发。

3. 易感人群

未患病和未接种疫苗者易感，感染后可获得持久免疫力，但伤寒与副伤寒之间无交叉免疫。

三、临床表现

1. 潜伏期及流行病学

伤寒潜伏期的长短可因感染机体的病菌量和/或机体免疫状态的不同，波动在3～60天，一般7～14天。而副伤寒的潜伏期较伤寒的潜伏期短，为2～15天，通常8～10天。

2. 伤寒的典型症状

典型的伤寒分为初期、极期、缓解期和恢复期。但由于目前使用抗菌药物等救治及时，故具有典型临床表现的患者较少。

（1）初期　病程第 1 周，以发热开始，3～4 天后温度阶梯上升至 38～40 ℃。

（2）极期　病程第 2～3 周，此期为伤寒特征性临床表现期，主要临床特征有稽留热，若未及时抗菌治疗，高热可持续 2 周；神经系统中毒症状，儿童可出现抽搐；成年人常见相对缓脉；半数以上患者胸腹部和肩背部在病程第 2 周可见玫瑰疹，压之褪色；消化系统症状以便秘多见，半数患者有右下腹隐痛，大多数患者存在轻度肝脾肿大。

（3）缓解期　病程第 4 周，体温逐渐下降、各项症状减轻，但仍处于小肠溃疡期，应警惕肠出血、肠穿孔等并发症。

（4）恢复期　病程第 5 周，体温正常，症状消失。

3. 副伤寒的不同临床特点

副伤寒起病常有腹痛、腹泻、呕吐等急性胃肠炎症状，2～3 天后减轻，接着体温升高，出现伤寒样症状。体温波动变化，副伤寒甲持续约 3 周，副伤寒乙持续约 2 周。皮疹出现早，较伤寒皮疹颜色深，略大且多，可遍及全身。副伤寒甲复发率高，但并发症少，病死率低；而副伤寒病以脓毒血型多见，临床表现复杂。

四、诊断标准

（一）流行病学史

发病前 30 天曾到过伤寒或副伤寒流行区，有伤寒或副伤寒患者密切接触史，有饮用生水的不良生活习惯。

（二）临床症状及体征

不明原因持续发热 1 周以上，具有表情淡漠、食欲减退、腹痛、腹泻或便秘等症状，具有相对缓脉、玫瑰疹和肝脾肿大等体征。

（三）实验室诊断

① 嗜酸粒细胞减少或消失，白细胞总数正常或偏低；

② 肥达反应（Widal test）"O" 抗体凝集效价≥1：80，"H" 抗体凝集效价≥1：160；

③ 恢复期血清特异性抗体效价高于急性期 4 倍；

④ 从血、骨髓、粪便、胆汁中任何一份样本中分离得到伤寒沙门菌或副伤寒沙门菌。

（四）病例定义

1. 带菌病例

无任何临床表现，但可从粪便中分离得到伤寒沙门菌或副伤寒沙门菌。

2. 疑似病例

具有流行病学史且持续发热，具有特征性临床症状且持续发热。

3. 临床诊断病例

疑似病例嗜酸粒细胞减少或消失，白细胞总数正常、偏低或肥达反应阳性。

4. 确诊病例

疑似病例恢复期血清特异性抗体效价高于急性期 4 倍，或从临床样本中分离得到伤寒沙门菌或副伤寒沙门菌。

（五）鉴别诊断

在未出现特征性临床症状的病程第 1 周，须与病毒性上呼吸道感染、细菌性痢疾和疟疾等急性发热性疾病相鉴别；病程 1～2 周后须与一些持续发热性疾病如革兰阴性杆菌败血症、斑疹伤寒、血行播散性结核病等鉴别。

（六）诊断须知

在发展中国家，肥达实验广泛应用于伤寒和副伤寒的实验室检查，但因其影响因素较多，可信度较低，故不能用于确诊。

五、治疗措施

伤寒和副伤寒的治疗方法相同，常用于治疗的药物有如下几种：

① 首选第三代喹诺酮类药物，该类药物抗菌谱广，杀菌作用强，副作用少，不易产生耐药。如选用氧氟沙星，剂量为 300 mg，每日 2～3 次，口服，疗程为 2 周，儿童及孕妇慎用或忌用。

② 头孢菌素类药物，第三代效果较好，患者使用后复发者少，该类药物常用于耐药菌株的治疗及老年伤寒和儿童伤寒的治疗。

③ 氯霉素，可用于非耐药菌株伤寒的治疗。但须注意：伴有 G-6PD 缺陷的患者用药后可发生溶血，且本药对带菌者无效。血液病、肝肾功能障碍者及婴幼儿慎用。

④ 氨苄西林，使用人群为：对氯霉素等耐药者；不能应用氯霉素者；妊娠合并伤寒者；慢性带菌者。疗程不短于 2 周。

六、社区防控

1. 疫区预防

一旦发现伤寒患者，应按照肠道传染病常规将其隔离，待患者体温正常后隔离 15 天或者症状消失后 2 次粪便培养阴性方可解除隔离。做好饮食、饮水、粪便的管理工作，进食水果须削皮，避免食用未煮熟的食物或饮生水，消毒灭蝇。

2. 人员管理

食品和饮水安全监管、勤洗手（特别是饭前洗手）是预防伤寒和副伤寒的关键措施。尽管有针对疫苗可使用，但这几种疫苗仅具有部分免疫保护作用，如伤寒、副伤寒甲、副伤寒乙三联菌苗，伤寒 Ty21a 胶囊活疫苗。因此，在接种疫苗后前往疫区时同样需要重点注意饮食和饮水安全。

患者隔离至症状消失后，每 5～7 天送粪便进行伤寒杆菌培养，连续 2 次阴性方可解除隔离。

七、参考文献

［1］KIM S，LEE K S，PAK G D，et al. Spatial and temporal patterns of typhoid and paratyphoid fever outbreaks：a worldwide review，1990—2018［J］. Clin Infect Dis，2019，69（S6）：S499 - S509.

［2］KABWAMA S N，BULAGE L，NSUBUGA F，et al. A large and persistent outbreak of typhoid fever caused by consuming contaminated water and street-vended beverages：Kampala，Uganda，January-June 2015［J］. BMC Public Health，2017，17（1）：23.

[3] MARKS F, VON KALCKREUTH V, AABY P, et al. Incidence of invasive salmonella disease in sub-Saharan Africa: a multicentre population-based surveillance study [J]. Lancet Glob Health, 2017, 5 (3): e310-e323.

[4] 中华人民共和国国家卫生健康委员会疾病预防控制局. 2018 年全国法定传染病疫情概况 [EB/OL]. (2019-04-24) [2020-08-23]. http://www.nhc.gov.cn/jkj/s3578/201904/050427ff32704a5db64f4ae1f6d57c6c.shtml.

[5] 中华人民共和国卫生部. 伤寒和副伤寒诊断标准: WS 280—2008 [S/OL]. [2020-08-23]. http://www.nhc.gov.cn/wjw/s9491/200802/38811.shtml.

第十节 登革热

一、概述

登革热是由登革病毒（dengue virus, DENV）引起的急性传染病，是全球传播最广泛的蚊媒传染病之一。典型的登革热临床表现为起病急骤，高热，头痛，肌肉、骨关节剧烈酸痛，部分患者出现皮疹、出血倾向、淋巴结肿大、白细胞计数减少、血小板减少等症状。本病主要在热带和亚热带地区流行，我国广东、香港、澳门等地是登革热流行区。由于本病系由伊蚊传播，故其流行有一定的季节性，一般在每年的 5—11 月份，高峰在 7—9 月份。在新流行区，人群普遍易感，但发病以成人为主；在地方性流行区，发病以儿童为主。

登革热的诊断、治疗和预防主要指南有 2009 年 WHO 发布的《登革热诊疗与防控指南》[1]、2014 年原国家卫计委发布的《登革热诊疗指南》[2]、中华人民共和国卫生行业标准《登革热诊断》[3]，以及 2018 年发布的《中国登革热临床诊断和治疗指南》[4]。

二、流行病学

本病传染源为登革热患者、隐性感染者和登革病毒感染的非人灵长类动物及带毒的媒介伊蚊。本病主要通过伊蚊叮咬传播。传播媒介主要为埃及伊蚊和白纹伊蚊。人群普遍易感，但感染后仅有部分人发病。

三、临床表现

1. 潜伏期

登革热的潜伏期一般为 1~14 天，多数为 5~9 天。

2. 典型症状[5]

典型的登革热病程分为 3 期，即发热期、极期和恢复期。根据病情严重程度，登革热分为普通登革热和重症登革热两种临床类型。多数患者表现为普通登革热，可仅有发热期和恢复期，仅少数患者可发展为重症登革热。

患者通常急性起病，首发症状为骤起高热，可伴畏寒，24 小时内体温可达 40 ℃。发热期一般持续 3~7 天。患者于病程第 3~6 天在颜面、四肢出现充血性皮疹或点状出血疹。典型皮疹为四肢的针尖样出血点或融合成片的红斑疹。

极期通常出现在病程的第3~8天。在此期，部分患者可因毛细血管通透性增加导致明显的血浆渗漏，可出现腹部剧痛、持续呕吐、球结膜水肿、四肢渗漏征、胸腔积液和腹水等症状，症状严重者可休克。重症登革热患者死亡通常发生于极期开始后24~48小时。

极期后的2~3天，患者病情好转，胃肠道症状减轻，白细胞及血小板计数回升，进入恢复期。部分患者可见针尖样出血点，可有皮肤瘙痒。

3. 早期识别重症病例的预警指征

① 退热后病情恶化或持续高热一周不退；② 有严重腹部疼痛；③ 持续呕吐；④ 胸闷、心悸；⑤ 昏睡或烦躁不安；⑥ 有明显出血倾向（黏膜出血或皮肤瘀斑等）；⑦ 少尿；⑧ 发病早期血小板快速下降；⑨ 人白蛋白降低；⑩ 红细胞比容（HCT）升高；⑪ 心律失常；⑫ 有胸腔积液、腹水或胆囊壁增厚等。

四、诊断标准

（一）诊断原则

根据流行病学史、临床表现及实验室检查结果，可做出登革热的诊断。在流行病学史不详的情况下，根据临床表现、辅助检查和实验室检测结果做出诊断[5-6]。

（二）病例定义

1. 疑似病例

符合登革热临床表现，有流行病学史（发病前15天内到过登革热流行区或居住地有登革热病例）或有白细胞和血小板减少者。

2. 临床诊断病例

符合登革热临床表现，有流行病学史，且白细胞、血小板数量同时减少，单份血清登革病毒特异性IgM抗体阳性。

3. 确诊病例

疑似病例或临床诊断病例急性期血液DENV NS1抗原或病毒核酸检测阳性，或从体内分离出DENV，或恢复期血清特异性IgG抗体滴度比急性期有4倍以上增长或转阳。

4. 重症登革热病例

在登革热诊断标准基础上出现下列严重表现之一者。

（1）严重出血　皮下血肿，肉眼血尿，咯血，消化道、阴道及颅内出血等。

（2）休克　心动过速，肢端湿冷，毛细血管充盈时间延长＞3秒，脉搏细弱或测不到，脉压减小，血压下降（＜90/60 mmHg或较基础血压下降20%）或血压测不到等。

（3）严重器官损伤　急性呼吸窘迫综合征或呼吸衰竭，急性心肌炎或急性心力衰竭，急性肝损伤（ALT或AST大于1 000 U/L），急性肾功能不全，脑病或脑炎等重要脏器损伤。

（三）鉴别诊断

登革热的临床表现多样，注意与下列疾病相鉴别：与发热伴出血疾病如基孔肯雅热、肾综合征出血热、发热伴血小板减少综合征等鉴别；与发热伴皮疹疾病如麻疹、荨麻疹、猩红热、流脑、斑疹伤寒、恙虫病等鉴别；有脑病表现者须与其他中枢神经系统感染相鉴别；白细胞及血小板降低明显者须与血液系统疾病鉴别。

五、治疗措施

目前尚无特效的抗登革病毒治疗药物，主要采取支持及对症治疗措施。治疗原则是早发现、早诊断、早治疗、早防蚊隔离。重症病例的早期识别和及时救治是降低病死率的关键[5-6]。

（一）一般治疗

① 卧床休息，清淡饮食；

② 防蚊隔离至退热及症状缓解，不宜过早下地活动，防止病情加重；

③ 监测神志、生命体征、液体入量、尿量、血小板、HCT、电解质等。

对血小板明显下降者，进行动静脉穿刺时要防止其出血、血肿发生。

（二）对症治疗

1. 退热

以物理降温为主，对出血症状明显的患者，避免采用乙醇擦浴。解热镇痛类药物可能导致严重并发症，应谨慎使用。

2. 补液

患者以口服补液为主，适当进食流质食物。对频繁呕吐、进食困难或血压低的患者，应及时静脉输液。

3. 镇静止痛

可给予安定、罗通定等对症处理。

（三）重症登革热病例的治疗

除一般治疗中提及的监测指标外，对重症登革热病例还应动态监测其电解质的变化。对出现严重血浆渗漏、休克、ARDS、严重出血或其他重要脏器功能障碍者，应积极采取相应治疗措施。

1. 补液原则

对重症登革热患者的补液原则是维持良好的组织器官灌注。同时应根据患者 HCT、血小板、电解质、尿量及血流动力学情况随时调整补液的种类和数量，在患者尿量达约 $0.5\,mL/(kg \cdot h)$ 的前提下，应控制静脉补液量。

2. 抗休克治疗

患者出现休克时应尽快对其进行液体复苏治疗，初始液体复苏以等渗晶体液（如生理盐水等）为主，对初始液体复苏无反应的休克患者或更严重的休克患者可加用胶体溶液（如白蛋白等），同时积极纠正酸碱失衡。液体复苏治疗无法维持血压时，应使用血管活性药物；严重出血引起休克时，应及时输注红细胞或全血等。对有条件者可进行血流动力学监测并指导治疗。

3. 出血的治疗

① 对出血部位明确者，如对严重鼻衄者，给予局部止血，对胃肠道出血者给予制酸药。尽量避免插胃管、尿管等侵入性诊断及治疗。

② 对严重出血伴血红蛋白低于 70 g/L 者，根据病情及时输注红细胞。

③ 对严重出血伴血小板计数低于 $30 \times 10^9 / L$ 者，应及时输注血小板。

六、社区防控

登革热的预防疫苗目前还处于研究阶段，不能用于疫区。预防的重点在于做好疫情监测，早期发现登革热疫情，以及时采取控制措施，防止疫情扩散。重点措施在于防蚊和灭蚊[7-10]。

（一）管理感染源

地方性流行地区或可能流行地区要做好登革热疫情监测预报工作，早发现，早诊断，及时隔离治疗。各地出现本地病例和流行季出现输入病例时必须开展病例搜索，也可根据风险评估和疫情控制需要适时开展。对于散发病例，以感染者住所或与其相邻的若干户、感染者的工作地点等活动场所为中心，参考伊蚊活动范围划定半径 200 m 之内空间范围为核心区，针对 1 例感染者可划定多个核心区，在核心区内搜索病例。可根据城区或乡村不同建筑类型，推测伊蚊活动范围，适当扩大或缩小搜索半径。对于输入病例，应详细追查其旅行史，在与其共同出行的人员中重点搜索。如果病例发病前 1 天至发病后 5 天（病毒血症期）曾在本区活动，还应在其生活、工作区域搜索可疑病例。若出现暴发疫情，则应根据疫情调查结果开展风险评估，确定搜索范围。

应尽快进行特异性实验室检查，识别轻型患者。对可疑患者应进行医学观察，患者应隔离在有纱窗纱门的病室内，隔离时间应不少于 5 天。加强国境卫生检疫。

（二）切断传播途径

防蚊、灭蚊是预防本病的根本措施。要改善卫生环境，清除伊蚊滋生地，清理积水；喷洒杀蚊剂消灭成蚊。

1. 社会动员，开展爱国卫生运动

① 按照政府组织、属地管理、部门协作、全民参与的方针组织清除媒介伊蚊滋生地并控制成蚊；

② 通过各种宣传渠道，例如，印制登革热媒介卫生知识宣传册、宣传海报，利用手机短信、报纸、电台、电视台、互联网等媒体向群众宣传关于防蚊、灭蚊的知识和方法，动员群众参与防蚊、灭蚊。

2. 防蚊措施

（1）个人防护 登革热疫区的居民和工作人员应做好个人防护，如穿长袖衣裤，使用蚊虫驱避剂，按照产品说明上的使用方法涂抹于皮肤外露的部位，或在衣服上喷洒，避免被蚊虫叮咬。

（2）医院和家庭防护 登革热发生地区的医院病房应安装纱门纱窗等防蚊设施。家庭提倡使用蚊帐、安装纱门纱窗等防蚊设施；可使用蚊香、气雾剂等家用卫生杀虫剂进行防蚊、灭蚊。

3. 蚊虫滋生地处理

组织发动相关部门和群众，在专业人员技术指导下，清除各类蚊虫滋生地。

蚊虫在家庭、单位、学校的主要滋生地有：饮水缸，储水池或缸，花瓶、花盆等有用的功能性积水容器，闲置的瓶、罐、缸等无用积水容器，竹筒，树洞，汽车轮胎，楼房反壜，雨水沟，地下室，集水井等。蚊虫在公园等外环境的主要滋生地有：绿化带的塑料薄膜、废弃易拉罐、饭盒、塑料杯积水容器等，闲置或废弃的瓶、罐、缸等无用积水容器，废弃的汽车轮胎，市政管网的管井，竹筒，树洞，植物叶腋等。

4. 成蚊杀灭

成蚊杀灭的一般原则：选择国家正式登记的卫生杀虫剂等快速杀灭成蚊，室外成蚊杀灭以超低容量喷雾为主要措施，配合对蚊虫栖息地（牲畜棚、绿化带等）的滞留喷洒。室内成蚊杀灭以滞留喷洒为主要措施，重点场所在滞留喷洒的同时还需要进行超低容量喷雾。应从警戒区到核心区、由外到内按次序处理。

（三）保护易感人群

人群普遍易感，但感染后仅有部分人发病。人体感染登革病毒后，可对同型病毒产生持久免疫力，但对异型病毒感染不能形成有效保护。若再次感染异型或多个不同血清型病毒，机体可能发生免疫反应，从而导致严重的临床表现。高危人群包括：① 二次感染者；② 年老有慢性基础病者，比如有糖尿病、高血压、冠心病、肝硬化、消化性溃疡、哮喘、慢阻肺、慢性肾功能不全等；③ 婴幼儿或孕妇；④ 肥胖或严重营养不良者。

易感人群应提高抗病力，注意饮食均衡营养，劳逸结合，适当锻炼，增强体质；在登革热流行期间涂布昆虫驱避剂，以防蚊虫叮咬。

七、参考文献

［1］World Health Organization. Dengue：Guidelines for diagnosis，treatment，prevention and control ［EB/OL］. ［2009－10－01］［2020－08－24］. https：//www. who. int/tdr/publications/training-guideline-publications/dengue-diagnosis-treatment/en/.

［2］国家卫生和计划生育委员会. 登革热诊疗指南（第 2 版）［EB/OL］. （2014－10－11）［2020－08－24］. http：//www. nhfpc. gov. cn/yzygj/s3593g/201410/d417aa2e783949e48f8a7366d7fdfacc. shtml.

［3］中华人民共和国国家卫生和计划生育委员会. 登革热诊断：WS 216—2018 ［S/OL］. ［2020－08－24］. http：//www. nhc. gov. cn/wjw/s9491/201803/d524df26df28453eada8371dc3565818. shtml.

［4］中华医学会感染病学分会，中华医学会热带病与寄生虫学分会，中华中医药学会急诊分会. 中国登革热临床诊断和治疗指南 ［J］. 传染病信息，2018，31（5）：385－392.

［5］张复春. 登革热的诊断与治疗 ［M］. 北京：人民卫生出版社，2014.

［6］World Health Organization. Handbook for clinical management of dengue ［M］. Geneva：World Health Organization，2012.

［7］中国疾病预防控制中心. 中国疾病预防控制中心关于印发登革热防治技术指南的通知 ［EB/OL］. （2014－09－29）［2020－08－24］. http：//www. chinacdc. cn/jkzt/crb/zl/dgr/jszl_2235/201409/t20140929_104958. html.

［8］张复春. 中国登革热现状 ［J］. 新发传染病电子杂志，2018，3（2）：65－66.

［9］应若素，王建，洪文昕，等. 广东省 2014 年登革热暴发流行的临床和实验室特点 ［J］. 中华传染病杂志，2014（12）：719－723.

[10] World Health Organization. WHO global strategy for dengue prevention and control，2012—2020 [EB/OL]. (2012 - 08)[2020 - 08 - 02]. https：//www. who. int/denguecontrol/9789241504034/en/.

第十一节　麻　疹

一、概　述

麻疹是由麻疹病毒引起的急性呼吸道传染病，传染性很强，在人口密集而未普种疫苗的地区易发生流行，一般 2～3 年发生一次大流行，为儿童最常见的急性呼吸道传染病之一。临床上以发热、上呼吸道感染、眼结膜炎及皮肤出现红色斑丘疹和颊黏膜上有麻疹黏膜斑，疹退后遗留色素沉着伴糠麸样脱屑为特征。常并发中耳炎、喉-气管炎、肺炎等呼吸道疾病，以及麻疹脑炎、亚急性硬化性全脑炎等严重疾病。自麻疹疫苗问世后，麻疹发病率和病死率急剧下降，但麻疹的发病负担仍然巨大[1]。

目前麻疹的诊断、治疗和预防主要指南有 2006 年原卫生部颁布的《2006—2012 年全国消除麻疹行动计划》[1]、2014 年国家疾病预防控制中心颁布的《全国麻疹监测方案：2014 版》[2] 及 2017 年原国家卫计委颁布的中华人民共和国卫生行业标准《麻疹诊断》（WS 296—2017）[3]。

二、流行病学

1. 传染源

患者为本病唯一传染源。一般认为患者出疹前后 5 天均有传染性。该病传染性强，易感者直接接触麻疹患者后 90% 以上可得病。隐性感染者的传染源作用不大。

2. 传播途径

患者咳嗽、打喷嚏时，病毒随飞沫排出，直接到达易感者的呼吸道或眼结合膜而致其感染。该病的间接传播很少。

3. 易感人群

未患过麻疹，也未接种麻疹疫苗者均为易感者。麻疹患者痊愈后有较持久的免疫力。

三、临床表现

1. 潜伏期

麻疹潜伏期一般约 10 天（6～18 天）。曾经接触过麻疹患儿或在潜伏期接受被动免疫者，潜伏期可延至 3～4 周。患者在潜伏期内可有轻度体温上升。

2. 典型症状[2-3]

典型的麻疹患者病程分为 3 期，即前驱期、出疹期和恢复期。

（1）前驱期　前驱期也称发疹前期，一般为 3～4 天。表现类似上呼吸道感染症状：① 发热见于所有病例，多为中度以上发热；② 有咳嗽、流涕、流泪、咽部充血等症状，以眼症状突出，结膜发炎、眼睑水肿、眼泪增多、畏光、下眼睑边缘有一条明显充血横线（Stimson线），此症状对诊断麻疹极有帮助；③ 麻疹黏膜斑（Koplik斑），在发疹前24～48小时出现，为直径约1.0 mm的灰白色小点；④ 偶见皮肤荨麻疹。

（2）出疹期　多在发热后3～4天出现皮疹，体温可突然升高至40～40.5 ℃，皮疹为稀疏不规则的红色斑丘疹，疹间皮肤正常，出疹顺序也有特点：开始见于耳后、颈部，沿着发际边缘，24小时内向下发展，遍及面部、躯干及上肢，第3天皮疹累及下肢及足部。病情严重者皮疹常融合，皮肤水肿，面部水肿变形。大部分皮疹压之褪色，但亦有出现淤点者。

（3）恢复期　在出疹3～4天后皮疹开始消退，消退顺序与出疹时相同；在无并发症发生的情况下，食欲、精神等其他症状也随之好转，体温下降。皮肤颜色发暗。疹退后，皮肤留有糠麸状脱屑及棕色色素沉着，7～10天后痊愈。

由于儿童麻疹疫苗的应用，成人麻疹发病率占比逐渐增加。成人麻疹与儿童麻疹的不同之处为：肝损伤发生率高；胃肠道症状多见，如恶心、呕吐、腹泻及腹痛；骨骼肌病，包括关节和背部痛；麻疹黏膜斑存在时间长，可达7天；眼部疼痛多见，但畏光少见。

四、诊断标准

（一）诊断原则

在麻疹减毒活疫苗普遍应用后，不但存在症状典型的麻疹患者，而且存在症状不典型的麻疹患者，对前者可根据临床表现结合流行病学史做出诊断，对后者则须根据血清麻疹抗体的检测或麻疹病毒的分离阳性做出诊断[2-3]。

（二）病例定义

1. 疑似病例

全身皮肤出现红色斑丘疹且发热（体温38 ℃或更高），或咳嗽，或上呼吸道有卡他症状，或结合膜炎者。

2. 临床诊断病例

疑似病例同时具备以下症状之一者可判断为临床诊断病例[4]：

① 起病早期（一般于病程第2～3天）在口腔颊黏膜见到麻疹黏膜斑；

② 皮肤红色斑丘疹由耳后开始向全身扩展，持续3天以上，呈典型经过；

③ 与确诊麻疹的病人有接触史，潜伏期6～18天。

3. 确诊病例

疑似病例或者临床诊断病例同时符合以下实验室检测结果之一者可确诊为麻疹：

① 一个月内未接种过麻疹减毒活疫苗但在血清中查到麻疹IgM抗体；

② 恢复期病人血清中麻疹IgG抗体滴度比急性期有4倍或4倍以上升高，急性期抗体阴性而恢复期抗体阳转；

③ 从鼻咽部分泌物或血液中分离到麻疹病毒或检测到麻疹病毒核酸。

4. 排除病例

① 麻疹疑似病例血标本经检测麻疹IgM抗体阴性、风疹IgM抗体阳性，或经实验室确诊为其他发热出疹性疾病者；

② 麻疹疑似病例无标本，或出疹后3天内采集的血标本经检测麻疹IgM抗体阴性，

但有其他原因可以明确解释者（如与风疹实验室确诊病例有流行病学联系）；

③ 麻疹疑似病例出疹后 4～28 天采集的血标本经检测麻疹 IgM 抗体阴性，但与实验室诊断麻疹病例无明确流行病学联系或有其他明确诊断者。

（三）鉴别诊断

应与猩红热、风疹、幼儿急疹等发热、出诊性疾病鉴别。

五、治疗措施

1. 一般治疗

隔离，卧床休息，房内保持适当的温度和湿度，经常通风以保持空气新鲜。有畏光症状时房内光线要柔和。进食容易消化的富有营养的食物，补充足量水分。保持皮肤、黏膜清洁，口腔应保持湿润清洁，可用盐水漱口，每天重复几次。一旦发现手心、脚心有疹子出现，说明疹子已经出全，已进入恢复期。密切观察病情，出现并发症时应立即就医。

2. 对症治疗

患者高热时可用小量退热剂，烦躁时可适当用苯巴比妥等镇静剂，剧咳时可用镇咳祛痰剂，继发细菌感染时可用抗菌药物。麻疹患儿对维生素 A 需要量大，WHO 推荐维生素 A 缺乏区的麻疹患儿补充维生素 A。

3. 中药治疗

根据患者不同病期进行辨证施治。

六、社区防控

预防麻疹的主要措施是隔离患者；对儿童进行人工主动免疫，以提高儿童的免疫力。麻疹病毒只有一个血清型，抗原性稳定。人感染该病毒后可产生持久的免疫力。人是该病毒唯一宿主，且有安全有效的疫苗可以用于预防。随着麻疹疫苗的广泛应用，特别是实施儿童计划免疫后，我国麻疹控制工作取得了显著成绩[5]。

（一）主动免疫

提高人群免疫力，减少麻疹易感人群是消除麻疹的关键。世界上其他国家的经验表明，要实现消除麻疹的目标，人群麻疹免疫力应达到并保持在 95％ 的水平。提高人群麻疹疫苗接种率是基础，可以通过加强常规免疫服务和开展麻疹强化免疫等措施实现。采用麻疹减毒活疫苗是预防麻疹的重要措施，其预防效果可达 90％。虽然 5％～15％ 接种儿童可发生轻微反应如发热、不适、无力等，少数在发热后还会出疹，但不会继发细菌感染，亦无神经系统并发症。我国规定初种年龄为 8 个月，如果疫苗接种过早，则存留在婴儿体内的母亲抗体将中和疫苗的免疫作用。由于免疫后血清阳转率并非 100％，且随时间延长免疫效应可变弱，所以 4～6 岁或 11～12 岁时应第二次接种麻疹疫苗。

此外，还应加大对流动人口、计划外生育儿童和边远贫困地区儿童的管理力度，制定相应的对策，采取多种预防接种服务形式，提高适龄儿童麻疹疫苗接种率。对流动人口中的适龄儿童要按照现居住地管理的原则，保证其与本地儿童享有同等的预防接种服务。要采取定点接种和入户接种相结合的方式，加强对边远贫困地区儿童的预防接种服务。要将查漏补种作为常规免疫和强化免疫的一项重要补充工作内容，及时发现零剂次免疫和未全程接种的儿童，并及时予以补种。加强对新入学大中专学生、集体生活和工作的进城务工人员等的麻疹疫情监测和人群免疫状况评价，及时做好相应人群的预防接种，预防和控制麻疹暴发。

（二）控制传染源

① 麻疹病例应在家或在医院隔离，以减少与他人接触。普通患者原则上隔离至出疹后 5 天，并发肺部感染者延长至 14 天。同时应加强麻疹病例的护理和治疗工作，预防和减少并发症的发生。

② 密切接触者包括患者的看护人员、家庭成员，以及托儿所、幼儿园、学校里的同班者或处在同一工作、生活、学习环境中的人群。对密切接触者自其接触患者之日起 21 天内进行医学观察，尽量减少其与他人接触。密切接触者一旦出现发热、出疹等症状和体征，要立即报告。对无麻疹疫苗免疫史的密切接触者应立即接种麻疹疫苗，有条件者可先注射免疫球蛋白，4 周后接种麻疹疫苗。

（三）切断传播途径

① 预防医院感染。各级各类医疗机构要按照《医疗机构传染病预检分诊管理办法》的有关要求，对具有发热、出疹等症状的患者进行预检分诊。医院须严格执行《医院感染管理规范》和《消毒管理办法》，收治麻疹患者的医院必须具备隔离条件，独立设区，保持病房内通风良好。认真落实消毒措施，加强医务人员的个人防护，避免发生麻疹的医院内感染。

② 要把麻疹预防控制知识的宣传和普及作为科普知识宣传的重要内容，纳入当地健康教育规划。利用预防接种日和其他公众聚会活动，组织开展多种形式的健康教育，向公众宣传消除麻疹策略和措施，使公众了解麻疹的危害、传播途径与预防方法，鼓励其自觉接种疫苗。

③ 疫情发生地的卫生行政部门应及时组织开展对疫源地（包括病家）及其周围环境的消毒处理。托幼机构、学校、影剧院等人群聚集场所要搞好环境卫生，保证空气流通。负责现场流行病学调查、采样和医疗救治的工作人员要加强个人防护，及时接种麻疹疫苗。

（四）加强监测管理

开展麻疹监测的目的是了解麻疹的流行病学特征，评价免疫等预防控制措施的效果，为制定有效预防控制策略提供依据。应加强预测预警，及时发现疫情，采取针对性措施，预防和控制疫情的发生和蔓延。

1. 做好常规报告工作

传染病法定责任报告单位和责任疫情报告人，发现麻疹或疑似麻疹病例时，须按照相关规定进行报告。如果发现在同一学校、幼儿园、自然村寨、社区、建筑工地等集体单位 7 天内发生 10 例及以上疑似麻疹病例，应按《国家突发公共卫生事件相关信息报告管理工作规范（试行）》的要求上报。

2. 加强流行病学监测

各地应积极开展麻疹疑似病例（发热、出疹并伴有咳嗽、卡他性鼻炎或结膜炎症状之一者，或被任何经过培训的卫生人员诊断为麻疹的病例）监测，对报告病例开展流行病学个案调查并进行实验室诊断。麻疹暴发时应重点做好疫情的监测工作。

七、参考文献

[1] 中华人民共和国卫生部.2006—2012 年全国消除麻疹行动计划 [EB/OL].(2007 - 02 - 15)[2020 - 08 - 15]. http://www. nhc. gov. cn/wjw/ghjh/201306/897bf52ad33c49959328795cf6763822. shtml.

[2] 中华人民共和国卫生部. 全国麻疹监测方案 [EB/OL]. (2009 - 02 - 02)[2020 - 08 - 12]. http://www. nhc. gov. cn/wjw/gfxwj/201304/f9956cbc95594311902cf554e0aee4b7. shtml.

[3] 中华人民共和国国家卫生和计划生育委员会. 麻疹诊断标准:WS 296—2017 [S/OL]. [2020 - 08 - 23]. http://www. nhc. gov. cn/wjw/s9491/201707/c0f33d9c8f6e426f930a7f2c942dc637. shtml.

[4] 倪星语，尚红. 临床微生物学与检验 [M]. 北京：人民卫生出版社，2007：423 - 429.

[5] 马超，苏琪茹，郝利新，等. 中国 2012—2013 年麻疹流行病学特征与消除麻疹进展 [J]. 中国疫苗和免疫，2014，20（3）：193 - 199.

第十二节 疟 疾

一、概 述

疟疾是经按蚊叮咬或输入带疟原虫者的血液而感染疟原虫所引起的虫媒传染病。疟疾的病原体为疟原虫。疟原虫属于真球虫目（*Eucoccidiida*）原虫科（*Plasmodiidae*）疟原虫属（*Plasmodium*）。疟原虫种类繁多，虫种宿主特异性强。可感染人类的疟原虫共有 4 种，即间日疟原虫（*Plasmodium vivax*）、恶性疟原虫（*P. falciparum*）、三日疟原虫（*P. malariae*）和卵形疟原虫（*P. ovale*），分别引起间日疟、恶性疟、三日疟和卵形疟。在我国，主要有间日疟原虫和恶性疟原虫，三日疟原虫少见，卵形疟原虫罕见。疟原虫先侵入肝细胞发育繁殖，再侵入红细胞繁殖，引起红细胞成批破裂而导致发病。临床上以反复发作的间歇性寒战、高热，继之出大汗后缓解为特点。

疟疾在全球致死性寄生虫病中居第一位。根据 WHO《2019 年世界疟疾报告》，2018 年共有 2.28 亿疟疾患者，估计有 40.5 万人死于此病，其中大部分死亡发生在撒哈拉以南非洲地区。尤其是孕妇和儿童最易感染疟疾，怀孕会降低妇女对疟疾的免疫力，使其更易受到感染，面临更大的患病、严重贫血和死亡风险。孕妇感染疟疾还会干扰胎儿生长，加剧早产和低出生体重的风险。早产和低出生体重是导致儿童死亡的主要原因之一。目前，疟原虫对各种抗疟药的耐药性在增多、增强，其中包括对青蒿琥酯的耐药性[1]。

目前主要参考指南有 WHO 发布的《2019 年世界疟疾报告》[1]、《疟疾治疗指南（2015 年第三版）》[2]、《疟疾媒介控制指南》[3]，我国的《疟疾的诊断》（WS 259—2015)[4]、

《抗疟药使用规范》（WS/T 485—2016）[5]、《疟疾控制和消除标准》（GB 26345—2010），美国 CDC 的《疟疾治疗指南》[6] 及英国的《疟疾治疗指南（2016)》[7] 等。

二、流行病学

1. 传染源

疟疾主要以疟疾患者和携带疟原虫者为传染源。

2. 传播途径

疟疾通过雌性按蚊叮咬人体进行传播，少数病例可因输入带疟原虫的血液或经母婴传播。

3. 易感人群

人群对疟疾普遍易感。感染后虽可获得一定程度的免疫力，但不持久。再次感染同种疟原虫时，临床症状较轻，甚至可无症状。来自非疟疾流行区的人员感染疟原虫时，临床表现常较严重。各型疟疾之间无交叉免疫原性。

疟疾主要流行于热带地区和亚热带地区，其次为温带地区。疟疾的流行与按蚊的生活及繁殖环境密切相关。间日疟的流行区最广，恶性疟主要流行于热带，三日疟和卵形疟相对较少见。我国云南和海南两省为间日疟及恶性疟混合流行区，其余地区主要以间日疟流行为主。热带地区全年均可发病，其他地区发病以夏秋季较多。随着我国出境旅游和对外人员交流的迅速发展，我国出现不少在境外疟疾流行区感染的输入性病例。

三、临床表现

疟疾现症病人和无症状感染者为主要传染源。经媒介按蚊叮咬传播或/和血液传播为疟疾的主要传播途径。除具有某些遗传特征的人群外，不同种族、性别、年龄和职业的人对 4 种人体疟原虫普遍易感。我国云南、海南、安徽、湖北、河南等 24 个省（自治区、直辖市）具备疟疾传播条件。热带地区通常全年都能传播，我国亚热带地区主要传播季节在 5—10 月。

疟疾从感染到临床发作一般经历潜伏期、前驱期和发作期三个阶段。疟原虫的红细胞内期繁殖与疟疾的临床发病和诊断密切相关。人体感染疟原虫患疟疾后，表现为周期性寒战、高热、出汗。临床上重症疟疾大多由恶性疟原虫感染所致，可致病人死亡。其典型临床表现包括：呈周期性发作，每天或隔天、隔两天发作一次。发作时有寒战、发热、出汗等症状。发作多次后可出现脾大和贫血症状。其不典型临床表现有如下特点：有发冷、发热、出汗等症状，但热型和发作周期不规律[2]。

（一）无并发症疟疾

1. 潜伏期

疟疾的潜伏期与感染的疟原虫种类有关。间日疟还有长短潜伏期之分。短者一般为 12～30 天，长者可达 1 年左右。卵形疟的潜伏期同间日疟；恶性疟的潜伏期一般为 16 天，三日疟的潜伏期为 18～40 天。

2. 前驱期

疟疾发作前 3～4 天有疲乏、头痛、不适、畏寒和低热等症状，这些症状与感冒症状相似，易被忽略。

3. 发作期

疟疾俗称"打摆子"。典型的疟疾发作包括寒战、发热和出汗退热三个连续过程，呈周期性发作。患者多次发作后出现贫血和脾大。

初发患者临床发作常不典型。恶性疟疾患者多起病急，寒战、出汗不明显，热型不规则，高热持续可达 20 小时以上，前后两次发作的间歇较短。

（1）发冷期　手脚发冷，继而寒战、发抖、面色苍白、口唇指甲发绀。体温迅速上升，此期可持续 10 多分钟至 2 小时。

（2）发热期　寒战后全身发热、头痛、口渴，体温可升至 39 ℃或以上，有些病人可出现抽搐，此期可持续 2～3 小时。

（3）出汗期　高热后大汗淋漓，体温迅速下降，此期可持续 1 小时以上。

4. 发作周期

间日疟和卵形疟的发作周期为隔天一次，但间日疟初发病例的前 2～3 次发作周期可不典型，呈每日一次，其后可呈典型的隔天发作。恶性疟一般间隔 24～48 小时发作一次，在前后两次发作的间隙期，患者体温可不降至正常。三日疟隔 2 天发作一次，较有规律。疟疾的发作多始于中午前后至晚 9 点以前，偶见于深夜。

（二）特殊类型疟疾

1. 重症疟疾

重症疟疾患者可出现以下一项或多项临床症状或实验室指征：昏迷、重度贫血（血红蛋白 <50 g/L，红细胞比容 $<15\%$）、急性肾衰竭（血清肌酐 >265 μmol/L）、肺水肿或急性呼吸窘迫综合征、低血糖症（血糖 <2.2 mmol/L 或 <40 mg/dL）、循环衰竭或休克（成人收缩压 <70 mmHg，儿童收缩压 <5 mmHg）、代谢性酸中毒（血浆碳酸氢盐 <15 mmol/L）、胃肠道症状（腹泻、呕吐等）等，少见体温不升反而下降（低于正常体温，所谓厥冷型）。

2. 孕妇疟疾

孕妇感染疟原虫时，症状一般较重，特别是感染恶性疟原虫时，原虫密度高，易发展为重症疟疾，且往往造成早产或死胎。

3. 婴幼儿疟疾

5 岁以下婴幼儿感染疟原虫时，起病多呈渐进型，常表现为不宁、厌食、呕吐、热型不规则，易发展为重症疟疾。

4. 先天性疟疾

含有疟原虫的母体血经受损的胎盘或受损的皮肤黏膜（胎儿通过产道时）而进入胎儿体内，胎儿在出生后 7 天内发病，症状与婴幼儿疟疾相似。

5. 输血性疟疾

因输入含有疟原虫的血液而患的疟疾为输血性疟疾，输血性疟疾具有潜伏期短的特点，经正规治疗后一般无复发。

四、诊断标准

（一）实验室检查

实验室检查主要包括显微镜检查血涂片（查见疟原虫）、疟原虫抗原检测（阳性）

及疟原虫核酸检测（阳性）三种方法[4]。

1. 病原学诊断

病原学检查方法是疟疾诊断的金标准，需要制作血膜片染色后在显微镜下观察。薄血膜中的疟原虫形态及被寄生红细胞的形态变化是鉴定虫种的依据。厚血膜多用于流行病学调查，原虫密度低时能够提高检出率。

2. 疟原虫抗原检测

取患者外周血可检查疟原虫循环抗原。研究人员最早开发了检测恶性疟原虫的试纸条［靶抗原为富组氨酸蛋白2（histidine-rich protein 2，HRP2），商品名分别为 Para-Sight-F，immunochromatographic test，ICT MalariaPn］，之后进一步开发了针对恶性疟原虫 HRP2 和四种疟原虫抗原，可以区分恶性疟原虫与非恶性疟原虫（其他三种人体疟原虫）的试纸条。检测时按不同试剂盒产品说明书要求操作判读结果。如果质控区和检测区同时出现色带，则为阳性；如果仅在质控区出现色带，则为阴性；如果质控区无色带，则检测失败。

3. 疟原虫核酸检测

用 PCR 方法扩增患者外周血液中的疟原虫特异性基因有助于疟疾诊断。

（二）诊断标准

根据患者的病史、流行病学史、临床表现及实验室检查结果综合判断[4]。

1. 无症状感染者

无临床表现，实验室检查病原学某一项或几项阳性。

2. 临床诊断病例

仅有流行病学史和典型或不典型的临床症状。

3. 确诊病例

符合临床诊断病例，且实验室检查病原学某一项或几项阳性。

4. 重症病例

确诊病例，同时符合重症疟疾症状。

（三）鉴别诊断

临床诊断病例应与以发热为主要症状的其他疾病，如急性上呼吸道感染、登革热、乙型脑炎、流行性脑脊髓膜炎、中毒性菌痢、败血症、急性肾炎、钩端螺旋体病、恙虫病、巴贝虫病、黑热病、急性血吸虫病、旋毛虫病等相鉴别。

五、治疗措施

抗疟药的使用应遵循安全、有效、合理、规范的原则。应根据疟原虫虫种及其对抗疟药的敏感性和患者的临床症状与体征合理选择药物，并应严格掌握剂量、疗程和给药途径，以保证治疗和预防效果并延缓抗药性的产生。WHO 2015 年发布了新的疟疾诊疗指南，推荐以青蒿素为基础的联合疗法（artemisinin-based combination therapy，ACT），该疗法是以青蒿素为基础药物，与另一种作用机制不同的抗疟药合用[6-7]。

（一）治疗方法

1. 对症支持治疗

患者发作期及退热后 24 小时应卧床休息；注意水分的补给，可适当补液；寒战时注意保暖，高热时可物理降温，酌情使用解热剂；对凶险发热者应严密观察病情，及时发现其生命体征的变化，详细记录出入量，做好基础护理；按虫媒传染病对患者做好隔离防护，患者血液、分泌物、排泄物及其污染环境和物品应经严格消毒处理。

2. 药物治疗

（1）用于间日疟和卵形疟的抗疟药　首选磷酸氯喹加磷酸伯氨喹。磷酸氯喹无效时，可选用哌喹、磷酸咯萘啶或 ACTs 加磷酸伯氨喹。

（2）用于三日疟的抗疟药　首选磷酸氯喹。磷酸氯喹无效时，可选用哌喹、磷酸咯萘啶或 ACTs。

（3）用于恶性疟的抗疟药　ACTs 或磷酸咯萘啶；妊娠 3 个月内的孕妇患恶性疟时选用磷酸哌喹。

（4）用于重症疟疾的抗疟药　青蒿素类注射液或磷酸咯萘啶注射液。

（5）用于多种疟原虫混合感染者的抗疟药　① 用于恶性疟原虫与间日疟原虫、恶性疟原虫与卵形疟原虫混合感染者的抗疟药：ACTs 或磷酸咯萘啶，加磷酸伯氨喹；② 用于恶性疟原虫与三日疟原虫混合感染者的抗疟药：同用于恶性疟的抗疟药。

（6）预防药　磷酸氯喹或哌喹。

（7）休止期根治药　磷酸伯氨喹。

（二）治疗方案

1. 间日疟和卵形疟的抗疟药使用方案

（1）磷酸氯喹加磷酸伯氨喹八日方案　磷酸氯喹（氯喹基质）总剂量 1 200 mg，分 3 日口服；磷酸伯氨喹（伯氨喹基质）总剂量 180 mg，分 8 日口服。

（2）哌喹加磷酸伯氨喹八日方案　哌喹（哌喹基质）总剂量 1 200 mg，分 3 日口服；磷酸伯氨喹（伯氨喹基质）总剂量 180 mg，分 8 日口服。

（3）青蒿素类复方加伯氨喹八日方案　① 双氢青蒿素哌喹片总剂量 8 片，分 2 日口服；磷酸伯氨喹（伯氨喹基质）总剂量 180 mg，分 8 日口服；② 青蒿琥酯阿莫地喹片总剂量 6 片，分 3 日口服；磷酸伯氨喹（伯氨喹基质）总剂量 180 mg，分 8 日口服；③ 青蒿素哌喹片总剂量 4 片，分 2 日口服；磷酸伯氨喹（伯氨喹基质）总剂量 180 mg，分 8 日口服；④ 磷酸咯萘啶（咯萘啶基质）总剂量 1200 mg，分 3 日口服；磷酸伯氨喹（伯氨喹基质）总剂量 180 mg，分 8 日口服。

2. 三日疟的抗疟药使用方案

（1）磷酸氯喹三日方案　磷酸氯喹（氯喹基质）总剂量 1 200 mg，分 3 日口服。

（2）哌喹三日方案　哌喹（哌喹基质）总剂量 1 200 mg，分 3 日口服。

（3）咯萘啶三日方案　磷酸咯萘啶（咯萘啶基质）总剂量 1 200 mg，分 3 日口服。

（4）青蒿素类复方方案　① 双氢青蒿素哌喹片总剂量 8 片，分 2 日口服；② 青蒿琥酯阿莫地喹片总剂量 6 片，分 3 日口服；③ 青蒿素哌喹片总剂量 4 片，分 2 日口服。

3. 恶性疟的抗疟药使用方案

恶性疟的抗疟药使用方案同三日疟的抗疟药使用方案中的咯萘啶三日方案或青蒿素类复方方案。

4. 重症疟疾的抗疟药使用方案

（1）青蒿素类注射液　① 首选青蒿琥酯注射液静脉推注，疗程不少于 7 日；如 7 日内临床症状和体征缓解并能进食，可停止使用青蒿琥酯注射液，并改口服 ACTs 一个疗程继续治疗；② 蒿甲醚注射液肌内注射，疗程不少于 7 日；如 7 日内临床症状和体征缓解并能进食，可停止使用蒿甲醚注射液，并改口服 ACTs 一个疗程继续治疗。

（2）磷酸咯萘啶注射液　咯萘啶注射液静脉滴注或肌内注射治疗，总剂量（咯萘啶基质）9.6 mg/kg 体重，分 3 日滴注或注射。

5. 孕妇患疟疾的抗疟药使用方案

（1）孕妇患间日疟、卵形疟或三日疟　同三日疟的抗疟药使用方案中的磷酸氯喹三日方案或哌喹三日方案。

（2）孕妇患恶性疟　① 妊娠 3 个月内的孕妇患恶性疟：哌喹（哌喹基质）总剂量 1 500 mg，分 3 日口服；② 妊娠 3 个月以上的孕妇患恶性疟：同三日疟的抗疟药使用方案中的青蒿素类复方方案。

（3）孕妇患重症疟疾　同重症疟疾的抗疟药使用方案。

6. 休止期根治药物使用方案

休止期根治药物使用磷酸伯氨喹（伯氨喹基质），总剂量 180 mg，分 8 日口服。

7. 预防服药使用方案

（1）恶性疟和间日疟混合流行地区　流行季节使用哌喹，每月 1 次，每次口服（哌喹基质）600 mg，临睡前服。连续服药不超过 4 个月，再次进行预防服药时应间隔 2～3 个月。

（2）单一间日疟流行地区　流行季节使用磷酸氯喹，每 7～10 日 1 次，每次口服磷酸氯喹（氯喹基质）300 mg，临睡前服。

六、社区防控

疟疾的发生和流行取决于传染源、传播媒介、易感人群和有关动物等环节。针对这些环节采取防治措施，可以控制或消灭疟疾。

（一）加强传染源监测和管理

① 识别疫情易发地区和高危人群，进行流行病学监测，及时发现并规范治疗疟疾病人。

② 加强疟疾疫情报告，各级各类医疗卫生机构对发现的疟疾病人均应当按照《中华人民共和国传染病防治法》和《传染病信息报告管理规范》的规定报告疟疾病例，实现网络直报。

③ 病例侦查、分类与管理：对网络直报的所有疟疾病例立即进行疟原虫血片镜检核实，并在 3 个工作日内完成流行病学个案调查。对确诊的每个疟疾病例，应详细了解其疟疾史、外出史、输血史及临床治疗状况。

④ 疫点调查、分类与处理：在疟疾流行疫点进行流行病学调查，了解传染源的来源、发生的原因、流行的范围和程度，确定疫点的性质。采取相应措施，以尽快清除疫情。

（二）加强传染媒介防制

1. 处理滋生地

主要针对媒介按蚊幼虫的滋生地进行综合防治，降低蚊虫密度。水稻田是按蚊幼虫滋生的环境之一。可对水稻田间歇灌溉，铲除周边的杂草等；将阴沟改造成暗沟并封闭，对一时不能改造的蓄水池、消防池及水坑处可投入生化杀虫剂，杀灭滋生地的按蚊幼虫。此外，还应开发山林，清除居民村周围的灌木林，种植经济作物，控制和减少在丛林中滋生栖息的按蚊。

2. 杀灭成蚊

在疫点采取杀虫剂室内滞留喷洒和杀虫剂处理蚊帐等措施。此外，在室内可使用蚊香及电子驱蚊器驱灭蚊虫。必要时，在住宅区及周围范围内可以超低容量喷雾器喷洒杀虫剂。此外，媒介控制还可参考 WHO 发布的相关指南[3]。

（三）保护易感人群

1. 加强大众媒体宣传教育

应采取多种形式，广泛宣传疟疾防治知识和国家消除疟疾政策，提高居民自我防护意识和参与疟疾防治和疟疾消除工作的积极性。加强对赴疟区的旅行者和无免疫力人群的健康指导。

2. 加强流动人口的疟疾防治

应建立健全信息通报制度，加强出入境人员疟疾防护工作，做好境内流动人口疟疾防控。

3. 防蚊叮咬

在室内安装纱门、纱窗及挂蚊帐，在野外涂擦防蚊油、穿防蚊衣、戴驱蚊头网等。此外，可用 1% 溴氰菊酯、5% 氟氯氰菊酯和 12.5% 三氟氯氰菊酯浸泡蚊帐，浸泡过的蚊帐对媒介按蚊驱杀效果持久。

4. 药物预防

在疟疾传播季节可应用药物预防，预防服药可分为集体预防服药和个人预防服药两种。集体预防服药主要用在疟疾严重流行区或暴发流行区，对来自高疟区的人群给予预防服药降低或消除其体内疟原虫，可以防止传染源输入扩散；个人预防服药主要用于非疟区无免疫力的人群进入疟疾流行区，在传播季节时进行预防，同时应加强个体防护。

5. 接种疫苗

疟疾疫苗接种有可能降低本病的发病率和病死率，但由于疟原虫抗原的多样性，给疫苗研制带来很大困难。近几年来，国内外从不同的角度对疟疾疫苗进行了探讨。

RTS,S/AS01 疟疾疫苗是一种重组抗原，即由 RTS 和 S 两种蛋白质组合而成，RTS 是环子孢子蛋白，为一种恶性疟 NF54 株的表面抗原成分，S 是乙肝病毒表面抗原，这两种蛋白自发地进入细胞内形成聚合微粒结构，从而发挥疫苗的功能。这是迄今为止唯一一种能给幼儿提供部分保护作用的疟疾疫苗。它的作用对象是恶性疟原虫，这是全球最为致命的疟疾寄生虫，也是在非洲流行最广的疟原虫。对接受 4 剂疫苗的儿童开展的大规模临床试验证明，该疫苗在 4 年内减少了大约 40% 的疟疾病例，但亦有研究认为疫苗的部分保护作用会在几年内逐渐消失。该疫苗 2019 年已在 3 个试点国家

（加纳、肯尼亚和马拉维）使用。

七、参考文献

[1] World Health Origanization. World malaria report 2019 [R]. Geneva：WHO，2019.

[2] World Health Origanization. WHO Guidelines for the treatment of malaria-Third edition [EB/OL]. [2019 - 09 - 01]. https：//www. afro. who. int/publications/guidelines-treatment-malaria-third-edition.

[3] World Health Origanization. WHO Guidelines for malaria vector control [EB/OL]. [2019 - 09 - 01]. https：//apps. who. int/iris/handle/10665/310862.

[4] 中华人民共和国国家卫生和计划生育委员会. 疟疾的诊断（WS 259—2015）[S/OL]. [2020 - 09 - 01]. http：//www. nhc. gov. cn/wjw/s9499/201512/1778a65f9a134dfbac400356f497a55c. shtml.

[5] 中华人民共和国国家卫生和计划生育委员会. 抗疟药使用规范（WS/T 485—2016）[S/OL]. [2020 - 09 - 01]. http：//www. nhc. gov. cn/wjw/s9499/201605/68001801f8af435bba987b84891aefc6. shtml.

[6] USA CDC. Treatment of Malaria (Guidelines For Clinicians). [S/OL]. [2020 - 05 - 29]. https：//www. cdc. gov/malaria/diagnosis_treatment/clinicians1. html.

[7] LALLOO D G，SHINGADIA D，BELL D J，et al. UK malaria treatment guidelines 2016 [J]. J Infect，2016，72（6）：635 - 649.

第十三节　流行性乙型脑炎

一、概述

流行性乙型脑炎（type B epidemic encephalitis，简称"乙脑"）是由乙脑病毒引起、由蚊虫传播的一种急性传染病。病毒侵犯中枢神经系统，临床表现为高热、意识障碍、惊厥、脑膜刺激征及其他神经症状，重者可呼吸衰竭。乙脑的病死率较高，部分患者留有后遗症，乙脑是威胁人群特别是儿童健康的主要传染病之一。夏秋季为该病的发病高峰季节，该病的流行地区分布与媒介蚊虫分布密切相关。我国曾是乙脑高流行区，随着大范围接种乙脑疫苗，乙脑发病率已明显下降，近几年全国乙脑报告病例数每年在5 000～10 000 例之间，但局部地区时有暴发或流行[1]。

目前主要参考指南有我国原卫生部发布的《流行性乙型脑炎诊断标准》（WS 214—2008）[2]和《全国流行性乙型脑炎监测方案》（2006 版）[3]等。

二、流行病学

1. 传染源

本病主要传染源是家畜、家禽。在流行期间，猪的感染率几乎为100％，马的感染率达 90％以上，这两者为本病重要的动物传染源。

2. 传播途径

本病系经过蚊虫叮咬而传播。国内的主要传播媒介为三带喙库蚊。

3. 易感人群

人群对乙脑病毒普遍易感，但感染后出现典型乙脑症状的只占少数，成人多因隐性感染而免疫。通常流行区以 10 岁以下的儿童发病较多。

三、临床表现

1. 潜伏期

本病潜伏期一般为 10～14 天，可短至 4 天，长至 21 天。

2. 典型症状

本病为急性起病，患者可发热、头痛、喷射性呕吐，发热 2～3 天后出现不同程度的意识障碍，重症患者可出现全身抽搐、强制性痉挛或瘫痪等神经症状，严重病例出现中枢性呼吸衰竭。乙脑在临床上可依据表现分为轻型、普通型、重型和极重型。

轻型患者表现为发热，体温一般不超过 39 ℃；头痛，呕吐，精神萎靡，神志清楚，无抽搐，病程 7～10 天。

普通型患者表现为发热，体温 39～40 ℃；剧烈头痛，喷射性呕吐，烦躁，嗜睡、昏睡或浅昏迷，局部肌肉小抽搐，病程约 2 周。

重型患者表现为发热，体温 40 ℃以上；剧烈头痛，喷射性呕吐，很快进入昏迷，反复抽搐，病程约 3 周，愈后可留有后遗症。

极重型患者起病急骤，体温在 1～2 天内上升至 40 ℃以上，反复或持续性强烈抽搐，伴深昏迷，迅速出现脑疝及呼吸衰竭，病死率高，幸存者发生后遗症概率较高。

四、诊断标准

（一）流行病学史

流行病学史依据为：发病以儿童为主，居住在乙脑流行地区且在蚊虫滋生季节发病，或发病前 25 天内在蚊虫滋生季节曾去过乙脑流行地区。

（二）病例定义

1. 疑似病例

蚊虫叮咬季节在乙脑流行地区居住或于发病前 25 天内曾到过乙脑流行地区，急性起病，发热、头痛、呕吐、嗜睡，有不同程度的意识障碍症状和体征的病例为疑似病例。同时白细胞总数多为（10～20）×10^9/L，中性粒细胞可达 80％以上。

2. 临床诊断病例

疑似病例，同时实验室脑脊液检测呈非化脓性炎症改变，颅内压增高，脑脊液外观清亮，白细胞增高，多为（50～500）×10^6/L，早期以多核细胞增高为主，后期以单核细胞增高为主，蛋白轻度增高，糖与氯化物正常。

3. 确诊病例

在疑似或临床诊断的基础上，病原学及血清学检测结果符合下述任一项的病例：

① 1 个月内未接种过乙脑疫苗，血或脑脊液中抗乙脑病毒 IgM 抗体阳性；

② 恢复期血清中抗乙脑病毒 IgG 抗体或乙脑病毒中和抗体滴度比急性期有 ≥4 倍升

高，或急性期抗乙脑病毒 IgM/IgG 抗体阴性，恢复期阳性；

③ 在组织、血液或其他体液中通过直接免疫荧光或聚合酶链式反应（PCR）检测到乙脑病毒抗原或特异性核酸；

④ 从脑脊液、脑组织及血清中分离出乙脑病毒。

（三）鉴别诊断

需要和以下疾病进行鉴别诊断：

（1）结核性脑脊髓膜炎　该病患者多有结核病史或结核病接触史，发病缓、病程长，意识障碍较轻而脑膜刺激征较明显。

（2）化脓性脑脊髓膜炎　流行性脑脊髓膜炎发病急，患者 24 小时内可出现昏迷，有特殊皮疹，该病流行季节较早，一般不难鉴别。

（3）流行性腮腺炎脑炎　该病无显著季节性，患者腮肿明显。该病与乙脑的脑脊液改变几乎完全相同，但该病大多较轻，患者可有嗜睡，但昏迷、惊厥少见，预后佳。

（4）脊髓灰质炎　轻型及脑型者，与流行性乙脑患者较难鉴别，脑型者也有意识的改变，肢体可无明显瘫痪，但发生惊厥者极为少见。

（5）其他脑炎　其他脑炎包括感染后及预防接种后脑炎，可根据流行病学史等加以鉴别。

（四）诊断须知

乙脑常见的后遗症可有下列数种：

（1）瘫痪　以肢体瘫痪最为常见。

（2）语言障碍　语言障碍有失语、失声、口吃等，小儿多见，其恢复多在半年以内。

（3）精神异常　精神异常为器质性精神病，常见有强迫观念、抑郁症及精神分裂症。

（4）癫痫　癫痫病灶位于皮质运动区或其他部位，在炎症之后形成瘢痕。

（5）智力减退　智力减退为大脑皮质广泛受损而引起，一般多表现为呆笨、记忆力差、理解不佳等。

（6）定向障碍　定向障碍患者表现为对环境了解，但无法到达目的地，如外出后不能自己回家，该病可能为顶叶病变所致。同时乙型脑炎通常还会有支气管炎、肺不张、败血症、口腔炎、褥疮等并发症。

五、治疗措施

流行性乙型脑炎目前尚无特效疗法。患者应住院治疗，病室应有防蚊、降温设备；应密切观察患者病情，细心护理，防止其发生并发症和后遗症，这对提高疗效具有重要意义。

1. 一般治疗

注意饮食和营养，供应足够水分，高热、昏迷、惊厥患者易失水，故宜补足量液体，成人一般每日补液 1 500～2 000 mL，小儿每日 50～80 mL/kg。但输液不宜多，以防脑水肿，加重病情。对昏迷患者宜采用鼻饲。同时要注意皮肤和口腔的清洁卫生，防止褥疮的出现。

2. 对症治疗

（1）高热的处理　将室温尽量降至 30 ℃ 以下。对高热患者可采用物理降温或药物降温，使其体温保持在 38～39 ℃（肛温）之间，一般可肌注安乃近；对幼儿可用安乃近肛塞，避免用过量的退热药，以免幼儿因大量出汗而引起虚脱。

（2）惊厥的处理　可使用镇静止痉剂，如地西泮、水合氯醛、苯妥英钠、异戊巴比妥钠等。应对发生惊厥的原因采取相应的措施：① 对因脑水肿所致者，应以脱水药物治疗为主，可用 20% 甘露醇，在 20～30 分钟内静脉滴完，必要时 4～6 小时重复使用。同时可合用呋塞米、肾上腺皮质激素等，以防止应用脱水剂后的反跳。② 对因呼吸道分泌物堵塞、换气困难致脑细胞缺氧者，则应给氧，保持患者呼吸道通畅，必要时行气管切开，加压呼吸。③ 对因高温所致者，应以降温为主。

（3）呼吸障碍和呼吸衰竭的处理　深昏迷患者喉部痰鸣音增多而影响呼吸时，可经其口腔或鼻腔吸引分泌物，采用体位引流、雾化吸入等，以保持其呼吸道通畅。对因脑水肿、脑疝而致呼吸衰竭者，可给予脱水剂、肾上腺皮质激素等。对因惊厥发生的屏气，可按惊厥处理。对因假性延髓性麻痹或延脑麻痹而自主呼吸停止者，应立即进行气管切开或插管，使用加压人工呼吸器。如患者自主呼吸存在，但呼吸浅弱，可对其使用呼吸兴奋剂如山梗菜碱、尼可刹米、哌甲酯、回苏林等（可交替使用）。

（4）循环衰竭的处理　因脑水肿、脑疝等脑部病变而引起的循环衰竭，表现为面色苍白、四肢冰凉、脉压小、中枢性呼吸衰竭，对此类患者宜用脱水剂降低颅内压。如果患者为心源性心力衰竭，则应对其加用强心药物，如毛花苷 C 等。如果患者因高热、昏迷、失水过多造成血容量不足，致循环衰竭，则应对其以扩容为主。

3. 肾上腺皮质激素及其他治疗

肾上腺皮质激素有抗炎、退热、降低毛细血管通透性、保护血脑屏障、减轻脑水肿、抑制免疫复合物的形成、保护细胞溶酶体膜等作用，对重症和早期确诊的患者即可应用。待患者体温降至 38 ℃ 以下，持续 2 天即可逐渐减量，一般不宜超过 7 天。如果过早停药，症状可有反复；如果使用时间过长，则易产生并发症。在疾病早期可应用广谱抗病毒药物利巴韦林或双嘧达莫治疗，此类药物退热明显，有较好疗效[4]。

六、社区防控

流行性乙型脑炎的预防工作，重点在切断传染途径（消灭蚊虫）上，管理传染源与增强人群的抵抗力也为综合性预防措施的一部分[5]。

（一）预防接种

接种乙脑疫苗是预防乙脑的有效措施。乙脑疫苗有乙脑减毒活疫苗和乙脑灭活疫苗 2 种，这 2 种均为国家免疫规划内疫苗，建议接种程序分别为：儿童在 8 月龄和 2 岁各接种 1 剂乙脑减毒活疫苗；或在 8 月龄接种 2 剂乙脑灭活疫苗，且间隔为 7～10 天，之后在 2 岁和 6 岁各接种 1 剂乙脑灭活疫苗[6]。

（二）控制传染源

1. 隔离患者

对患者进行隔离治疗，做到室内无蚊虫，待患者体温正常后可解除隔离。

2. 动物管理

饲养家畜的处所必须搞好环境卫生并做到畜舍内定期灭蚊。做好对猪、马等牲畜的管理，搞好家畜棚舍的环境卫生，降低动物圈带病毒率，从而保护易感人群。

3. 病例报告

应按照网络直报要求尽快报告；在病例确诊、排除或死亡后，应于 24 小时内报出订正报告或死亡报告。各类医疗机构还应负责乙脑病例出院、转诊或死亡等转归情况的报告。如发现在 1 周内，同一乡镇、街道等发生 5 例及以上乙脑病例，或者死亡 1 例及以上时，应按《国家突发公共卫生事件相关信息报告管理工作规范（试行）》的要求报告。

（三）切断传染途径

① 对病家周围 50 m 范围内居室进行彻底的药物灭蚊；

② 杀灭越冬成蚊，消灭蚊虫的滋生条件，搞好环境卫生，在夏季防蚊、灭蚊。

（四）保护易感人群

在疫情发生地 1 km 范围内，对学龄前儿童进行乙脑疫苗查漏补种工作。如果辖区多数健康成人体内有自然感染后产生的抗体，一般情况下不必采取应急接种措施。

疾病预防控制机构应对病例所在地医疗机构开展病例搜索，必要时开展社区病例主动搜索。

（五）开展健康教育

开展乙脑防病知识的宣传，提高群众自我保护意识，特别是提高群众对疫苗接种、防蚊、灭蚊对预防乙脑的重要性的认识。

七、参考文献

[1] HEFFELFINGER J D, LI X, BATMUNKH N, et al. Japanese encephalitis surveillance and immunization-Asia and Western Pacific Regions, 2016 [J]. MMWR Morb Mortal Wkly Rep, 2017, 66 (22): 579-583.

[2] 中华人民共和国卫生部. 流行病乙型脑炎诊断标准：WS 214—2008 [S/OL]. [2020-08-12]. http://www.nhc.gov.cn/wjw/%20s9491/%20200907/41978.shtml.

[3] 中华人民共和国卫生部.《全国流行性乙型脑炎监测方案》公布 [EB/OL]. (2006-06-27)[2020-08-12]. http://www.nhc.gov.cn/wjw/zcjd/201304/c92755b07bdf46ee963132c0a16d4d70.shtml.

[4] MISRA U K, KALITA J. Overview: Japanese encephalitis [J]. Prog Neurobiol, 2010, 91 (2): 108-120.

[5] 李兰娟，任红. 传染病学 [M]. 9 版. 北京：人民卫生出版社，2018.

[6] 俞永新. 中国乙型脑炎病毒株的毒力变异和减毒活疫苗的研究 [J]. 中华实验和临床病毒学杂志，2018，32（5）：449-457.

第十四节 狂犬病

一、概述

狂犬病（rabies）是由狂犬病病毒（rabies virus）感染引起的一种动物源性传染病。狂犬病病毒主要通过破损的皮肤或黏膜侵入人体。患者临床大多表现为特异性恐风、恐水、咽肌痉挛、进行性瘫痪等，病死率几乎100%。狂犬病在全球广泛分布，除南极洲外，其他大陆均有人间狂犬病报告。进入21世纪后，狂犬病仍然是重要的公共卫生威胁，全球每年约有60 000人死于狂犬病。狂犬病是致死人数最多的动物源性传染病。印度为当前狂犬病疫情最严重的国家，据估计年狂犬病发病数为20 000～30 000例，发病率为2/10万。中国人间狂犬病发病仅次于印度，2004—2014年，狂犬病死亡人数一直高居我国传染病死亡数的前三位，2007年疫情高峰时，年报告病例数达3 300例[1]。

为了规范狂犬病的暴露预防处置，降低狂犬病发病率，国家原卫生部和中国疾病预防控制中心先后制定并发布了《狂犬病暴露预防处置工作规范（2009年版）》和《狂犬病预防控制技术指南（2016版）》[2-3]。

二、流行病学

1. 传染源

狂犬病的传染源主要是带有狂犬病毒的动物，我国的狂犬病主要传染源是病犬，其次也可以见于猫、牛、猪等家畜，甚至部分野生动物如狼、狐狸、蝙蝠等也可以成为传染源。一般来说狂犬病患者不是传染源，狂犬病不形成人与人之间的传染。

2. 传播途径

狂犬病主要通过咬伤传播，也可以由带有病毒的动物的唾液经过各种伤口和抓伤、舔伤的黏膜和皮肤入侵人体，引起发病。

3. 易感人群

人群普遍易感，兽医与动物饲养员尤其易感。

三、临床表现

1. 潜伏期

潜伏期为从暴露到发病前无任何症状的时期，一般为1～3个月，极少数病例短至两周以内或长至一年以上，此时期内暂无诊断方法。

2. 典型症状[4-5]

狂犬病在临床上可表现为狂躁型（大约2/3的病例）或麻痹型。由犬传播的狂犬病一般表现为狂躁型，而由吸血蝙蝠传播的狂犬病一般表现为麻痹型。根据病程，狂犬病的临床表现可分为潜伏期、前驱期、急性神经症状期（兴奋期）、麻痹期、昏迷和死亡几个阶段。但实际上狂犬病发病是一个连续的临床过程，而不是简单的一系列可以独立分割的表现。

狂躁型患者出现发热并伴随明显的神经系统体征，包括机能亢进、定向力障碍、幻觉、痉挛发作、行为古怪、颈项强直等。其突出表现为极度恐惧、恐水、怕风、发作性咽肌痉挛、呼吸困难、排便困难及多汗流涎等。恐水、怕风是本病的特殊症状。典型患者在见水、闻流水声、饮水或仅提及饮水时，均可引起严重的咽喉肌痉挛。患者虽渴极却不敢饮，即使饮后也无法下咽，常伴声嘶及脱水。亮光、噪声、触动或气流也可能引发痉挛，严重者发作时可出现全身疼痛性抽搐。

麻痹型患者无典型的兴奋期及恐水现象，而以高热、头痛、呕吐、咬伤处疼痛开始，继而出现肢体软弱、腹胀、共济失调、肌肉瘫痪、大小便失禁等症状。

麻痹期指的是患者在急性神经症状期过后，逐渐进入安静状态的时期，此时痉挛停止，患者渐趋安静，出现弛缓性瘫痪，尤以肢体软瘫最为多见，呈现横断性脊髓炎或上升性脊髓麻痹等类吉兰-巴雷综合征（Guillain-Barre syndrome，GBS）表现。其病变仅局限于脊髓和延髓，而不累及脑干或更高部位的中枢神经系统。

狂犬病的整个自然病程一般不超过 5 天。死因通常为因咽肌痉挛引起的窒息或呼吸循环衰竭。

四、诊断标准

（一）流行病学史

根据患者的流行病学史、临床表现和实验室检查结果进行综合判断，病例确诊需要实验室证据。流行病学史依据为：有被犬、猫、野生食肉动物及食虫和吸血蝙蝠等宿主动物咬伤、抓伤、舔舐黏膜或未愈合伤口的感染史。

（二）病例定义

1. 疑似病例

病例具有急性神经性综合征（如脑炎），主要表现为机能亢奋（如狂躁型狂犬病）或者麻痹综合征（如麻痹型狂犬病），如果没有重症监护支持，患者通常会在首发症状出现后 7～11 天内进行性发展为昏迷和死亡，常见死因为呼吸循环衰竭。

2. 可能病例

疑似病例同时具有与疑似狂犬病动物接触的可靠病史。

3. 确诊病例[6-7]

疑似病例或可能病例符合下列实验室标准中的 1 种或几种即可确诊：

① 存在病毒抗原；

② 细胞培养方法或实验动物接种中分离到病毒；

③ 未接种疫苗者的脑脊液或血清中存在病毒特异性抗体；

④ 通过分子生物学方法在活体或尸检样本（如脑活检样本、皮肤、唾液、浓缩尿）中检测到病毒核酸。

在缺少动物暴露史或临床疑似脑炎症状的情况下，如果实验室诊断检测明确，仍可进行确定性诊断。

五、治疗措施

狂犬病发作后在临床上并无有效的治疗方法。此部分内容主要介绍狂犬病暴露后的预防措施。狂犬病暴露后重在及时进行伤口处置、疫苗接种等暴露后处置。对于Ⅲ级暴露，正确而及时地注射被动免疫制剂（包括抗狂犬病血清、狂犬病人用免疫球蛋白等）

也非常重要。此外，对于深部创口，应同时预防破伤风感染。

（一）暴露后急性期伤口处理

被动物致伤之后的伤口处理十分重要，通过伤口处理降低伤口内的狂犬病病毒及其他微生物数量，从而降低狂犬病及其感染的风险，促进伤口愈合并及早恢复功能。伤口处理主要有以下几种方法。

1. 伤口冲洗

使用肥皂水（或弱碱性清洁剂）及流动清水对伤口进行彻底有效的冲洗。

2. 伤口清创

专业医务工作者遵循清创原则进行伤口清理，通过外科技术降低伤口感染率，促进愈合。

3. 伤口消毒

使用碘制品或专用冲洗液、消毒剂对伤口进行消毒。

（二）暴露后狂犬疫苗接种

狂犬病为致死性疾病，人体在高风险暴露后均应按程序接种狂犬病疫苗，无任何禁忌，但医务人员在接种前应充分询问受种者个体基本情况（如有无严重过敏史、其他严重疾病等）。即使受种者存在不合适接种疫苗的情况，也应在严密监护下接种疫苗。

目前，我国批准上市的狂犬病疫苗的暴露后免疫程序包括"5针法"和"2-1-1"程序两种。

1. 5针法

5针法为在暴露后第0、3、7、14天和28天各接种一剂，共接种5剂。

2. 2-1-1程序

2-1-1程序只使用于我国已批准可以使用该程序的狂犬病疫苗产品。

（三）暴露后被动免疫制剂应用

WHO狂犬病专家咨询委员会建议[6]，发生以下情况者，应在接种疫苗的同时对伤口进行彻底清洗并在周围浸润注射被动免疫制剂，即人狂犬病免疫球蛋白或马源抗狂犬病血清，以阻止病毒进入神经组织，从而获得快速保护作用。

① 首次暴露的Ⅲ级暴露者，即发生穿透性的皮肤咬伤或抓伤，临床表现为明显出血或尚未闭合的伤口、黏膜接触动物及其分泌物或排泄物，以及暴露于蝙蝠；

② 患有严重免疫缺陷及长期大量使用免疫抑制剂的患者；

③ 首次暴露未使用被动免疫制剂，7天内发生再次暴露的Ⅲ级暴露者；

④ 干细胞移植后的患者及Ⅲ级暴露者。

应用被动免疫制剂的最大剂量按受种者体重计算，人源狂犬病免疫球蛋白按照20 IU/kg体重计算，马源狂犬病免疫球蛋白按照40 IU/kg体重计算。

（四）一般治疗

1. 单室严格隔离，专人护理

患者安静卧床休息，防止一切音、光、风等刺激；对患者大静脉插管行高营养疗法，医护人员须戴口罩及手套、穿隔离衣；对患者的分泌物、排泄物及其污染物均须严格消毒。

2．积极做好对症处理，防治各种并发症[8-10]

（1）神经系统　有恐水现象者应禁食禁饮，尽量减少各种刺激。对痉挛发作者可予苯妥英钠、地西泮等，对脑水肿者可予甘露醇及呋塞米等脱水剂，无效时可予侧脑室引流。

（2）垂体功能障碍　抗利尿激素过多者应限制水分摄入，对尿崩症者予静脉补液，用垂体后叶升压素。

（3）呼吸系统　对吸气困难者予气管切开，对发绀、缺氧、肺萎陷不张者给氧、人工呼吸，对并发肺炎者予物理疗法及抗菌药物，对气胸者施行肺复张术。注意防止发生误吸性肺炎。

（4）心血管系统　心律失常多数为室上性，对心律失常与低氧血症有关者应给氧。对低血压者予血管收缩剂及扩容补液。对心力衰竭者限制水分摄入，应用地高辛等强心剂。对动脉或静脉血栓形成者，可换静脉插管；如有上腔静脉阻塞现象，应拔除静脉插管。对心脏停搏者施行复苏术。

（5）其他　对贫血者输血，对胃肠出血者输血、补液；对高热者用冷褥，对体温过低者用电热毯；对血容量过低或过高者，应及时予以调整。

六、社区防控

（一）管理传染源

控制狂犬病传播的根本途径是加强对宿主动物的免疫，为犬类接种疫苗是预防人类狂犬病最具成本效益的方法。对家庭饲养动物进行免疫接种，管理流浪动物。对可疑因狂犬病死亡的动物，应取其脑组织进行检查，并将其焚毁或深埋，切不可剥皮或食用。主要采取如下措施对宿主动物进行管理[8-10]：

1．免疫

社区中全面建立动物狂犬病免疫点，服务范围实现全覆盖，注册犬或可管理的犬免疫密度达90％以上，免疫犬建档率达到100％。

2．监测诊断

县级兽医实验室应具备有效开展狂犬病免疫抗体水平检测的能力。

3．疫情报告

社区各级兽医主管部门建立并严格实施动物狂犬病疫情报告制度，确保及时准确报送疫情信息。

4．检疫监管

各地建立以实验室检测和动物卫生风险评估为依托的产地检疫监管机制。

5．宣传培训

从事动物养殖、诊疗、防疫等相关高危职业人群的防治知识知晓率应达90％以上，狂犬病防治和研究人员的受训率应达到100％；基层防疫人员的狂犬病防治知识培训合格率应达到90％。

（二）暴露前预防

狂犬病细胞（原代细胞、传代细胞）疫苗研制成功，并在不断改进提高，已成为一种高抗原量、高纯化度的疫苗，不良反应小，免疫原性高，适合于人群在暴露前免疫。

WHO建议不仅要对操作或密切接触狂犬病活病毒的易感人群进行暴露前预防免疫，还要对以犬为主要媒介的狂犬病严重流行区的人，特别是儿童进行暴露前的预防免疫。这样当这类人群受到狂犬病毒感染时再接种疫苗，体内即可迅速产生中和抗体，这对潜伏期短的患者来说，可赢得宝贵时间来抗击狂犬病毒。暴露前预防免疫的接种方案为0、7、28天各注射一剂疫苗。

1. 基础免疫

对所有持续、频繁暴露于狂犬病病毒危险环境下的个体，均推荐进行暴露前预防性狂犬病疫苗接种，如接触狂犬病病毒的实验室工作人员、可能涉及狂犬病病人管理的医护人员、狂犬病病人的密切接触者、兽医、动物驯养师及经常接触动物的农学院学生等。此外，建议到狂犬病流行严重地区旅游的游客、居住在狂犬病流行地区的儿童或到狂犬病高发地区旅游的儿童进行暴露前免疫。

2. 加强免疫

如果加强免疫是出于暴露前预防的目的，那么已接受全程基础免疫者无须定期进行加强免疫。定期加强免疫仅推荐用于因职业原因存在持续、频繁或较高的狂犬病病毒暴露风险者。

（三）疫情报告和诊断

所有单位和个人发现疑似患病动物、被疑似患病动物咬（抓）伤的动物时，应该立即向当地畜牧兽医主管部门、动物卫生监督机构或者动物疫病预防控制机构报告，并配合做好隔离、消毒、紧急免疫等防治措施。

（四）疫情处置

当社区发生狂犬病疫情时，按照《狂犬病防治技术规范》的要求对疫点、疫区的易感动物进行紧急强化免疫，指导和协助相关部门开展扑杀、消毒等疫情处置工作。

（五）宣传教育和人员防护

社区主管部门要充分利用各种媒体平台向公众普及狂犬病防治知识，提高公众对狂犬病危害的认识，增强群众自我防护意识。特别要加强对养犬者的宣传教育，强化其责任意识，引导养犬者履行动物防疫义务。组织对狂犬病防治工作人员进行法律法规、人员防护和防治技术培训，为防治工作人员提供必要的个人防护用品。

七、参考文献

[1] YAO H W，YANG Y，LIU K，et al. The spatiotemporal expansion of human rabies and its probable explanation in mainland China，2004—2013 [J]. PLoS Neglected Tropical Diseases，2015，9（2）：e0003502.

[2] 中华人民共和国卫生部. 狂犬病暴露预防处置工作规范（2009 年版）[EB/OL].（2009 - 12 - 11）[2020 - 06 - 01]. http://www.nhc.gov.cn/bgt/s10695/200912/79bceb43bd6444d1bfabbdd37f931267.shtml.

[3] 中国疾病预防控制中心. 狂犬病预防控制技术指南（2016 版）[EB/OL].（2016 - 02 - 01）[2020 - 06 - 01]. http://www.chinacdc.cn/zxdt/201602/t20160201_125012.html.

[4] 俞永新. 狂犬病和狂犬病疫苗 [M]. 2 版. 北京：中国医药科技出版社，

2009.

[5] JACKSON A. In Rabies [M]. 3rd ed. London: Elsevier Science, 2013.

[6] 中华人民共和国卫生部. 狂犬病诊断标准: WS 281—2008 [S/OL]. [2020 – 09 – 21]. http://www.nhc.gov.cn/wjw/s9491/200802/38806.shtml.

[7] WHO. Laboratory techniques in rabies [R]. Geneva: WHO, 1996.

[8] MANNING S E. Human rabies prevention—United States, 2008: recommendations of the Advisory Committee on Immunization Practices [J]. MMWR Recomm Rep, 2008, 57 (RR-3): 1 – 28.

[9] WHO. WHO guide for Rabies Pre and Post-exposure Prophylaxis in Humans [EB/OL]. (2009 – 06 – 30)[2020 – 08 – 05]. https://www.pdfdrive.net/who-guide-for-rabies-pre-and-post-exposure-prophylaxis-in-humans-e11998704.html.

[10] FOOKS A R, BANYARD A C, HORTON D L, et al. Current status of rabies and prospects for elimination [J]. Lancet, 2014, 384 (9951): 1389 – 1399.

第十五节 炭 疽

一、概 述

炭疽，又名炭疽热，是一种古老的人畜共患传染病，属于自然疫源性疾病。其病原体是炭疽芽孢杆菌，简称"炭疽杆菌"。炭疽杆菌易于大量培养，其芽孢抵抗力强，易于保存运输，可以污染土壤、水源，并以气溶胶形式释放，造成的污染不易清除[1]。因此，炭疽芽孢杆菌成为各国首选的经典生物战剂，作为致死性生物战剂被人类加以研究和贮备。微生物遗传工程和基因工程等现代生物技术的快速发展和广泛应用，使得世界上许多国家和组织都拥有实际上的炭疽武器生产能力。美国"9·11"事件以后，世界上又发生多起炭疽粉末相关生物恐怖事件，表明某些恐怖组织和宗教极端势力也已经掌握了生产这种生物武器的技术，这个事件更加深了全世界对此病原体的重视，促进了对此病原体的研究[2-3]。

炭疽除了作为生物武器的威胁外，炭疽疫情也并不罕见。根据 2006—2015 年农业农村部兽医公报中的炭疽疫情报告，我国动物炭疽年均发病为 22.9 次，年均发病数为 221.3 头，每起疫情平均发病数为 9.66。全国 89.68% 的疫情集中于西北及西南地区的青海、云南、贵州、宁夏、甘肃及内蒙古 6 个省（自治区），其他疫情在全国散在零星分布[4]。

目前参考指南主要有中华人民共和国原卫生部《炭疽诊断标准》（WS 283—2018）[5]，既往《炭疽诊断标准》（WS 283—2008）和《炭疽诊断标准及处理原则》（GB 17015—1997）现已作废。

二、流行病学

1. 传染源

人类炭疽的传染源主要是患病的草食动物。患病动物的血液、分泌物、排泄物可使人直接或间接感染，其中以病畜的血液最为重要，其次是含有炭疽芽孢杆菌的粪便、内脏、骨骼等。马、牛、猪也可以成为无症状的带菌者。病人作为传染源的情况比较少见，但是人作为炭疽传染源在流行病学上有一定意义，因此对炭疽病例要注意隔离。

2. 传播途径

经皮肤黏膜感染导致皮肤炭疽是自然感染炭疽的最常见方式；经吸入带炭疽芽孢的尘埃、飞沫，可感染肺炭疽，常发生在卫生及通风条件较差的皮毛加工厂；经食用或饮用炭疽病死牲畜肉及被炭疽芽孢杆菌污染的食物或饮水，可感染肠型炭疽，但较为少见；另外，美国曾发生多起实验室感染的事故。

3. 易感人群

人群对炭疽普遍易感。

三、临床表现

感染炭疽杆菌后潜伏期一般为2～3天，短者12小时，长者可达12天。主要分为皮肤炭疽、肺炭疽、肠炭疽三型[6-8]。

（一）皮肤炭疽

在手、前臂、面、颈等暴露部位的局部皮肤出现不明原因的斑疹、丘疹、水疱，周围组织肿胀及浸润，继而中央坏死形成溃疡性黑色焦痂，焦痂周围皮肤发红光、肿胀，疼痛不明显，稍有痒感。典型皮肤损害表现为具有黑痂的浅溃疡，周边有小水疱，附近组织有较为广泛的非凹陷性水肿。除皮肤损害外，患者多还出现发热、头痛、关节痛、全身不适及局部淋巴结和脾肿大等症状和体征。少数严重病例局部呈大片水肿和坏死。

（二）肠炭疽

发热，腹胀，腹部剧烈疼痛，通常有血样便或血水样便；可有恶心、呕吐，呕吐物中可含血丝及胆汁；可伴有消化道以外症状和体征。

（三）肺炭疽

高热，呼吸困难，可有胸痛及咳嗽，咳黏稠血痰。肺部体征常只有散在的细湿啰音。胸部X线的主要表现为纵隔影增宽，有胸腔积液。

（四）脑膜炎型炭疽

剧烈头痛，呕吐，颈项强直，继而出现谵妄、昏迷、呼吸衰竭，脑脊液多为血性。多继发于皮肤炭疽、肺炭疽或者肠炭疽，也可直接发生。

（五）败血症型炭疽

有高热、寒战、感染性休克与弥漫性血管内凝血表现，皮肤出现出血点或大片瘀斑，腔道出血，迅速出现呼吸与循环衰竭。多继发于皮肤炭疽、肺炭疽或者肠炭疽，也可直接发生。

四、诊断标准

（一）诊断原则

根据流行病学史、临床表现、实验室检查等进行诊断[5]。

（二）流行病学史

① 发病前 14 天以内，接触过疑似炭疽的发病、病死动物或其残骸；食用过疑似炭疽的发病、病死动物肉类或其制品；吸入可疑炭疽芽孢杆菌污染的粉尘；从事与毛皮等畜产品密切接触或与炭疽芽孢杆菌研究、使用相关的职业；在可能被炭疽芽孢污染的地区从事养殖、放牧耕耘或挖掘等活动。

② 生活在被证实存在炭疽的地区或在发病前 14 天内到达过该类地区。

（三）实验室检查

① 从患者或尸体的标本中，细菌分离培养获得炭疽芽孢杆菌；

② 患者双份血清抗炭疽特异性抗体出现阳转或滴度出现 4 倍及以上升高；

③ 从患者或尸体的标本中，显微镜检查发现大量两端平齐呈串联状排列的革兰阳性大杆菌；

④ 患者或尸体的标本经炭疽芽孢杆菌特异性核酸片段检测阳性；

⑤ 免疫层析法检测患者临床标本，炭疽芽孢杆菌抗原或抗体阳性；

⑥ 从暴露动物标本或暴露环境标本中分离得到炭疽芽孢杆菌。

（四）诊断

1. 疑似病例

具有流行病学史和临床表现其中之一者。

2. 临床诊断病例

符合下列一项可诊断为临床诊断病例：

① 疑似病例，并符合上述实验室检查③～⑥项中任何 1 项者；

② 有明确的流行病学史，并有典型的皮肤损害者。

3. 确诊病例

符合下列一项可诊断为确诊病例：

① 疑似病例或临床诊断病例，并符合实验室检查①或②中任何 1 项者；

② 疑似病例或临床诊断病例，并符合实验室检查③～⑥项中任何 2 项者。

（五）鉴别诊断

1. 皮肤炭疽

炭疽病灶早期有明显水肿，有痒无痛，不化脓。应与疖、蜂窝织炎、恙虫病的焦痂、羊痘、鼻疽、鼠疫、土拉热、丹毒、梅毒硬下疳、脓性溃疡相鉴别。患者的职业和病畜接触史可供参考。

2. 肠炭疽

肠炭疽早期应与食物中毒、出血性坏死性肠炎、痢疾、急腹症相鉴别。

3. 肺炭疽

肺炭疽黏性血痰应与大叶性肺炎之泡沫状铁锈色痰相鉴别，并与肺鼠疫、钩端螺旋体病肺弥漫性出血型相鉴别。胸膜炎的积液为血性黏稠液。

五、治疗措施

（一）一般治疗和护理

① 应给予有足够热量及营养的饮食，对严重患者应予输液，注意患者体温、血压、

呼吸、脉搏、心率的变化；

② 对皮肤炭疽的局部病灶，可应用1∶2 000的高锰酸钾溶液洗涤，并禁忌对创口做任何不必要的挤弄，以防止感染扩散和发生败血症，如创口在四肢，可酌情予固定和抬高患肢，并用消毒纱布包扎伤口；

③ 对症治疗：必要时，可给予退热、镇静、止吐等药物对症处理。

（二）抗菌疗法

① 青霉素为首选药物。皮肤炭疽者，成人剂量为240万～480万 U/d，分3～4次肌内注射，或分2次静脉滴注，疗程7～10天。肺炭疽、肠炭疽、炭疽败血症并发脑膜炎者，或皮肤炭疽位于头、颈部者，青霉素剂量宜增大至1 000万～2 000万 U，并宜与链霉素（1.5～2 g/d）、庆大霉素（20万～24万 U/d）或卡那霉素（1.0～1.5 g/d）合用，疗程也须延长至3周以上。

② 对青霉素过敏者，可选用头孢菌素类、氯霉素、四环素等抗菌药物。

（三）抗炭疽血清

抗炭疽血清与青霉素合并使用，150～300 mL，静脉滴注。用前做皮肤试验，多用于严重患者。

（四）氢化可的松

氢化可的松200～300 mg/d静脉滴注，或地塞米松10 mg/d静脉滴注，对减轻局部水肿的发展及改善中毒症状可有一定的疗效。

（五）其他

对高热、惊厥休克者给予相应处理。

六、社区防控

炭疽的预防与控制的侧重点要根据平战时的不同情况来分析。在可能遭受生物武器攻击时，应采用切断传播途径这一措施，立即戴防疫口罩或防毒面具，穿生物防护服，以保护呼吸道和防止皮肤沾染。平时预防控制炭疽的关键是预防畜间炭疽，重点应放在家畜感染的防治和牧场、畜圈、场院的卫生防护上，在家畜炭疽病的高发区对家畜进行普遍的菌苗接种，以降低发病率和病死率，同时注意保护从事畜牧业的人群；对皮毛加工，即对工业型炭疽进行防疫时，应对入厂皮毛进行消毒，消除局限性的传染源。[9-12]

（一）确定疫区，控制传染源

1. 人间疫情

① 将患者立即就地隔离治疗，不得转往外地，接诊医师应按传染病分类管理要求即时填写传染病报告卡上报；对肺炭疽病例的疫点要进行封锁。② 对患者的分泌物、排泄物、入院前的住处和污染区均应及时进行消毒。③ 将炭疽患者隔离治疗直至其症状消失，细菌培养连续3次阴性。④ 在患者病愈出院或死亡时均应做终末消毒处理。⑤ 对炭疽病死者尸体应予以火化。⑥ 在末例患者死亡或痊愈医学观察14天后无新发病例方可结束封锁。

2. 畜间疫情

由于炭疽芽孢污染点难以被彻底消除，因此往往成为顽固疫点，是炭疽的自然疫源地，也是炭疽病在畜间、人间暴发流行的源头，所以对炭疽病畜尸严禁解剖、屠宰、剥皮，以防止炭疽芽孢污染环境。要严格执行兽医监督，制定炭疽病畜、死畜管理办法，建立炭疽死亡牲畜报告制度，未经兽医检验的病畜不准被屠宰，应在兽医监督下对炭疽死畜进行消毒处理、焚毁，或在有生石灰条件下整体深埋 2 m 以下。如果在卫生防疫人员失控的情况下，已发生了屠宰病畜、死畜的事件，不论事隔多久、当时有无病例发生，都应对污染地的土壤和可以追索到的皮张进行炭疽细菌学检查。

（二）切断传播途径

① 凡与患者和病畜接触过或被其用过的一切物品都应经消毒灭菌处理，按不同物品采用确保安全的不同消毒灭菌方法。

② 加强食品卫生管理，禁止出售被污染或可疑污染的乳、肉等食品，严禁出售炭疽病畜的皮、毛、肉、骨等制品。

③ 改善兽医、防疫人员及畜产品加工厂工作人员等的劳动条件，加强防护设施，工作人员工作时要穿工作服，戴口罩和手套。对皮、毛等原料应事先检验，发现染菌应予以严格消毒、灭菌处理。

④ 组织力量调查传染源，划定污染范围，及时进行消毒灭菌、预防接种处理，必要时封锁疫区。

（三）保护易感者

① 加强卫生宣传，从事畜牧业、畜产品加工的工作人员和诊治病畜的卫生人员要熟知本病的预防方法并养成良好的卫生习惯。工作时要穿戴工作服、帽、口罩、手套，严禁吸烟和进食，下班时要清洗、消毒、更衣。皮肤受伤破损后立即用 2% 碘酒或聚维酮碘涂抹，以免感染。

② 从事与牲畜和畜产品有关的工作人员及收治炭疽患者的医护人员应进行炭疽疫苗预防接种和预防性服药，每年一次，以提高特异性免疫力。

③ 从事相关研究工作时，从现场标本中直接进行细菌分离培养、初步鉴定、药物敏感性试验、生化鉴定、免疫学试验、PCR 核酸提取、涂片、显微镜检查等小量实验可在生物安全 2 级实验室中进行，大量活菌操作和动物感染实验要在生物安全 3 级实验室中进行。当怀疑有气溶胶产生时，除做好一般个人防护外，还应戴眼罩和呼吸器。

（四）加强卫生宣传

相关部门应广泛宣传炭疽对人畜的危害性和各项防疫措施，做到家喻户晓，使群众认识到炭疽对人民生命和经济建设的危害并掌握预防炭疽的基本科学知识，从而做到自觉接受牲畜预防接种并遵守病畜管理制度，以杜绝不服从兽医监督、炭疽死亡牲畜不报告，单纯从经济损失考虑，任意屠宰剥食和出售病畜皮肉，不能即时彻底消毒炭疽芽孢污染的畜圈、场院等情况。对有特殊习惯的少数民族更应加强宣传防病知识。

（五）应急防治措施

怀疑敌人发动炭疽芽孢杆菌生物攻击或发生炭疽恐怖袭击时，首先应对受威胁的高危人员紧急接种炭疽菌苗，并配发防护用具。生物袭击发生后，缺乏足够防护的现场暴露人员可紧急应用药物预防；在有效防护下及时采样送检，并对被污染的一切物品和地面环境进行彻底清洗、消毒；对患者应隔离治疗，对其排泄物、分泌物和住处应进行随时和终末消毒。消毒效果通过细菌分离培养确定，连续 3 次取样无法检出具有完整毒力的炭疽芽孢杆菌时，方可认为已消除污染。

（六）污染消除

炭疽芽孢气溶胶污染的消除是控制疾病蔓延和反生物战消毒的重要组成部分。

① 对炭疽患者或病畜污染的场地，可用 2％甲醛按 500 mL/m² 喷洒 3 次，或用 20％含氯石灰溶液按 200 mL/m² 喷雾作用 1～2 小时；将排泄物等污物与漂白粉按 5∶1 的比例稀释搅匀，作用 12 小时后处置。也可以用次氯酸钙、三合二或二氯异氰尿酸钠 10％水溶液喷洒，1 000 mL/m²。如果地面温度高，可降低用药浓度，30 ℃时用 1％的次氯酸钙即可。

② 对少量皮毛应销毁，对大量皮毛消毒可用环氧乙烷（97％）、二氧化碳（2％）、十二氟（1％）的混合液体，加热后输入消毒容器中，经过 48 小时渗透消毒。使用环氧乙烷时注意防止爆炸、燃烧。

③ 污染的粪肥、垫草和饲料等应混以适当干碎草，堆积在远离建筑物和易燃品处彻底焚烧。

④ 对炭疽死亡动物污染处的土壤，可用 5％甲醛溶液 500 mL/m² 消毒 3 次，每次作用 2 小时，间隔 1 小时；亦可用氯胺或 10％含氯石灰乳剂浸渍，处理 2 次，每次作用 2 小时，间隔 1 小时。

⑤ 对污染的用具和各种工具，可用 10％含氯石灰液喷雾或擦拭消毒，作用 30～60 分钟后用清水洗净。

根据以往的教训，对农业区的偶发事例更要重视。一旦细菌检查阳性，应及时采取消毒措施，对少量的皮张应烧毁。

（七）免疫接种

人群预防接种时，我国和俄罗斯使用皮肤划痕减毒炭疽活菌苗，采用皮上划痕法，滴 2 滴疫苗于上臂外侧皮肤，相距 3～4 cm，持消毒划痕针在每滴疫苗处作"♯"字划痕即可。英国、美国等国家使用的炭疽疫苗为保护性抗原苗佐剂苗，采用肌内注射或皮下注射。这些疫苗都对皮肤炭疽有较好的防护效果，但对肺炭疽的保护效果不佳。

一般不主张采用广泛炭疽疫苗接种，只对牧民、屠宰牲畜人员、兽医、皮毛加工人员、接触炭疽病人的医务工作者及在可能遭受生物武器攻击地区从事军事和救护等活动的人员、军马、家畜实施疫苗预防。在炭疽高发区，应把定期对人员和家畜的高密度免疫接种作为长年坚持的制度，要求牲畜接种率达 90％以上，直至 3～5 年内无动物炭疽发生。疫情发生时，应实施紧急疫苗接种。

七、参考文献

[1] 俞东征．炭疽［M］．西安：陕西科学技术出版社，2005.

[2] JERNIGAN D B. Investigation of bioterrorism-related anthrax, United States, 2001: epidemiologic findings ［J］. Emerg Infect Dis, 2002, 8 (10): 1019 - 1028.

[3] SHOHAM D, WOLFSON Z. The Russian biological weapons program: vanished or disappeared? ［J］. Crit Rev Microbiol, 2004, 30 (4): 241 - 261.

[4] 周宇，张熙，李香，等．2006—2015 年全国动物炭疽流行分析及防控［J］. 中国兽医学报，2018，38 (2)：336 - 340.

［5］中华人民共和国卫生部．炭疽诊断标准：WS 283—2008［S/OL］．［2020 - 09 -
21］. http://www. nhc. gov. cn/wjw/s9491/200802/38800. shtml.

［6］李兰娟，任红．传染病学［M］．9 版．北京：人民卫生出版社，2018.

［7］李凡，徐志凯．医学微生物学［M］．9 版．北京：人民卫生出版社，2018.

［8］STERN E J，UHDE K B，SHADOMY S V，et al. Conference report on public
health and clinical guidelines for anthrax［J］. Emerg Infect Dis，2008，14 (4)：e1.

［9］杜新安，曹务春．生物恐怖的应对与处置［M］．北京：人民军医出版社，
2005.

［10］中华人民共和国卫生部．中华人民共和国传染病防治法实施办法［EB/OL］.
(2018 - 08 - 30)［2020 - 08 - 10］. http://www. nhc. gov. cn/fzs/s3576/201808/58d2b
24710c14c2f97ae6de5a8059b73. shtml.

［11］BARRETT A D，STANBERRY L R. Vaccines for biodefense and emerging
and neglected diseases［M］. London：Elsevier Science Publisher，2009.

［12］INGLESBY T V，HENDERSON D A，BARTLETT J G，et al. Anthrax as a
biological weapon：medical and public health management. Working Group on Civilian
Biodefense［J］. JAMA，1999，281 (18)：1735 - 1745.

第十六节　钩端螺旋体病

一、概　述

钩端螺旋体病，简称"钩体病"，属自然疫源性疾病，其主要临床症状为骤起的寒战、发热、全身无力、黄疸、出血、肝脾肿大及肾功能衰竭等。钩端螺旋体病分布很广，几乎全世界各地都有此病的存在或流行。人群普遍对钩体病易感，但发病率与机体接触疫水的机会和机体免疫力有关。据估计，每年有七百万到一千万人感染钩端螺旋体病。该病经常暴发于发展中国家的贫民区[1-4]，最常见于热带地区（如东南亚及北美）。近年来，欧洲及北美等地区的发达国家亦常见有病例报道。

目前，钩端螺旋体病的诊断和治疗规范主要是中华人民共和国原卫生部制定的卫生行业标准《钩端螺旋体病诊断标准》（WS 290—2008)[5]，《钩端螺旋体病诊断标准及处理原则》（GB 15995—1995）已被废止。

二、流行病学

1. 传染源

哺乳类动物肾脏长期带菌并能排菌，会污染水源及周围环境，成为人类钩端螺旋体病的主要传染源，传染源主要为患者和病原携带者。同时，有研究者从恢复期患者的尿液中分离出病原，在流行区域也有 1%～2% 的健康人群排菌。此外，我国已从 67 种动物包括兽类、鸟类、爬行类、两栖类、鱼类、节肢动物等中分离出钩体，其中流行病学

意义最大的是鼠类和猪，个别地区犬和蛙也有传染源的作用。

2. 传播途径

人类感染钩体的方式包括直接感染和间接感染两种。人类以直接感染为主，钩体侵入机体的途径主要是通过皮肤，特别是破损皮肤，仅数秒就可以进入血液；其次是通过黏膜，包括消化道、呼吸道、生殖系统黏膜等。一般而言，胃因为内容物有杀灭钩体的功效而不易被感染。

3. 易感人群

我国钩端螺旋体病的发病率男性高于女性，比例为（2.31～3.16）：1。与 2000 年之前的数据比较，中年人（35～60 岁）和老年人（＞60 岁）为易感人群。致病性钩体为本病的病原，我国是世界上发现钩体血清型最多的国家，已发现 18 个血清群 74 个血清型。在中国，至少有 80％的钩端螺旋体病发生在种植稻田区域。约 85％的病例发生于 7 月至 12 月，高峰期在播种或收割的 9 月（约 30％的病例发生于 9 月）。夏秋季节，宿主如啮齿类动物的活动性强，且此季节降水频繁充足，尤其台风更易造成涝灾，会导致钩端螺旋体病的流行。

三、临床表现

钩端螺旋体病潜伏期 2～20 天，平均 10 天。受感染者的个体差别和免疫力的差异、受染菌株的不同菌型、同一菌型的不同毒力株，都能影响其临床表现。

本病分为败血症期和免疫反应期。早期多表现为败血症，如发热骤起、头痛、畏寒、肌肉疼痛及结膜充血涨红，上述症状也常见于登革热、恙虫病、流行性感冒等传染性疾病，要注意鉴别诊断。中期为败血症伴器官损伤期，可根据其临床表现分为肺出血型、黄疸出血型、肾功能衰竭型和脑膜炎型等。各型间可有一定重叠。后期为恢复期或后发症期。晚期多数病例恢复，少数病例可出现后发热、眼葡萄膜炎，以及脑动脉闭塞性炎症等多与感染后的变态反应有关的后发症。肺弥漫性出血、心肌炎、溶血性贫血等与肝肾衰竭为常见致死原因。[6-7]

四、诊断标准

（一）流行病学史

发病前 1～30 天接触疫水或带菌动物尿液、血液。

（二）临床表现

钩端螺旋体病根据临床表现主要分为：流感伤寒型、肺出血及肺弥漫性出血型、黄疸出血型、肾型及脑膜脑炎型。其早期典型临床表现为：三症状（即发热、肌痛、全身乏力）和三体征（即眼红、腓肠肌压痛、淋巴结肿大）[5]。

1. 发热

起病急，可有畏寒。短期内体温可高达 39 ℃左右，常为弛张热，有时也可为稽留热，少数为间歇热。

2. 肌痛

全身肌痛，特别是腓肠肌疼痛明显。

3. 乏力

全身乏力，特别是腿软症状明显。

4. 眼结膜充血

轻者主要在眼球结膜、外眦及上下穹隆部，重者除角膜周围外的全球结膜血管扩张呈网状，无分泌物，无疼痛感，不畏光。

5. 腓肠肌压痛

双侧腓肠肌压痛，重者拒按。

6. 淋巴结肿大

淋巴结肿大主要为表浅淋巴结及股淋巴结肿大，一般为 1～2 cm，质偏软，有压痛，无化脓。

（三）实验室检测

① 从血液、脑脊液或尿液中分离出钩端螺旋体；

② 从血液、尿液或脑脊液中检测出钩端螺旋体核酸；

③ 患者恢复期血清中钩端螺旋体抗体效价较早期血清有 4 倍及以上升高，或单份血清抗体效价＞1∶400。

（四）诊断原则

根据患者的流行病学史、临床表现和实验室检查结果进行综合判断，病例确诊需要实验室证据。

（五）诊断

1. 疑似病例诊断

有流行病学史，同时有上述临床表现 1、2、3 之一者，可诊断为疑似病例。

2. 临床病例诊断

符合疑似病例诊断，同时具有上述临床表现 4、5、6 之一者，可以做出临床诊断。

3. 实验室确诊病例

符合疑似病例诊断，同时实验室检测任意一条阳性者，为实验室确诊病例。

（六）鉴别诊断

钩端螺旋体临床表现复杂多样，非典型病例较多，特别是散发时容易误诊。应注意将本病与流行性感冒、流行性出血热、登革热、急性黄疸型病毒性肝炎、流行性乙型脑炎等鉴别诊断。

五、治 疗 措 施

对于钩端螺旋体病的治疗要强调"三早一就地"的治疗原则，也就是早期发现、早期诊断、早期治疗、不宜长途转送患者而应就地治疗。[7]

（一）一般治疗与对症、支持治疗

嘱患者卧床休息，给予易消化饮食，补充足够的液体量及热量，维持体液与电解质平衡。对体温过高者，可物理降温。密切观察患者病情，警惕青霉素治疗后的赫氏反应与肺弥漫性出血的征象。对烦躁者可给镇静剂，如苯巴比妥钠 0.1～0.2 g 或异丙嗪与氯丙嗪各 25 mg 肌内注射。

（二）病原治疗

病原治疗首选青霉素 G，常用 40 万 U 肌内注射，每 6～8 小时 1 次，体温恢复正常后继续用 3 天即可，疗程一般 5～7 天。一般在首剂青霉素注射后 2～4 小时发生赫氏反应，表现为突起发冷、寒战、高热，甚至超高热，持续 0.5～2 小时，头痛及全身疼痛，心率、呼吸加快，继发大汗，发热骤退，重者可发生低血压或休克。一般赫氏反应后患者病情恢复较快。但一部分患者在此反应之后病情加重，诱发肺大出血。因此多主张青霉素 G 从小剂量如 5 万 U 开始应用，亦可与肾上腺皮质激素联合应用，这样可能会减少赫氏反应。钩体对链霉素、庆大霉素、四环素、氯霉素、红霉素、头孢噻吩等敏感。若患者对青霉素过敏，可选用上述药物，如庆大霉素 16 万～24 万 U/d，分次肌内注射，5～7 天一个疗程；链霉素 0.5 g，每日 2 次，疗程 5 天。

（三）各器官损害的治疗

1. 肺出血型的治疗

肺出血型的治疗应采取综合措施。

（1）抗菌治疗　见上。

（2）镇静药物　使患者完全安静，避免一些不必要的检查和搬动。可选用一些镇静药物，如盐酸哌替啶 100 ng 肌内注射，或加用适量苯巴比妥钠或异丙嗪肌注。亦可用 10% 水合氯醛 20～30 mL 灌肠。

（3）肾上腺皮质激素　氢化可的松 200～300 mg 加入 5% 葡萄糖溶液中静滴，可用至 400～600 mg/d；对毒血症状重者可用至 1 000～2 000 mg/d，或地塞米松 10～20 mg 静脉注入；对危重患者可用琥珀酸钠氢化可的松 500 mg，用至患者热退后或主要症状明显减轻时减量。

（4）强心　对心率明显加快者可应用毒毛花苷 K 0.125～0.25 mg 或加入 10% 葡萄糖溶液 10～20 mL 缓慢静脉注入；必要时 4～6 小时可重复 1 次，24 小时内毒毛花苷 K 不超过 1 mg。

（5）止血　可酌情给云南白药、三七、维生素 K 等。对有播散性血管内凝血者可给肝素治疗。亦可输新鲜全血、血小板等。

（6）吸氧　患者保持呼吸通畅，及时吸出呼吸道分泌物或血凝块。如果患者血管堵塞气管，须对其行气管插管或气管切开，清除血块，加压或高速给氧。对病情严重者输液速度不宜过快，一般每分钟 20 滴左右。如果患者合并感染中毒休克，可对其在严密观察下适当加快输液速度。

2. 黄疸出血型的治疗

对黄疸出血型患者按急性黄疸型肝炎治疗，对黄疸重者可按肝衰竭治疗。

3. 肾衰竭型的治疗

参考肾综合征出血热的治疗。

4. 脑膜脑炎型的治疗

病原治疗同上，可酌情给予甘露醇降低颅内压，其余参阅流行性乙型脑炎的治疗。

（四）后发症的治疗

对后发热一般采取对症治疗，无须特殊治疗，患者可自行恢复。

1. 眼后发症

对虹膜睫状体炎者应及早应用阿托品扩瞳热敷、眼药水滴眼，尽可能使其瞳孔扩大至最大限度。必要时可使用氢化可的松球结膜下注射。还可给予患者口服烟酸、维生素

B、维生素 B_2 等。

2. 神经系统后发症

早期应用大剂量青霉素，并给予肾上腺皮质激素。可给予患者口服维生素 B_1、B_{12} 及血管扩张药，亦可尝试中药治疗。

（五）预后

本病预后相差较大，大多数患者预后良好，可痊愈。预后与治疗的早晚、个体差异、疾病类型有关。起病 48 小时内接受抗菌药物与相应治疗者恢复快，很少病死，但如果病情迁延至中晚期，则病死率增高。低免疫状态者易演变为重型，肺弥漫性出血型病死率高达 10%～20%。葡萄膜炎者与脑动脉栓塞者可有后遗症。

六、社区防控

抗菌药物是治疗钩端螺旋体病的主要手段，常用的为青霉素，对青霉素过敏者可使用庆大霉素、红霉素或四环霉素等，以及对症支持处理。对患者尿应采用石灰、含氯石灰等消毒处理。[7-8]

灭鼠和预防接种是控制钩体病暴发流行、减少发病的关键。

1. 消灭和管理传染源

开展灭鼠保粮、灭鼠防病群众运动，提倡圈猪积肥、尿粪管理，从而达到防止污染水源、稻田、池塘、河流的目的。疫区在流行前 1 个月可给猪注射疫苗，对带菌者和病畜进行检查治疗，对患者的血、脑脊液等严密消毒处理。

2. 切断传播途径

做好环境卫生，改造疫源地，防洪排涝。保护水源和食物，防止水源和食物被鼠和病畜尿污染。在流行地区和流行季节避免在疫水中游泳、嬉水、涉水。收割水稻前放干田水，或放农药处理，加强个人防护，给皮肤涂布防护药。

3. 保护易感人群

疫区可能与疫水接触的人员尽可能提前 1 个月接种与本地区流行菌型相同的钩体多价菌苗。每年 2 次，间隔 7 天。成人第 1 次接种剂量为 1 mL，第 2 次为 2 mL。全程注射后人体产生的免疫力可持续 1 年左右。以后每年仍需同样注射。有心、肾疾患，结核病及发热患者不能接种。经常暴露于病原环境场所的工作者，如畜牧业者、屠宰场工人、兽医等应戴手套以避免感染，野外活动接触动物后应立即洗手，并避免在野外水池中游泳。

4. 药物预防

对钩体病流行地区、流行季节高危易感者，如小儿、青少年、老年人可给予每周口服多西环素 0.2 g，实验室工作人员意外接触钩体、疑似感染本病但无明显症状时，可注射青霉素 80 万～120 万 U/d，连续 2～3 天。

七、参考文献

[1] HU W, LIN X A, YAN J, Leptospira and leptospirosis in China [J]. Current Opinion in Infectious Diseases，2014，27（5）：432-436.

[2] RICALDI J N, SWANCUTT M A, Matthias M A. Current trends in translational research in leptospirosis [J]. Current Opinion in Infectious Diseases，2013，26

（5）：399-403.

[3] W Y L. High prevalence of pathogenic Leptospira in wild and domesticated animals in an endemic area of China [J]. Asian Pacific Tournal of Tropical Medicine, 2011, 4 (11): 841-815.

[4] ZHANG C, WANG H, YAN J. Leptospirosis prevalence in Chinese populations in the last two decades [J]. Microbes and Infection, 2012, 14 (4): 317-323.

[5] 中华人民共和国卫生部. 钩端螺旋体病诊断标准：WS 290—2008 [S/OL]. [2020-08-01]. http://www.nhc.gov.cn/wjw/s9491/200801/38802.shtml.

[6] 张迈仑，杨大峥. 国家法定传染病防治纲要 [M]. 天津：天津出版传媒集团, 2012.

[7] 曹务春. 流行病学 [M]. 3版. 北京：人民卫生出版社，2015.

[8] 李兰娟，任红. 传染病学 [M]. 9版. 北京：人民卫生出版社，2018.

第十七节　血吸虫病

一、概述

血吸虫病，又称裂体吸虫病，是由血吸虫引起的对人体危害严重的慢性寄生虫病。血吸虫病的流行区域集中在热带和亚热带地区，尤其是无法获得安全饮用水和缺乏适当卫生设施的贫穷社区，目前主要流行于亚洲、非洲、拉丁美洲等洲的73个国家。根据血吸虫入侵人体后寄居的组织不同，临床将血吸虫病分为肠血吸虫病和尿路血吸虫病两种类型，其中肠血吸虫病主要由曼氏血吸虫和日本血吸虫引起；尿路血吸虫病由埃及血吸虫引起。据流行病学调查资料显示，目前在我国流行的主要是日本血吸虫病[1]。钉螺是血吸虫的唯一中间宿主，对于血吸虫病的流行和防制具有重要意义。在我国，血吸虫病流行于长江两岸及其以南的十二个省、自治区和上海市，且以长江中下游地区较为严重[2]。经过多年的防制，本病流行已基本得到控制。从中国血吸虫病发病情况来看，血吸虫病疫情整体显著下降，血吸虫病发病数量显著减少，发病率逐年降低。2018年中国血吸虫病发病数为144例，比2017年减少了1042例；2019年1—7月份血吸虫发病数为153例。

目前，对于血吸虫病的诊断、治疗和防治规范主要有中国国家标准《血吸虫病控制和消除》（GB 15976—2015）[3]、《血吸虫病诊断标准》（WS 261—2006）[4]、《日本血吸虫抗体检测　间接红细胞凝集试验》（WS/T 630—2018）[5]、《日本血吸虫毛蚴检测　尼龙绢袋集卵孵化法》（WS/T 631—2018）[6]等，《中华人民共和国防治血吸虫病国家标准》（GB 15976—1995）和《血吸虫病诊断标准及处理原则》（GB 15977—1995）已被替换或废止。

二、流行病学

1. 传染源

日本血吸虫病为人畜共患寄生虫病，终宿主包括人和多种家畜及野生动物，其中，病人和病牛是最重要的传染源。

2. 传播途径

血吸虫的传播途径包括虫卵入水、毛蚴孵出、侵入钉螺、尾蚴从螺体逸出和侵入宿主全过程，其中湖北钉螺是日本血吸虫的唯一中间宿主，暴露于含有尾蚴的疫水是血吸虫感染和流行的必要环节。

3. 易感人群

人体对血吸虫均无先天性免疫。宿主感染血吸虫后对再感染可产生不同程度抵抗力（获得性免疫），这种抵抗力主要表现为对再次入侵的童虫具有一定的杀伤作用，而对原发感染的成虫不起作用。

三、临床表现

临床分期主要分为急性期、慢性期和晚期[1,7]。

（一）急性期

尾蚴侵入皮肤后，患者局部出现丘疹或荨麻疹，称尾蚴性皮炎。当雌虫大量产卵时，少数人出现以发热为主的急性变态反应性症状，患者除发热外，还伴有腹痛、腹泻、肝脾肿大及嗜酸性粒细胞增多，粪便检查血吸虫卵或毛蚴孵化结果阳性，称急性血吸虫病。

（二）慢性期

在流行区 90% 的患者为慢性血吸虫病，这些患者无明显症状和不适，也可能不定期处于亚临床状态，表现为腹泻、粪中带黏液及脓血、肝脾肿大、贫血和消瘦等。

（三）晚期

血吸虫感染数年后，部分重感染患者开始发生晚期病变，晚期病变可分为巨脾、腹水及侏儒三型。临床上常见肝脾肿大、腹水、门静脉高压，以及因侧支循环形成所致的食管下端及胃底静脉曲张。晚期可因并发上消化道出血、肝性昏迷等严重症状而致死。儿童和青少年如果感染严重，垂体前叶功能减退，与其他因素共同作用可影响生长发育和生殖，从而导致侏儒症。因肝纤维化病变在晚期常是不可逆的，并且对治疗反应甚差，所以会导致临床上难治的晚期血吸虫病。

（四）并发症

血吸虫病的并发症主要包括异位损害或异位血吸虫病。

1. 肺血吸虫病

肺血吸虫病多见于急性血吸虫病患者，为虫卵沉积引起的肺间质性病变。患者呼吸道症状大多轻微，常被全身症状所掩盖，表现为轻度咳嗽与胸部隐痛、痰少、咯血罕见。肺部体征也不明显，有时可闻及干、湿啰音，但重型患者肺部有广泛病变时，胸部X线检查可见肺部有弥漫云雾状、点片状、粟粒样浸润阴影，阴影边缘模糊，以位于中下肺野为多，肺部病变经病原学治疗后 3～6 个月内逐渐消失。

2. 脑血吸虫病

脑血吸虫病分为急性与慢性两型，均以青壮年患者多见，发病率为 1.7% ~ 4.3%。急性临床表现与脑膜脑炎相似，常与肺部病变同时出现，症状为意识障碍、脑膜刺激征、瘫痪、抽搐、腱反射亢进、锥体束征等。脑脊液嗜酸性粒细胞增高或蛋白与白细胞轻度增多。慢性型的主要症状为癫痫发作，尤以局限性癫痫为多见。

3. 肠道并发症

血吸虫病可引起严重结肠病变导致肠腔狭窄，可并发不完全性肠梗阻，其中以乙状结肠与直肠为多。血吸虫病患者结肠肉芽肿可并发结肠癌，大多为腺癌，恶性程度较低。

4. 上消化道出血

上消化道出血为晚期的重要并发症，发生率为 10% 左右。出血部位多为食管下端和胃底冠状静脉。表现为呕血和黑便。出血量一般较大。

5. 肝性脑病

晚期并发的肝性脑病多为腹水型，多由于大出血、大量放腹水、过度利尿等因素诱发。

6. 感染

血吸虫病并发的感染有病毒性肝炎、伤寒、腹膜炎、沙门菌感染、阑尾炎等。

7. 其他

其他并发症有皮肤、胃、眼结膜、输卵管、甲状腺、乳房、肌、心包、肾、肾上腺等方面。并发症多见于慢性和晚期病例，以阑尾炎较多见。

四、诊断标准

（一）流行病学史

① 发病前 2 周至 3 个月内有血吸虫疫水接触史；

② 居住在流行区或曾到过流行区，有多次疫水接触史。

（二）临床表现

① 以发热、肝脏肿大及周围血液嗜酸性粒细胞增多为主要特征，伴有肝区压痛、脾脏肿大、咳嗽、腹胀及腹泻等。

② 无症状，或间有腹痛、腹泻、脓血便。多数伴有以左叶为主的肝脏肿大，少数伴脾脏肿大。

③ 临床有门脉高压症状、体征，或有结肠肉芽肿、侏儒表现。

（三）实验室检查

① 下列血清学试验至少有一种反应阳性：间接红细胞凝集试验；酶联免疫吸附试验；胶体染料试纸条法试验；环卵沉淀试验；斑点金免疫渗滤试验。

② 粪检找到血吸虫虫卵或毛蚴。

③ 直肠活检发现血吸虫虫卵。

④ 吡喹酮试验性治疗有效。

（四）诊断原则

根据流行病学史、临床表现及实验室检测结果予以诊断[4-6]。

（五）诊断细则

1. 急性血吸虫

（1）疑似病例　应同时符合血吸虫疫水接触史和上述临床表现第①条。

（2）临床诊断病例　应同时符合疑似病例和上述实验室检查第①条或第④条。

（3）确诊病例　应同时符合疑似病例和上述实验室检查第2条。

2. 慢性血吸虫病

（1）临床诊断病例　应同时符合上述流行病学史第②条、临床表现第②条和实验室检查第①条。

（2）确诊病例　应同时符合流行病学史第②条、临床表现第②条和实验室检查第②条或第③条。

3. 晚期血吸虫病

（1）临床诊断病例　应同时符合流行病学史第②条、临床表现第③条和实验室检查第①条（既往确诊血吸虫病者可血清学诊断阴性）。

（2）确诊病例　应同时符合流行病学史第②条、临床表现第③条，以及实验室检查第②条或第③条。

（六）鉴别诊断

1. 急性血吸虫病

须与败血症、疟疾、肝脓肿、伤寒与副伤寒、急性粟粒性肺结核、病毒感染、钩端螺旋体病、其他肠道疾病鉴别。

2. 慢性血吸虫病

须与慢性菌痢、慢性结肠炎、慢性病毒性肝炎、阿米巴痢疾、溃疡性结肠炎、肠结核、直肠癌等病鉴别。

3. 晚期血吸虫病

须与结节性肝硬化、原发性肝癌、疟疾、结核性腹膜炎、慢性粒细胞白血病、门脉性肝硬化及其他原因所致的肝硬化鉴别。

4. 异位血吸虫病

肺血吸虫病须与支气管炎、粟粒性肺结核、肺吸虫病鉴别；急性脑血吸虫病应与流行性乙型脑炎鉴别；慢性脑血吸虫病应与脑瘤及癫痫鉴别。

5. 尾蚴性皮炎

须与稻田皮炎鉴别。

五、治疗措施

（一）支持与对症疗法[1,7]

对急性期持续高热者，可先用肾上腺皮质激素或解热剂缓解中毒症状并进行降温处理；对慢性和晚期患者，应加强营养，给予高蛋白饮食和多种维生素，并注意对贫血的治疗。对慢性和晚期的患者按肝硬化治疗。

（二）病原治疗

吡喹酮的毒性小、疗效好、适应证广，可用于治疗各期各型血吸虫病患者。

六、社区防控

血吸虫病的流行环节复杂，各流行区的流行程度不同，尽管我国在血吸虫病防治工作中取得了显著的成绩，但在新形势下，结合疫情动态变化及当地自然和社会条件，还应遵照"预防为主，标本兼治，综合治理，群防群控，联防联控"的方针，探索新的防治策略和控制模式，因地制宜地选择适当的主导措施，对防治工作常抓不懈。[3,8]

（一）控制传染源

1. 对患者进行普查普治

（1）普查　由于各地的血吸虫病流行程度轻重不同，防治速度进展不一，因此对不同地区应采取不同的查病要求。如对未达到血吸虫传播阻断的村庄，每年调查一次，粪检是以三送三检为准。需要分析某地区的流行情况，但该地区的调查对象众多时，可进行抽样调查。

（2）普治　血吸虫进入人体后随血液聚集，危害人的肝脏和脾脏，可造成急性或慢性肠炎、肝硬化，并导致腹泻、消瘦、贫血，严重者会威胁生命。有效的药物治疗不仅可以挽救生命，而且可达到控制传染源的根本目标——终止虫卵的排出。

2. 对病畜进行普查普治

（1）普查　血吸虫病是一种人畜共患寄生虫病。因此，在血吸虫病流行区，不仅要对居民患病情况进行调查，一般还应每年对家畜患病情况进行一次调查，流行严重的地区根据需要可一年进行两次。

（2）普治　对有经济价值的病牛可以治疗，对不可使用或不能治疗的病畜可以宰杀，病畜粪便可按前述方法处理。避免家畜接触疫水，消灭牧区钉螺，或选择无螺区放牧。

（二）切断传播途径

1. 灭螺

灭螺和治疗相结合的措施可获得最为有效的防治效果。灭螺的原则是：结合当地钉螺的分布及感染程度，按照"三从"和"四追"原则（"三从"即从盆地到山上、从上游到下游、从潮湿到积水，"四追"即追头、追尾、追点、追面），查一片，清一片，巩固一片。同时结合生产和农田水利基本建设，以改变环境为主，辅以药物灭螺。

（1）药物灭螺　药物灭螺是降低血吸虫病传播的快速有效的方法，灭螺药物虽种类繁多，但均存在一些缺点。我国常用的灭螺药物有氯硝柳胺、五氯酚钠、氯乙酰胺、尿素、石灰氮、茶子饼等，其中应用最广泛的是氯硝柳胺和五氯酚钠。

（2）非药物灭螺　药物灭螺是工作中经常使用的灭螺方法，但其见效快的同时，回升也很快，经常导致"年年灭螺，年年有螺"，且药物灭螺对环境的污染和对人畜构成的威胁不容小视。因此，非药物方式灭螺日益受到重视，农业结构的调整是湖造地区综合防制血吸虫病的重要措施。另外，有研究表明可采用黑色塑料膜覆盖有螺环境以恶化钉螺生存环境，达到灭螺目的。

2. 消灭水中尾蚴和防御感染

用物理或化学方法杀灭水中尾蚴可以防止血吸虫感染。如将水加热至 60 ℃左右，尾蚴即被杀死。用漂白粉消毒饮用水时，余氯为 1 mg/L；用碘酊消毒饮用水时，游离碘为 8 mg/L，数分钟内尾蚴即死。在流行区应提倡饮用深井水。

3. 管理粪便，保护水源

应设法防止粪便入水。迁移河、湖、沟边的粪池、粪缸和厕所，使之远离水源。并尽可能做到搭棚加盖，防止雨水冲洗外溢。在使用含有血吸虫卵的粪便作为肥料之前，必须采取各种方法杀死粪中虫卵，如将粪尿按 1∶5 比例混合贮存，夏季 3 天，冬季 7 天可以杀死虫卵。由于虫卵较粪水比重大，24 小时后约有 90％的虫卵下沉。可以建造分隔粪池，粪液流经各隔粪池，虫卵沉于粪池底部，取出粪液作为肥料。堆肥可以杀死虫卵，夏季堆积 1 个月，冬季堆积 2～3 个月。紧急用肥时，可施用药物杀死虫卵，如加 2 mg/L 的敌敌畏、10 mg/L 的敌百虫、1％～3％的尿素或 0.25％～1％的石灰氮，搅拌后放置 24 小时可杀死虫卵。

（三）保护易感人群

1. 药物预防

口服青蒿琥酯和蒿甲醚对于血吸虫病的预防有很好的效果，特别是 6～14 天的童虫对这两种药物非常敏感。

在湖滩上从事垦殖、打草等生产劳动时必须注意防护，否则容易发生急性感染。用邻苯二甲酸和苯甲酸苄脂原液涂擦裸露部位的皮肤一次，可保持 8 小时有效，将其制成乳剂则效果较差。穿着用氯硝柳胺浸渍布料制成的裤袜，至少半年内有防御尾蚴感染的效果。涂肤防护剂"防蚴笔"即含 2％氯硝柳胺的脂肪酸制剂，将其涂在裸露部位的皮肤上可以防御尾蚴感染，抹擦一次防护效果可达 10 小时。

1998 年，部分参与抗洪救灾的官兵中预防服用青蒿琥酯的人群在停药 3 个月后进行了粪检，阳性率为 0.22％，无 1 例急性感染病例发生，证明了预防性服药在大规模军事行动中的重要意义。

2. 健康教育

由于血吸虫病的流行中一个重要的环节是人是否接触疫水，而这一方面主要取决于人的行为方式，如卫生习惯等。因此，健康教育是一项重要的干预措施。教育居民不断提高卫生知识水平，改变不良卫生习惯，避免在生产（比如耕耘、插秧、捕鱼、割水草、打粽叶、防汛及排涝等水中作业）或生活中（沟、湖水中淘米、洗菜、洗手脚及游泳等）接触疫水，增强自我保护意识，提高健康水平。

野外工作人员执行任务进入疫区前，应当对其进行深入的血吸虫病防治知识宣教，使其能够及时采取有效的防护措施，有效预防因直接接触疫水而感染血吸虫。

（四）加强监测

我国血吸虫病的防制一直以疾病监测为依据采取防制对策和措施。由于血吸虫病疫区类型复杂，感染分布不平衡，流行因素出现变化，监测作为一项防制技术也在不断变化。监测采用常规监测与突发疫情监测相结合的方法。常规监测包括疫情报告和急性血吸虫病个案调查；突发疫情监测即一旦发现当地钉螺面积大幅度增加，或感染钉螺密度明显升高，或发现首例急感病人，或有突发社会、自然因素出现，应高度警戒，加强调查研究，并将调查结果上报，做出疫情预警报告。监测的主要内容包括与血吸虫病流行特征明显相关的疫情指标、流行因素及暴露方式与频率等。

采用地理信息系统（geographic information system，GIS）分析血吸虫监测资料有利于对血吸虫病进行及时准确的监测预警。目前，国内外诸多学者已开始运用 GIS 技术对血吸虫病进行研究，其研究内容主要包括：GIS 用于血吸虫病流行程度的预测，用于洪灾后钉螺扩散的研究，用于温度、植被的变化与血吸虫病传播的相对危险度分析，用于退田还湖对血吸虫病传播的影响等方面。

七、参考文献

［1］李兰娟，任红．传染病学［M］．9 版．北京：人民卫生出版社，2018.

［2］LI S Z，ZHENG H，ABE M E，et al. Reduction patterns of acute schistoso-miasis in the People's Republic of China［J］．PLoS Neglected Tropical Diseases，2014，8（5）：p. e2849.

［3］中华人民共和国国家质量监督检验检疫总局，中国国家标准化管理委员会．血吸虫病控制和消除：GB 15976—2015［S/OL］.［2020 - 08 - 01］. http://www. nhc. gov. cn/wjw/s9499/201507/37472183442a4b9ca338d18fddef60cc. shtml.

［4］中华人民共和国卫生部．血吸虫病诊断标准：WS 261—2006［S/OL］.［2020 - 08 - 01］. http://www. nhc. gov. cn/wjw/s9499/201412/761824ba645e4571a482d43d76205bf2. shtml.

［5］中华人民共和国国家健康委员会．日本血吸虫抗体检测 间接红细胞凝集试验：WS/T 630—2018［S/OL］.［2020 - 08 - 01］. http://www. nhc. gov. cn/wjw/s9499/201810/6b5bb415063b48c1b54fbdc36b01c406. shtml.

［6］中华人民共和国国家卫生健康委员会．日本血吸虫毛蚴检测 尼龙绢袋集卵孵化法：WS/T 631—2018［S/OL］.［2020 - 08 - 01］. http://www. nhc. gov. cn/wjw/s9499/201810/667652d0b3474509b6a8c37d58129980. shtml.

［7］张迈仑，杨大峥．国家法定传染病防治纲要［M］．天津：天津出版传媒集团，2012.

［8］中华人民共和国国务院．中华人民共和国国务院令（第 463 号）——血吸虫病防治条例［EB/OL］.（2006 - 04 - 01）［2020 - 08 - 01］. http://www. nhc. gov. cn/wjw/flfg/200804/50368103d5004078833a8cbdbc6d441d. shtml.

第十八节　流行性脑脊髓膜炎

一、概述

流行性脑脊髓膜炎（meningococcal meningitis）简称"流脑"，是由脑膜炎奈瑟菌（Neisseria meningitidis，Nm）引起的急性化脓性脑膜炎。流脑通过呼吸道飞沫直接传播，主要临床表现为高热、皮肤黏膜瘀点、剧烈头痛等脑膜刺激征[1]，流行具有明显的季节性（冬春季高发）和地区性（温带地区可出现地方性流行）。脑膜炎奈瑟菌共分为

12个群，其中A、B、C、W、X和Y六个群可导致疾病流行。我国的流行株既往以A群为主，近年来流行菌群呈现A、B、C、W、X、Y等血清群多元化流行特点[2]，WHO公布的2018年脑膜炎奈瑟菌血清型全球分布图中，我国高发的主要型别为B群、C群和W群[3]。

目前主要参考指南有2019年中华人民共和国卫生健康委员会发布的流行性脑脊髓膜炎诊断（WS 295—2019）[4]、2005年原国家卫生部办公厅发布的《全国流行性脑脊髓膜炎防治指南（试行）》[5]，中华预防医学会发布的《中国脑膜炎球菌疫苗预防接种专家共识》[6]，WHO发布的 *Meningitis Diagnostics Use Cases*[3]，英国2018年修订的《流行性脑脊髓膜炎管理指南》。

二、流行病学

1. 传染源

流脑的主要传染源为患者及带菌者。人是脑膜炎奈瑟菌的天然宿主，感染后细菌寄生于正常人的鼻咽部，隐性感染率较高，因为无症状不易被发现，经治疗后细菌可很快消失。

2. 传播途径

流脑主要通过呼吸道飞沫直接传播。脑膜炎奈瑟菌对外界环境抵抗力弱，间接传播机会少。2岁以下婴幼儿通过同睡、哺乳、亲吻等密切接触感染，具有重要临床意义。

3. 易感人群

人群普遍易感，隐性感染率高，感染后约1‰出现症状。新生儿可从母体内获得保护性抗体，6个月至2岁抗体水平最低，发病率高，随后通过隐性感染逐步获得免疫力。脑膜炎奈瑟菌不同群之间存在交叉免疫，但感染后仅所感染的群可获得持久免疫力，交叉免疫力不持久。

三、临床表现

（一）潜伏期及流行病学

潜伏期一般为2～3天，最短数小时，最长10天。

（二）典型症状

1. 普通型

普通型患者约占流脑患者的90%，感染前期1～2天，主要表现为低热、鼻塞；随后迅速进入败血症期，高热（体温40℃以上）伴全身中毒症状，70%～90%患者会出现皮肤黏膜瘀点，持续1～2天后出现剧烈头痛、喷射性呕吐、颈项强直等脑膜刺激征，一般维持2～5天后体温逐渐下降进入恢复期，患者需要1～3周痊愈。

2. 暴发型

少数流脑患者起病急、病情重、进展快，不及时接受治疗可能导致病死，尤以儿童多见。暴发型流脑患者又分为休克型、脑膜脑炎型和混合型，休克型主要表现为高热、头痛、呕吐、瘀点瘀斑等严重中毒症状；脑膜脑炎型主要表现为脑膜及脑实质损伤；混合型则是先后或同时出现休克型和脑膜脑炎型，病死率极高。

3. 轻型

轻型患者表现为低热，上呼吸道症状轻微，可见少数出血点。

4. 慢性败血症型

慢性败血症型患者发热及瘀点等症状间歇性反复发作，该型较少见，以成人患者居多。

四、诊断标准

（一）流行病学史

在流脑高发的冬春季节或流行区，发病前 10 天内与流脑患者有密切接触史，且未接种过疫苗。

（二）病例定义

1. 疑似病例

具有流行病学史，且出现发热、呕吐及上呼吸道感染症状或神志改变者。

2. 确诊病例

疑似病例出现以下 1 项或 1 项以上临床症状且细菌学或特异性免疫学检查阳性者：

① 颈项强直；

② 皮肤或黏膜出现瘀点、瘀斑；

③ 脑膜刺激征（克氏征、布鲁津斯基征、角弓反张）；

④ 婴儿前囟隆起；

⑤ 脑脊液浑浊。

（三）鉴别诊断

须与其他细菌感染引起的败血症、化脓性脑膜炎、感染性休克、结核性脑膜炎，病毒感染引起的流行性乙型脑炎，各种原因的紫癜鉴别诊断。

（四）诊断须知

医疗机构要尽可能在使用抗菌药物治疗前采集患者脑脊液、血液、咽拭子标本，将标本及时送实验室检测。

五、治疗措施

1. 病原治疗

尽早足量应用可透过血脑屏障的敏感抗菌药物进行治疗，常用青霉素和氯霉素，疗程 5～7 天，对青霉素和氯霉素过敏的患者可使用第三代头孢菌素，疗程 7 天。应注意多重耐药菌感染。

2. 一般治疗

早期诊断、就地隔离、密切监护是本病的治疗基础。患者应卧床休息，保证每日补液量，保持口腔卫生，做好皮肤护理，防止发生并发症。

3. 对症治疗

对高热者进行物理降温或药物降温，迅速纠正休克；对怀疑有 DIC 者应及早使用肝素；对有明显毒血症症状者使用肾上腺皮质激素；发现患者有脑水肿时及早进行脱水治疗预防脑疝，同时保持患者呼吸道畅通，注意监测心肾功能。

六、社区防控

（一）一般预防

开展健康教育，告知居民注意个人保暖和卫生，提高免疫力；注意室内通风换气是预防流行性脑脊髓膜炎等呼吸道传染病的有效措施，室内用醋熏蒸也可达到较好的预防效果。

（二）疫区防控

① 城市必须在 6 小时内、农村必须在 12 小时内通过传染病疫情监测信息系统上报。[5]

② 疾病预防控制部门要收集流脑病例的脑脊液或急性期血液样本进行病原学检测，对首例报告患者必须采样，出现流行时病例的标本采集率要达到 50%。分离到菌株时要及时上报。

③ 集中发病的幼儿园、学校等机构尽可能减少聚集性活动；保持室内外环境卫生，注意通风，人员须加强卫生防病意识。

④ 发生疫情的学校应实施晨检制度，检测每一位学生的发病情况，尤其要了解缺课学生的健康状况，并做好晨检工作的登记和报告。发生疫情的建筑工地、工厂等单位应建立人员出入登记制度，掌握人员流动情况，并分区域指定专人对所属人员健康状况进行监督。

（三）疫苗免疫

目前我国上市的脑膜炎球菌疫苗包括 A 群脑膜炎球菌多糖疫苗（MPV-A）、A 群 C 群脑膜炎球菌多糖疫苗（MPV-AC）、ACYW 群脑膜炎球菌多糖疫苗（MPV-ACYW）和含脑膜炎球菌多糖结合疫苗（MPCV）的联合疫苗。适龄儿童接种脑膜炎球菌疫苗应遵照《国家免疫规划疫苗儿童免疫程序及说明（2016 年版）》的规定执行。

（1）MPCV-AC 接种建议　① 3～23 月龄婴幼儿，基础免疫完成 2～3 剂次，各剂次间隔至少 1 个月，可视为完成国家免疫规划脑膜炎球菌疫苗的基础免疫，间隔 5 年须加强免疫 1 剂次 MPCV-AC；② ≥2 岁人群接种 1 剂次 MPCV-AC，间隔 5 年须加强免疫 1 剂次 MPCV-AC。

（2）MPV-ACYW 接种建议　① 不建议 MPV-ACYW 用于＜2 岁儿童的脑膜炎球菌疫苗的基础免疫；② 3 岁和 6 岁儿童的加强免疫可使用 MPV-ACYW 替代 MPV-AC。

当社区、集体单位或人群等发生流脑暴发时，应开展脑膜炎球菌疫苗应急接种，充分考虑疫情扩散范围、涉及人群、疫苗接种率、引起暴发的菌群等多种因素，选择适当疫苗尽快开展接种工作。

（四）病例处置流程

早期发现患者，做到早期就地隔离，早期治疗至患者症状消失后 3 天。对密切接触者医学观察 7 天，可使用磺胺嘧啶治疗 2 天。

（五）医院感染控制

① 应首选单间安置患者，如条件有限，将确诊为流脑的患者可同室安置，床间距≥1 米。

② 医务人员进入患者病房须佩戴医用外科口罩。同时应减少非诊疗需要的转运。

七、参 考 文 献

[1] LINDER K A，MALANI P N. Meningococcal meningitis [J]. JAMA，2019，321（10）：1014.

［2］LI J H，LI Y X，SHAO Z J，et al. Prevalence of meningococcal meningitis in China from 2005 to 2010 ［J］. Vaccine，2015，33（8）：1092 - 1097.

［3］World Health Organization. Meningitis Diagnostics Use Cases ［EB/OL］. ［2018 - 10 - 08］. https：//www. who. int/emergencies/diseases/meningitis/meningitis-diagnostics-use-cases. pdf.

［4］中华人民共和国卫生健康委员会. 流行性脑脊髓膜炎诊断（WS 295—2019）［S/OL］. ［2020 - 09 - 22］. http：//www. nhc. gov. cn/wjw/s9491/201905/c3dec3b7e7cc 43a4ae2a6720e0dd29be/files/020125b0cc2a48f2b549e8f27da3d1a1. pdf.

［5］中华人民共和国卫生部. 全国流行性脑脊髓膜炎防治指南（试行）［EB/OL］. ［2020 - 09 - 22］. http：//www. chinacdc. cn/jkzt/crb/zl/lxxnjsmy/jszl_2227/201810/P0 20181010401233823594. pdf .

［6］中华预防医学会. 中国脑膜炎球菌疫苗预防接种专家共识 ［J］. 中华流行病学杂志，2019，40（2）：123 - 128.

第十九节　新生儿破伤风

一、概　述

新生儿破伤风，又称"四六风""脐风""七日风"等，是由于接生者接生时使用未经严格消毒的剪刀剪脐带，或接生者双手不洁，或在新生儿出生后不注意对其脐部的清洁保护，使破伤风杆菌自脐部侵入新生儿体内所致[1]。新生儿破伤风曾经是发展中国家的严重卫生问题。调查显示，我国 2010—2017 年期间仍报告 3 992 例新生儿破伤风，年均发病率为 0.032‰，广东、广西、新疆、浙江和云南的报告病例数占全国总病例数的 62.32％。总体而言，中国新生儿破伤风发病呈下降趋势，且发病年龄越小，病死率越高[2]。

目前中国已有的关于新生儿破伤风的诊断和治疗规范主要有《新生儿破伤风诊断标准》（WS 272—2007）[3]和《新生儿破伤风诊断标准及处理原则》（GB 16393—1996）[4]。

二、流行病学

1. 传染源

发生创伤并受到破伤风杆菌侵入时才会引起破伤风。潜伏期可从 2 小时到数月甚至数年。

2. 传播途径

破伤风芽孢杆菌是土壤中常见菌群之一，在自然界分布极广。破伤风杆菌广泛存在于人类及家禽、家畜等肠道中，随粪便排出体外而污染土壤，并随土壤或尘埃经创伤或伤口进入人体。其感染方式主要有：

（1）创伤感染　外伤受带有破伤风杆菌的泥土或其他异物感染。

（2）脐带感染　用不洁的器械切割脐带，或用不洁的敷料处理脐带，使脐带伤口被破伤风杆菌污染。

（3）其他感染　产道、耳道、拔牙、鼠咬和手术后感染等。

3. 易感人群

人群普遍易感，但不会造成人群传播，患者恢复后也不能产生病后免疫力。该病发病遍及全球，多呈散发；有显著的地区差异，且病死率高。

三、临床表现

潜伏期为 3～14 天，以 4～7 天发病较多。一般新生儿破伤风发病在婴儿出生后 2～28 天。

此病首发症状为牙关紧闭、吸吮困难，继之面肌痉挛，呈苦笑面容，伴烦躁不安、啼哭不止，或全身抽搐，四肢肌肉阵发强直痉挛，腹直肌痉挛强直如板状，严重时颈项强直呈角弓反张，呼吸肌、喉肌痉挛，可导致窒息、呼吸衰竭、心力衰竭。有少数病例无牙关紧闭，当下压下颌时有反射性牙关紧闭。患者一般神志清醒，无发热或只有低热，发热高者可能是并发症所致。[5]

应注意将新生儿破伤风和化脓性脑膜炎、狂犬病、子痫、癔症等鉴别。

四、诊断标准

（一）流行病学史

① 有不洁接生史，用未经消毒的工具对新生儿进行断脐；或有用未经消毒的物品包扎、涂抹新生儿脐带史。

② 有分娩过程中新生儿局部外伤未经消毒处理史。

（二）临床依据

① 潜伏期 3～14 天，以 4～7 天较多。一般新生儿破伤风在婴儿出生后 2～28 天发病。

② 起病初期患儿哭闹、烦躁不安、吮乳困难，继之面部肌肉抽动，呈苦笑面容，渐发展至牙关紧闭，发病 1～2 天内即出现抽搐，四肢阵发性强直性痉挛，腹直肌痉挛强直如板状，颈项强直呈角弓反张。一般无发热或只有低热。

③ 轻微刺激，如声、光、轻触、饮水、轻刺等常诱发痉挛发作。用压舌板检查咽部，越用力下压，压舌板反被咬得越紧，不能打开口腔。

（三）实验室检查

① 取脐部或伤口处分泌物标本直接涂片后镜检，可见革兰染色阳性菌；

② 脐部或伤口处分泌物破伤风杆菌培养阳性。

（四）诊断原则

根据流行病学史和典型的临床表现，有条件时可进行实验室病原学检查[3-4]。

（五）临床诊断病例

符合上述临床依据第①条、临床依据第②条（或临床依据③）。

（六）确诊病例

符合临床诊断病例并符合流行病学史及实验室检查的任一条。

五、治疗措施

(一) 一般治疗与护理

① 病房内保持安静，保温，避光，避免声、风等的刺激。可先给镇静剂、止痉剂等必需的操作。

② 静脉输液，维持入量，保证水、电解质平衡，补给营养，待患者痉挛减轻后即可鼻饲。

③ 做好口腔、皮肤清洁护理。

(二) 抗毒素治疗

① 用人破伤风免疫球蛋白（TIG）500 U 深部肌内注射 1 次；

② 无 TIG 时用破伤风马血清抗破伤风毒素（TAT）1 万～2 万 IU 静脉滴注 1 次，用前须做皮肤过敏试验，对阳性者按脱敏法给药；

③ 对脐部感染严重者可局部注射 TAT 500 U 1 次。

(三) 止痉治疗

1. 安定

安定每次 0.3～0.5 mg/kg，每 4～6 小时 1 次，稀释后静脉缓注，也可经胃管给药，每次 0.5 mg/kg。

2. 苯巴比妥

苯巴比妥每次 10～15 mg/kg，8～12 小时 1 次，肌内注射或静脉滴注，对重者每次可加量至 15～20 mg/kg，维持量为 5 mg/(kg·d)。

3. 10% 水合氯醛

10% 水合氯醛每次 0.5 mL/kg，胃管注入或灌肠。

4. 帕菲龙

帕菲龙为神经肌肉阻滞剂，对重症患儿用人工呼吸机时采用每次 0.05～0.1 mg/kg，2～3 小时 1 次。

5. 肌肉松弛剂

肌肉松弛剂如甲丙氨酯每次 50～100 g，每 3～4 小时 1 次。

(四) 抗菌治疗

1. 青霉素

青霉素 20 万 IU/(kg·d)，分次静脉滴注，疗程 10 天。

2. 甲硝唑

甲硝唑 15～30 mg/(kg·d)，分 2～3 次静脉滴注，疗程 5～7 天。

(五) 脐部处理

局部用 3% 过氧化氢溶液（双氧水）或 1∶4 000 高锰酸钾溶液清洗，再涂以碘酊，之后以生理盐水拭洗，每日 1～2 次。

(六) 其他措施

① 及时给氧；

② 对反复发生痉挛者，在其呼吸暂停时，应及时做气管插管或气管切开，使用人工呼吸机[4]。

六、社区防控

① 大力推广新法接生：新生儿出生后，必须将脐带严格消毒处理。严格执行消毒措施完全可预防本病。

② 严格手、接生器械、敷料、产妇外阴、新生儿脐带断端消毒。对接生消毒不严者，争取在 24 小时内剪去残留脐带的远端，再重新结扎，近端用 3% 过氧化氢或 1：4 000 高锰酸钾液清洗后涂以碘酒，同时肌内注射 TIG 或 TAT。

③ 对不能保证无菌接生的孕妇，已有正在开展的给孕妇注射破伤风类毒素的方法，此法能有效预防新生儿破伤风的发生。[4]

七、参考文献

[1] 李凡，徐志凯．医学微生物学［M］．9 版．北京：人民卫生出版社，2018.

[2] 宁桂军，高源，夏伟，等．中国 2010—2017 年新生儿破伤风流行病学特征[J]．中国疫苗和免疫，2018，24（4）：379－382.

[3] 中华人民共和国卫生部．新生儿破伤风诊断标准：WS 272—2007［S/OL］.[2008－08－15]. http://www.nhc.gov.cn/wjw/s9491/200704/38796.shtml.

[4] 中华人民共和国卫生部．新生儿破伤风诊断标准及处理原则：GB 16393—1996[S/OL].[2020－09－01]. http://www.nhc.gov.cn/wjw/s9491/201212/34031.shtml.

[5] 张迈仑，杨大峥．国家法定传染病防治纲要［M］．天津：天津出版传媒集团，2012.

第二十节　人感染 H7N9 禽流感

一、概述

人感染 H7N9 禽流感是由 H7N9 禽流感病毒引起的急性呼吸道传染病，主要通过直接或间接暴露于感染的家禽或其污染的环境而感染，目前尚无人-人传播的确证[1]。人感染 H7N9 禽流感仅少数患者为轻症，患者病情进展迅速，病死率高。我国病例主要集中在长三角和珠三角地区[2-5]，患者以老年人为主，且老年人症状更为严重。H7N9流感病毒在禽类中属低致病性，实验室发现该病毒对鸡、鸭无致病性，携带该病毒的禽类通常没有症状，这给监测带来了难度[6]。

目前主要参考指南有卫健委发布的《人感染 H7N9 禽流感医院感染与预防控制技术指南（2013 年版）》《人感染 H7N9 禽流感诊疗方案（2017 年第 1 版）》，WHO 公布的《H7N9 禽流感暴露后的化学预防》《H7N9 禽流感密切接触者预防指南》《H7N9 禽流感实时荧光定量检测方案》等。

二、流行病学

1. 传染源

传染源为被 H7N9 禽流感病毒感染的禽类，值得注意的是携带病原的鸡、鸭、鹅等家禽。活禽市场是传染源的重点所在。H7N9 禽流感病毒主要存在于感染禽类的体液及排泄物中，患者往往直接或间接接触过感染病毒的活禽。

2. 传播途径

人类通过直接或间接接触感染家禽或暴露于污染环境而感染。由于存在家庭聚集性案例，因此不排除有限的人与人密切接触传播，但缺乏确切证据。尚未证实存在空气传播途径。

3. 易感人群

人群对禽流感并不易感，但普遍缺乏免疫力。直接接触禽类的从业人员、老年男性及有基础疾病的人群是本病的高危人群[7]。

三、临床表现

1. 潜伏期

潜伏期一般为 7 天，也可长达 10 天。

2. 典型症状

该病的主要临床表现为发热、咳嗽、咳痰，或伴有头痛、肌肉酸痛等症状，少数患者表现为轻症，多数患者并发肺炎。重症患者体温持续维持在 39 ℃以上，病情进展迅速，3～7 天可发展为重症肺炎，可引起呼吸窘迫综合征、脓毒性休克和多器官功能衰竭，严重者可死亡。

四、诊断标准

（一）流行病学史

发病前 10 天内去过活禽市场，或接触过活禽、不明原因死亡的家禽，或接触过禽类分泌物、排泄物，或密切接触过 H7N9 禽流感患者。

（二）病例定义

1. 疑似病例

有上述流行病学史和临床表现，但尚缺乏病原学检测结果。

2. 确诊病例

从疑似病例的呼吸道样本中分离培养得到 H7N9 禽流感病毒，或 H7N9 禽流感病毒核酸检测阳性，或双份血清特异性抗体效价呈 4 倍及以上增高。

3. 重症病例

（1）主要标准　需要气管插管等通气治疗；对脓毒性休克患者在液体治疗后仍需使用血管活性药物。满足上述 1 项即可诊断为重症。

（2）次要标准　呼吸频率≥30 次/分；氧合指数≤250 mmHg；多肺叶浸润；意识障碍和/或定向障碍；血尿素氮≥7.14 mmol/L；收缩压＜90 mmHg，且需液体治疗。满足上述 3 项及以上即可诊断为重症。

（三）鉴别诊断

通过特异性病原检测，将人感染 H7N9 禽流感与人感染 H5N1 禽流感、季节性流感、人呼吸道腺病毒感染、细菌性肺炎、支原体肺炎、衣原体肺炎、传染性非典型肺炎（SARS）和呼吸窘迫综合征等进行鉴别诊断。

（四）诊断须知

流感样症状患者经病原学检测为甲型流感病毒阳性，尚未进一步分型的应进行H7N9禽流感病原学检查。60岁以上老年患者，有严重基础疾病、免疫缺陷疾病的患者及肿瘤患者，妊娠期感染妇女均属高危患者。

五、治疗措施

对疑似病例和确诊患者都应采取隔离治疗，根据患者临床表现进行对症治疗，对高热者进行物理和/或药物降温，对缺氧者进行氧疗。采集呼吸道样本后，无须等待病原检测结果，应尽早进行抗病毒治疗。目前主要使用的药物为神经氨酸酶抑制药物，如奥司他韦、扎那米韦和帕拉米韦。奥司他韦每天2次，疗程5～7天，对重症病例剂量可加倍，疗程可适当延长。对1岁及以上年龄的儿童患者应根据体重给药。对无法口服者可用帕拉米韦氯化钠注射液，常规疗程5～7天。扎那米韦适用于7岁以上人群，不建议用于重症或有并发症的患者。H7N9禽流感病毒对离子通道M2阻滞剂耐药。

对重症患者遵循"四抗二平衡"救治策略。"四抗"指："抗病毒"，主要早期使用神经氨酸酶抑制剂；"抗休克治疗"，主要手段为循环支持；"抗低氧血症及多脏器衰竭"，"李氏人工肝"为特效救治手段；"抗继发感染"，应精准治疗，慎用抗菌药物。"二平衡"指维持水电解质平衡和维持微生态平衡。

六、社区防控

（一）疫区预防

流行期内关闭活禽市场是重要防控手段。对疫区病禽进行隔离捕杀，严格按规定销毁或深埋，并对养鸡场进行全面有效的洗消。目前认为最有效的预防策略就是避免暴露。

（二）人员管理

注意良好个人习惯和健康生活方式的养成，常使用肥皂或酒精洗手液洗手；流行期避免接触活禽及病禽。

（三）病例处置流程

应将疑似患者单间隔离，经病原学确诊的同类型感染者可以同室安置，有条件的情况下可使用负压病房，由专人诊疗和护理。如有病禽密切史，应预防性服用抗病毒药物[8]。患者同样需要严格落实手卫生，咳嗽、打喷嚏时应遮掩口鼻，病情允许时应佩戴口罩。在患者出院、转院、死亡后应进行终末消毒，须将尸体用双层布包裹放入双层尸袋，由专车送往火葬场。

（四）医院感染控制[9]

1. 发热门诊的设立

遵照《医院隔离技术规范》要求设立发热门诊，规范疑似、确诊患者隔离、转出和救治的工作流程。发热门诊医务人员须掌握人感染H7N9禽流感感染的流行病学特点与临床特征，进入或离开发热门诊时，要按照有关要求，正确穿脱防护用品，严格执行手卫生，对疑似或确诊患者立即采取隔离措施并及时报告，对确诊患者应按照规定路线由专人引导转出，转出后按《医疗机构消毒技术规范》进行终末消毒。

2. 院内病区管理

病区应进行定时通风和消毒。急诊须建立预诊分诊制度，执行 H7N9 重症患者的转出、救治应急预案。普通病区也应配备充足的应对急性呼吸道传染病的消毒和防护用品，一经发现疑似或确诊患者，立即实施及时有效的隔离和救治措施。应当将疑似患者和确诊患者分开安置，将疑似患者进行单间隔离，经病原学确诊的同类型感染患者可以被同室安置。

3. 医务人员防护

医务人员应按标准穿脱防护用品。进行气管插管或可能受到患者血液、体液、分泌物等物质喷溅的操作时，应戴医用防护口罩、护目镜、清洁手套，穿隔离衣，脱手套后应立即洗手或手消毒，防护用品被污染后应当及时更换。处理锐器时应防止被刺伤，对所有使用后的医疗器械、器具均应按照《医疗机构消毒技术规范》的要求进行清洁与消毒。

4. 患者管理

患者同样需要严格落实手卫生，咳嗽、打喷嚏时应遮掩口鼻，病情允许时应佩戴口罩。在患者出院、转院、死亡后应进行终末消毒，须将尸体用双层布包裹放入双层尸袋，由专车送往火葬场。

七、参考文献

[1] GAO R B, CAO B, HU Y W, et al. Human infection with a novel avian-origin influenza A（H7N9）virus [J]. New England Journal of Medicine, 2013, 368（20）: 1888 - 1897.

[2] 韩雪清. 各型流感的流行与防控 [M]. 北京: 科学出版社, 2016.

[3] SU W, CHENG K L, CHU D K W, et al. Genetic analysis of H7N9 highly pathogenic avian influenza virus in Guangdong, China, 2016—2017 [J]. The Journal of Infection, 2018, 76（1）: 93 - 96.

[4] YANG L, XIE J, ZHANG Y, et al. Emergence of waterfowl-originated gene cassettes in HPAI H7N9 viruses caused severe human infection in Fujian, China [J]. Influenza and Other Respir Viruses, 2019, 13（5）: 496 - 503.

[5] HE F, LIN J F, WANG X Y, et al. Quantitative risk analysis of the novel H7N9 virus in environments associated with H9 avian influenza virus, Zhejiang province, China [J]. Epidemiology Infection, 2017, 145（1）: 133 - 140.

[6] SU S, GU M, LIU D, et al. Epidemiology, evolution, and pathogenesis of H7N9 influenza viruses in five epidemic waves since 2013 in China [J]. Trends in Microbiology, 2017, 25（9）: 713 - 728.

[7] 国家卫生和计划生育委员会. 人感染 H7N9 禽流感诊疗方案（2017 年第 1 版）[EB/OL]. [2020 - 08 - 15]. http://www. nhc. gov. cn/yzygj/s3593g/201701/2dbdbc6e82dd4fdfa57508499f61cdfc. shtml.

[8] The CDC of USA. Prevention and treatment of avian influenza A viruses in peo-

ple [EB/OL]. [2020 – 08 – 15]. https://www.cdc.gov/flu/avianflu/prevention.htm.

[9] 中华人民共和国国家卫生和计划生育委员会. 人感染 H7N9 禽流感医院感染与预防控制技术指南（2013 年版）[EB/OL]. [2020 – 08 – 15]. http://www.nhc.gov.cn/yzygj/s3593g/201304/80c91e33675e4c04ae023c3dfc674099.shtml.

第二十一节　传染性非典型肺炎

一、概述

严重急性呼吸综合征（severe acute respiratory syndrome，SARS）又称传染性非典型肺炎（infectious atypical pneumonia），是由 SARS 冠状病毒（SARS coronavirus，SARS-Cov）引起的急性呼吸道传染病[1]。SARS 可累及多个脏器和系统，以肺炎为主要临床表现，具有传染性强、群体发病、病死率较高等特点。大部分患者经综合性治疗后痊愈，少数患者可进展至急性呼吸窘迫综合征（acute respiratory distress syndrome，ARDS）甚至死亡[2]。SARS 于 2002 年 11 月在我国广东省佛山市等部分地区出现，由于一开始没有有效防控，疫情快速扩散到我国内地 24 个省、自治区、直辖市，波及了亚洲、欧洲、美洲等的 29 个国家和地区，形成了一次全球性传染病疫潮危机，直至 2003 年中期，疫情才被逐渐消灭[3]。SARS 疫情暴发期间发生了一系列事件：瞒报疫情，社会民众恐慌，许多医务人员感染甚至死亡，病原微生物的发现及命名，快速控制并扑灭疫情等。SARS 疫情的暴发显示出我国当时在突发性公共卫生事件应急处理上的不足，此后我国开始进一步加强建设国家公共卫生体系。

目前主要参考指南有国家卫生行业标准《传染性非典型肺炎诊断标准》（WS 286—2008）、原卫生部发布的《传染性非典型肺炎（SARS）诊疗方案（2004 版）》、中华医院管理学会发布的《医院预防与控制传染性非典型肺炎（SARS）医院感染的技术指南》（2003 版），以及 WHO 发布的《严重急性呼吸综合征全球监测指南》（2004 版）、《SARS 风险评估与预防准则》（2004 版）等。

二、流行病学

1. 传染源

SARS 患者是最主要的传染源。急性期症状明显的患者容易经呼吸道排出病毒，特别是持续高热、频繁咳嗽、出现 ARDS 时传染性较强，退烧后传染性迅速下降。少数患者腹泻，排泄物含有病毒。部分重型患者因为频繁咳嗽或需要气管插管、呼吸机辅助呼吸等，呼吸道分泌物多，传染性强。个别患者可造成数十人甚至上百人感染（即所谓的超级传播现象、超级传播者）[4]。潜伏期患者传染性低或无传染性，作为传染源意义不大。尚未发现隐性感染者、治愈出院者有传染他人的证据。该病未发现有慢性患者。有研究表明，从果子狸、狸猫、貉等动物体内可分离出与 SARS-Cov 基因序列高度同源的冠状病毒，提示这些动物可能是寄生宿主和传染源，但有待证实。

2. 传播途径

当患者咳嗽、打喷嚏或大声说话时，近距离（2米内）呼吸道飞沫传播是主要传播途径。通过手直接接触或间接接触传播是另一种重要的传播途径。气溶胶传播被高度怀疑为严重流行疫区的医院和个别社区暴发的传播途径之一。从患者粪便中可检出病毒，说明该病有可能通过消化道传播，当粪便中病毒污染了建筑物的污水排放系统和排气系统造成环境污染时，可能造成局部流行。

3. 易感人群

一般认为人群普遍易感，但儿童感染率较低[5]。患者家庭成员和医务人员属高危人群。机体患病后可获得一定程度的免疫力，尚无痊愈后患者再次发病的报告。

二、临床表现

1. 临床症状[6]

潜伏期通常限于2周之内，一般2～10天。该病为急性起病，患者自发病之日起，2～3周内病情都可处于进展状态。主要有以下几类症状。

（1）发热及相关症状　患者常以发热为首发和主要症状，体温一般高于38 ℃，常呈持续性高热，可伴有畏寒、肌肉酸痛、关节酸痛、头痛、乏力等症状。在早期，使用退热药可有效；进入进展期，通常难以用退热药控制高热。使用糖皮质激素可对热型的观察造成干扰。

（2）呼吸系统症状　咳嗽不多见，常表现为干咳、少痰，少数患者出现咽痛。可有胸闷，严重者渐出现呼吸加速、气促，甚至呼吸窘迫。常无上呼吸道卡他症状。呼吸困难和低氧血症多见于发病6天以后。

（3）其他症状　部分患者出现腹泻、恶心、呕吐等消化道症状。

（4）体征　SARS患者的肺部体征常不明显，部分患者可闻及少许湿啰音，或有肺实变体征。偶有局部叩诊浊音、呼吸音减低等少量胸腔积液的体征。

2. 实验室检查[6]

（1）外周血象检查　多数患者白细胞计数在正常范围内，部分患者白细胞计数减低。大多数SARS患者淋巴细胞计数绝对值减少，随病程进展呈逐步降低趋势，并有细胞形态学变化。判断淋巴细胞计数降低的临界值为1.2×10^9/L。发病后期常容易合并细菌感染，此时白细胞计数明显升高，中性粒细胞比例升高。

（2）T淋巴细胞亚群检查　CD3[+]、CD4[+]、CD8[+]细胞计数减少，CD4[+]亚群减低明显，CD4[+]/CD8[+]正常或降低。

（3）生化检查　部分患者伴有肝功能及肾功能异常，LDH、ALT、AST、CK升高。

3. 影像学检查[6-7]

SARS患者的X线和CT基本影像表现为磨玻璃密度影和肺实变影。

（1）磨玻璃密度影　磨玻璃密度影在X线和CT表现上的判定标准为病变的密度比血管密度低，其内可见血管影像。在X线胸片上，也可采用低于肺门的密度作为识别磨玻璃密度影的标准。磨玻璃密度影的形态可为单发或多发的小片状、大片状，或在肺内弥漫分布。在CT影像上，有的磨玻璃影内可见细线和网状影，其为肺血管分支、增厚的小叶间隔及小叶内间质的影像。磨玻璃密度影内若合并较为广泛、密集的网状影，称为"碎石路"（crazy paving）征。有的磨玻璃影内可见含有气体密度的支气管分支影像，称为"空气支气管"（air bronchogram）征。

（2）肺实变影　在 X 线和 CT 上肺实变影的判定标准为病变的密度接近或高于血管密度，其内不能见到血管影像，但有时可见空气支气管征。在 X 线胸片上又可以等于或高于肺门阴影的密度作为识别肺实变影的依据。病变可为小片状或大片状，单发或多发。

4. 临床分期[6]

（1）早期　早期一般为病初的 1～7 天。该病起病急，以发热为首发症状，患者体温一般高于 38 ℃，半数以上的患者伴有头痛、关节肌肉酸痛、乏力等症状，部分患者可有干咳、胸痛、腹泻等症状，但少有上呼吸道卡他症状，肺部体征多不明显，部分患者可闻及少许湿啰音。X 线胸片肺部阴影在发病第 2 天即可出现，平均在 4 天时出现，95% 以上的患者在病程 7 天内出现肺部影像改变。

（2）进展期　多发生在病程的 8～14 天，个别患者可更长。在此期，发热及感染中毒症状持续存在，肺部病变进行性加重，表现为胸闷、气促、呼吸困难，尤其在活动后明显。X 线胸片检查显示肺部阴影发展迅速，且常为多叶病变。少数病人（10%～15%）因出现 ARDS 而危及生命。

（3）恢复期　进展期过后，患者体温逐渐下降，临床症状缓解，肺部病变开始吸收，多数患者经 2 周左右的恢复，可达到出院标准，肺部阴影的吸收则需要较长的时间。少数重症患者可能在相当长的时间内有遗留限制性通气功能障碍和肺弥散功能下降，但大多可在出院后 2～3 个月内逐渐恢复。

四、诊断标准

结合流行病学史、临床症状和体征、一般实验室检查、肺部 X 线影像变化，配合 SARS 病原学检测阳性，排除其他表现类似的疾病，可以做出 SARS 的诊断[8]。

流行病学方面有明确支持证据且能够排除其他疾病，是能够做出临床诊断的最重要的支持依据。具有临床症状和出现肺部 X 线影像改变，是诊断 SARS 的基本条件。确诊病例需要病原学或血清学检测证据，尤其是血清抗体阳转或急性期与恢复期抗体滴度有 4 倍及以上增高的证据。

（一）流行病学史

① 发病前 14 天内曾经接触过疑似或临床诊断、实验室确诊 SARS 病例，尤其是有与其密切接触史；

② 病例有明确传染他人，尤其是传染多人发病的证据，他人或多人被诊断为疑似或临床诊断、实验室确诊 SARS 病例；

③ 发病前 14 天内，在没有恰当个人防护的情况下，有接触或处理过果子狸或相关野生动物的接触史，如曾经到过饲养、贩卖、运输、加工、烹饪果子狸或相关野生动物的场所和环境，直接接触过其分泌物或排泄物等；

④ 从事 SARS-Cov 检测、科研的相关实验室工作人员；

⑤ 发病前 2 周居住或到过 SARS 流行的区域（流行区域须由国家卫健委组织专家

评估确定）。

（二）病例定义

1. 疑似病例

符合以下任何一项可诊断为 SARS 疑似病例：

① 符合上述流行病学史中的任一项，有上述 SARS 的相应临床症状，但尚没有上述 SARS 影像学表现者；

② 有上述 SARS 的相应临床症状，有或没有上述 SARS 影像学表现者，同时，患者的任何一种标本（如血液、鼻咽分泌物或粪便）经具备 RT-PCR 检测和生物安全资质的实验室检测均阳性；

③ 有上述 SARS 的相应临床症状，有或没有上述 SARS 影像学表现者，同时，患者的任何一份血清抗体检测均阳性。

2. 临床诊断病例

符合上述流行病学史中的任一项，有上述 SARS 的相应临床症状，有上述 SARS 影像学表现，并能排除其他疾病诊断者。

3. 确诊病例

符合以下任何一项者为 SARS 确定病例：

① 有上述 SARS 的相应临床症状，并且至少两种不同部位的临床标本（如血液、鼻咽分泌物或粪便）经 RT-PCR 检测 SARS-CoV 核酸阳性；

② 有上述 SARS 的相应临床症状，并且连续收集 2 天或以上的同一种临床标本（如 2 份或多份鼻咽分泌物），经 RT-PCR 检测 SARS-CoV 核酸阳性；

③ 有上述 SARS 的相应临床症状，并且在每一个特定检测中，对原始临床标本使用两种不同的方法，或从原始标本中重新提取 RNA，经 RT-PCR 检测 SARS-CoV 核酸阳性；

④ 有上述 SARS 的相应临床症状，并且经 ELISA 检测血清或血浆标本中 SARS-CoV 核衣壳（N）蛋白阳性，重复一次试验，结果仍为阳性；

⑤ 有上述 SARS 的相应临床症状，并且平行检测急性期血清（发病后 7 天内）和恢复期血清（发病后 3～4 周），抗体阳转〔WHO 推荐 ELISA 和间接荧光抗体技术（IFA）为血清 SARS-CoV 抗体检测方法〕[9]；

⑥ 有上述 SARS 的相应临床症状，并且平行检测急性期血清（发病后 7 天内）和恢复期血清（发病后 3～4 周），抗体滴度升高≥4 倍。

（三）鉴别诊断

需要与 SARS 进行鉴别的重点疾病包括新型冠状病毒肺炎、上呼吸道感染、流行性感冒、人禽流感、细菌性肺炎、支原体肺炎、衣原体肺炎、军团菌性肺炎、真菌性肺炎、其他病毒性肺炎、肺结核，其他需要与其鉴别的疾病包括艾滋病或其他使用免疫抑制剂（如器官移植术后等）患者合并的肺部感染、汉坦病毒肺综合征、肺部肿瘤、非感染性间质性肺疾病、肺水肿、肺不张、肺栓塞、肺血管炎、肺嗜酸粒细胞浸润症等。

五、治疗措施

临床上应以对症支持治疗和针对并发症的治疗为主。应避免盲目应用药物治疗，尤其应避免多种药物（如抗菌药物、抗病毒药、免疫调节剂、糖皮质激素等）长期、大剂量地联合应用[6]。

（一）一般治疗与病情监测

嘱患者卧床休息，注意维持水、电解质平衡，让患者避免用力和剧烈咳嗽。密切观察病情变化（不少患者在发病后的 2～3 周内都可能属于进展期）。一般早期给予持续鼻导管吸氧（吸氧浓度一般为 1～3 L/min）。

根据病情需要，每天定时或持续监测脉搏容积血氧饱和度（SpO_2）。定期复查血常规、尿常规、血电解质、肝肾功能、心肌酶谱、T 淋巴细胞亚群（有条件时）和 X 线胸片等。

（二）对症治疗

① 对体温高于 38.5 ℃或全身酸痛明显者，可使用解热镇痛药；对高热者给予冰敷、乙醇擦浴、降温毯等物理降温措施；对儿童禁用水杨酸类解热镇痛药。

② 对咳嗽、咯痰者可给予镇咳、祛痰药。

③ 对有心、肝、肾等器官功能损害者，应采取相应治疗。

④ 对腹泻者应注意补液及纠正水、电解质失衡。

（三）糖皮质激素的使用

应用糖皮质激素的目的在于抑制异常的免疫病理反应，减轻严重的全身炎症反应状态，防止或减轻后期的肺纤维化。具备以下指征之一时可考虑应用糖皮质激素：① 有严重的中毒症状，持续高热不退，经对症治疗 5 天以上最高体温仍超过 39 ℃；② X 线胸片显示多发或大片阴影，进展迅速，48 小时之内病灶面积增大＞50％且在正位胸片上占双肺总面积的 1/4 以上；③ 达到急性肺损伤或 ARDS 的诊断标准。

成人推荐剂量相当于甲泼尼龙 2～4 mg/（kg·d），具体剂量可根据病情及个体差异进行调整。开始使用糖皮质激素时宜静脉给药，当临床表现改善或 X 线胸片显示肺内阴影有所吸收时，应及时减量停用。一般每 3～5 天减量 1/3，通常静脉给药 1～2 周后可改为口服泼尼松或泼尼松龙，一般不超过 4 周，不宜剂量过大或疗程过长。应同时应用制酸剂和胃黏膜保护剂，还应警惕骨缺血性改变和继发感染，包括细菌或/和真菌感染，以及原已稳定的结核病灶的复发和扩散。

（四）抗病毒治疗

目前尚未发现针对 SARS-CoV 的特异性药物。临床回顾性分析资料显示，利巴韦林等常用抗病毒药对 SARS 无效。蛋白酶抑制剂类药物克拉曲拉（kaletra）[由洛匹那韦（lopinavir）及利托那韦（ritonavir）组成]的疗效尚待验证。

（五）免疫治疗

胸腺素、干扰素、静脉用丙种球蛋白等非特异性免疫增强剂对 SARS 的疗效尚未被肯定，不推荐常规使用。SARS 恢复期血清的临床疗效尚未被证实，对诊断明确的高危病人，可在严密观察下试用。

（六）抗菌药物的使用

抗菌药物的应用目的主要有两个：一是用于对疑似病人的试验治疗，以帮助鉴别诊断；二是用于治疗和控制继发细菌、真菌感染。

鉴于常将 SARS 与社区获得性肺炎（CAP）相混淆，而后者常见致病原为肺炎链球菌、肺炎支原体、流感嗜血杆菌等，因此，在诊断不清时可选用新喹诺酮类或 β-内酰胺类联合大环内酯类药物试验治疗。继发感染的致病原包括革兰阴性杆菌、耐药革兰阳性球菌、真菌及结核杆菌，应有针对性地选用适当的抗菌药物。

（七）心理治疗

对疑似病例，应合理安排收住病房，减轻病人担心院内交叉感染的压力；对确诊病例，应加强关心与解释，引导病人加深对本病的自限性和可治愈性的认识。

（八）重症 SARS 的治疗原则

尽管多数 SARS 病人的病情可以自然缓解，但大约有 30％的病例属于重症病例，其中部分可能进展至急性肺损伤或 ARDS，甚至死亡。因此对重症病人必须严密动态观察，加强监护，及时给予呼吸支持，即使病人在休息状态下无缺氧的表现，也应给予持续鼻导管吸氧，使 SpO_2 维持在 93％或以上，必要时可选用面罩给氧。如果病人呼吸频率仍在 30 次/分或以上，呼吸负荷仍保持在较高的水平，应及时考虑无创正压人工通气（NIPPV）或有创正压人工通气，通气参数应根据"肺保护性通气策略"的原则来设置。在通气的过程中，对呼吸不协调及焦虑的病人应予充分镇静，必要时予肌松药，以防止其氧合功能下降。

对于重症且达到急性肺损伤标准的病例，应该及时规律地使用糖皮质激素，以减轻肺的渗出、损伤和后期的肺纤维化，并改善肺的氧合功能。目前多数医院使用的成人剂量相当于甲泼尼龙 80～320 mg/d，具体可根据病情及个体差异来调整。对于少数危重病人可考虑短期（3～5 天）甲泼尼龙冲击疗法（500 mg/d）。待病情缓解或 X 线胸片显示病变有吸收后逐渐减量停用，一般可选择每 3～5 天减量 1/3。

对于重症病人，还应加强营养支持和器官功能保护，注意水、电解质和酸碱平衡，预防和治疗继发感染，及时处理并发症。

六、社区防控
（一）防控原则

SARS 是法定乙类传染病，并参照甲类传染病进行管理。目前防控原则是针对传染源、传播途径、易感人群三个环节，采取以管理和控制传染源、预防控制医院内传播为主的综合性防治措施，努力做到"早发现、早报告、早隔离、早治疗"。特别是在 SARS 流行的情况下，要采取措施，确保"四早"措施落实到位。强调就地隔离、就地治疗，避免远距离传播[6]。

（二）传染源和密接者管理

1. 病人的管理

（1）早发现、早报告　2002—2003 年 SARS 流行中，因诊断不明确、未采取有效防护措施而引起大规模医院内传播是早期 SARS 暴发的主要原因。控制 SARS 流行，病例的早期预警和防护尤其重要。当有发热的病人就诊时，特别是当病人呈现肺炎影像学表现时，要注意询问其可能的接触史，并询问其家属和同事等周围人群中有无类似症状。要注意部分老年慢性病病人 SARS 症状表现不典型，应慎重鉴别。发热呼吸道疾病门诊（通称发热门诊）、定点医院或其他医务人员应开展不明原因肺炎病例的监测报告，发现 SARS 病人、疑似病人或不能排除疑似 SARS 时，应迅速逐级上报。

（2）早隔离、早治疗　对 SARS 的疑似病人、临床诊断病人和确诊病人均应立即收入医院进行隔离治疗，但应收治在不同区域，其中临床诊断病人、疑似病人均应住单人病房，避免交叉感染。应就地治疗，尽量避免远距离转送病人。

2. 密切接触者管理

对每例 SARS 病人、疑似病人都应在最短时间内开展流行病学调查，追溯其发病前接触过的同类病人及发病前 3 天和症状期密切接触者。

对症状期密切接触者均应实施医学观察，一般采取家庭观察；必要时实施集中医学观察，但要注意避免交叉感染。对可疑的发热病人，应立即让其住院隔离接受治疗。

日常生活、学习、工作中，曾与症状期 SARS 病人或疑似病人有过较长时间近距离接触的下列人员，为密切接触者：共同居住的人员；在一间教室内上课的教师和学生；在同一工作场所（如办公室、车间、班组等）工作的人员；在密闭环境下共餐的人员；护送病人或疑似病人去医疗机构就诊或者探视过病人、疑似病人，又未采取有效保护措施的亲属、朋友、同事或司机；未采取有效保护措施的医护人员；乘同一交通工具且密切接触的人员；为其开过电梯或在病人发病后至入院前与其共乘电梯的人员；直接为上述病人在发病期间提供过服务的餐饮、娱乐等行业的服务人员；现场流行病学调查人员根据调查情况确定的与上述病人有密切接触的其他人员。

观察、隔离期间应采取如下措施：由当地卫生行政部门指定的医疗卫生人员每日对隔离者进行访视或与其电话联系，并给予健康教育和指导；对密切接触者应每天早晚各测试体温 1 次，一旦出现发热等临床症状，就必须及时送到指定医院实施医学观察。

隔离观察期为 14 天（自最后接触之日算起）。在隔离观察期满后，对无 SARS 症状和体征的隔离观察者，应及时解除隔离。如果隔离观察者发展成为 SARS，应严格按病人实施管理，并对其密切接触者进行追踪。一旦可疑病人排除 SARS，对其密切接触者的管理也相应解除。

对于一般接触者无须实施医学观察，他们可以照常工作、学习和生活，但应告诉他们在接触病人或疑似病人后的 14 天内尽量减少与他人的接触，每天早晚各测量体温 1 次，主动向指定的医疗机构报告体温及身体情况。必要时医务人员应每天主动与他们取得联系，并给予必要的健康教育和指导。

（三）切断传播途径

1. 加强院内感染控制[10]

选择符合条件的医院和病房收治 SARS 病人是避免医院内感染的前提，应指定 SARS 定点医院、后备医院。可选择合格的专科（传染病、肺科）医院、经过改造的综合医院作为定点收治医院。

建立、健全医院内感染管理组织，制定医院内预防 SARS 的管理制度，医院内严格消毒，落实医务人员个人防护措施，促使医务人员养成良好的个人卫生习惯，是防止发生医院内 SARS 传播的基本措施。

要特别强调通风对 SARS 的预防作用，通风可以立即降低空气中的 SARS-CoV 浓度，不但是最廉价的，也是最快速、最有效的预防措施，故应作为首选。还必须强调呼吸道防护、洗手及消毒、防护用品的正确使用、隔离管理、病区生活垃圾和医疗废物的妥善处理，对医务人员加强 SARS 预防控制（消毒、隔离和个人防护）等防治知识的培训。

对病人、疑似病人及其探视者实施严格管理。原则上 SARS 病人应禁止陪护与探视。

2. 做好个人防护

个人防护用品包括防护口罩、手套、防护服、护目镜或面罩、鞋套等。其中以防护口罩和手套最为重要，在 SARS 感染区则应佩戴 N95 口罩。在对危重病人进行抢救、插管、口腔护理等近距离接触的情况下，医护人员还应佩戴护目镜或面罩。

医护人员在日常工作中必须树立良好的个人防护意识，养成良好的个人卫生习惯，规范操作。呼吸内科门诊和急诊室值班医生平时应佩戴口罩，当有发热、呼吸困难、类似肺炎表现的病人就诊时，应特别注意做好个人防护。对诊疗病人时所使用的器械包括听诊器、书写笔等，要注意消毒或清洗，避免因器械污染而造成传播。接触病人后，手部在清洗前不要触摸身体的其他部位，尤其是眼睛、鼻部、口腔等部位黏膜。

对医务人员尤其是诊治 SARS 病人的一线医护人员应加强健康监测工作。所有进入 SARS 病人病区的工作人员均应进行登记，并记录与病人接触时采取的防护措施情况。工作人员在离开时，禁止将污染物品带出病区；离开病区时，应清洁口鼻、洗澡、更衣。病区工作人员应每天测体温，注意自己的健康状况，一旦出现发热或其他症状，应立即停止工作，并实行医学观察，直至排除感染为止。鉴于至今尚无证据表明 SARS 可通过无症状者传播，因此对在诊治 SARS 病人期间已经采取有效防护措施的医务人员，一般不必隔离观察。

3. 疫源地消毒与处理

原则上病人在发病前 3 天至隔离治疗时所到过的场所，病人在距调查时间 10 天之内停留时间超过半小时、空间较小且通风状况不良的场所，应被列为疫点进行管理。一般疫点的划分以一个或若干个住户、一个或若干个办公室、列车或汽车车厢、同一航班、同一病区等为单位，再按与感染者的距离和接触机会区分密切接触的程度。如果在一个潜伏期内，在一个单位、一个街区或一个居民楼发生 2 例或以上 SARS 病例，则应考虑扩大疫点管理的范围。

如果传染源可能已经在更大范围内活动造成传播危险，或在一个较大范围内在一个潜伏期内出现了数个传染源，或出现了暴发、流行时，将这个范围（如一个小区、乡、街道甚至城市等）宣布为疫区，对出入疫区的人员、物资和交通工具实施卫生检疫。除非传播的范围无法确定，否则一般不必将较大区域称为疫区。疫点或疫区的处理应遵循"早、准、严、实"的原则，即措施要早，针对性要准，措施要严格、落到实处。对疫点应严格进行消毒。通常情况下，不必开展针对 SARS 的外环境消毒工作。疫区的处理要在疫点处理原则的基础上，突出疫情监测工作的重要性，加强流动人口的管理，防止疫情的传入、传出。

如果疫点、疫区内的 SARS 病人已痊愈、死亡或被隔离治疗，应对病人可能污染的场所或物品进行终末消毒，在一个观察期内（暂定为病人、疑似病人被隔离治疗后 14 天）在疫点、疫区内未再出现新的病人或疑似病人时，由原宣布单位宣布解除疫点、疫区。

（四）保护易感人群

目前正在研制的疫苗分为灭活疫苗、减毒活疫苗和亚单位疫苗三大类。2004 年 5 月，中国开始了全球首次 SARS 灭活疫苗的人体试验，目前已有一款疫苗通过了一期临床试验。但由于当时疫情已经结束，受试者的缺乏使得 SARS 疫苗的研制暂停在了临床试验阶段。研究表明，正确使用干扰素对 SARS-CoV 的感染有一定的预防作用。但目前尚无特效的疫苗或药物预防方法。

（五）加强实验室安全

全面加强从事 SARS 科研、检测、试剂和疫苗生产机构的生物安全管理。严格限定有资质开展研究的实验室和研究者。建立、健全烈性传染病病原管理组织；制定和完善烈性传染病实验室生物学安全的技术操作规范；加强可能暴露于 SARS-CoV 或潜在感染性材料的相关业务人员生物安全知识培训和风险意识教育；切实落实各项管理制度，预防和控制实验室等渠道造成 SARS 感染和传播；建立实验室工作人员可疑症状报告的制度，并保证他们能及时被定点专科医院收治。

七、参考文献

[1] DROSTEN C，GUNTHER S，PREISER W，et al. Identification of a novel coronavirus in patients with severe acute respiratory syndrome [J]. New England Journal of Medicine，2003，348：1967 – 1976.

[2] ROTA P A，OBERSTE M S，MONROE S S，et al. Characterization of a novel coronavirus associated with severe acute respiratory syndrome [J]. Science，2003，300 (5624)：1394 – 1399.

[3] Chinese SARS Molecular Epidemiology Consortium. Molecular evolution of SARS coronavirus during the course of the SARS epidemic in China [J]. Science，2004，303 (5664)：1666 – 1669.

[4] 谢淑云，曾光，雷杰，等. 一起传染性非典型肺炎爆发的超级传播者和传播链分析 [J]. 中华流行病学杂志，2003，24 (6)：449 – 453.

[5] 中华医学会呼吸病学分会. 传染性非典型肺炎临床诊治标准专家共识 [J]. 中华结核和呼吸杂志，2003，26 (6)：323 – 324.

[6] 中华人民共和国卫生部. 传染性非典型肺炎（SARS）诊疗方案（2004 版）[EB/OL]. [2020 – 07 – 20]. http://www.nhc.gov.cn/yzygj/s3573/200804/8538589dd6e9475dab3f77fa0f69edf0.shtml.

[7] 王微，马大庆，赵大伟，等. SARS 的 CT 表现及动态变化 [J]. 中华放射学杂志，2003，37 (8)：686 – 689.

[8] 中华人民共和国卫生部. 传染性非典型肺炎诊断标准：WS 286—2008 [S/OL]. [2020 – 07 – 20]. http://www.nhc.gov.cn/wjw/s9491/200802/38821.shtml.

[9] 国家 SARS 防治紧急科技行动北京组. 传染性非典型肺炎的血清学诊断研究 [J]. 中华结核和呼吸杂志, 2003, 26 (6): 339-342.

[10] 中华医院管理学会. 医院预防与控制传染性非典型肺炎（SARS）医院感染的技术指南 [J]. 中国护理管理, 2004, 4 (1): 17-25.

第二十二节　脊髓灰质炎

一、概述

脊髓灰质炎（poliomyelitis），简称"脊灰"，俗称小儿麻痹症，是由脊髓灰质炎病毒引起的急性肠道传染病，感染后多无症状，有症状者临床主要表现为急性弛缓性麻痹，一部分病例可能有永久性的肢体麻痹并留下瘫痪后遗症。

在实施疫苗免疫之前，脊髓灰质炎呈自然流行状态，发病率高，在一些国家和地区成为地方性流行的传染病，我国 7-9 月发病最多，一般以 5 岁以下儿童为主，在普及儿童口服脊髓灰质炎减毒活疫苗（OPV）免疫后，发病率显著下降，进入消灭该病的后期阶段，但仍然存在发生输入性野病毒引致的脊髓灰质炎病例的风险，且输入性疫情一旦扩散，还可能引致大年龄组儿童甚至成人发病[1]。此外，使用 OPV 可能导致疫苗相关麻痹型脊髓灰质炎和疫苗衍生脊髓灰质炎病毒感染病例，但发生率极低。发生脊髓灰质炎野病毒输入性疫情和疫苗衍生脊髓灰质炎病毒引起 2 例或 2 例以上病例时，均属突发公共卫生事件。目前主要参考指南有国家卫生行业标准《脊髓灰质炎诊断》（WS 294—2016）、脊髓灰质炎（WHO 实况报告）。

二、流行病学

1. 传染源

脊髓灰质炎的传染源为患者、隐性感染者和病毒携带者。由于病毒携带者、无症状的隐性感染者和无麻痹型患者不易被发现，因此这些人群在传播该病上起着重要作用。患者自发病前 2~3 天至发病后 3~6 周都有传染性，一般通过粪便排出病毒。

2. 传播途径

粪-口途径是本病的主要传播途径，易感者在与患者或携带病毒者的密切生活接触中，通过粪便污染的水、食物、双手和用具等经口传染是本病传播的主要方式。在发病的早期，咽部病毒可经飞沫传播，但时间短暂[2]。

3. 易感人群

人对脊髓灰质炎病毒普遍易感，感染后获持久免疫力并具有特异性。血清中最早出现特异性 IgM，两周后出现 IgG 和 IgA。特异性 IgG 可通过胎盘传给胎儿，分泌性 IgA 可通过母乳传给新生儿，新生儿获得的这种被动免疫在其出生后 6 个月内逐渐消失。年长儿大多经过隐性感染获得免疫力，抗体水平再度升高，故 6 个月以上小儿发病率逐渐增高，至 5 岁后又降低，到成人时大多具有一定免疫力。本病遍及全球，多见于温带地区，但在普种疫苗地区发病率明显降低，也少有流行。我国自 20 世纪 60 年代开始广泛接种减毒活疫苗以来，发病率迅速下降，到 20 世纪 90 年代大部分省市发病率降至很低水平。2000 年 10 月，WHO 西太平洋地区消除脊灰证实委员会宣布该区成为无脊髓灰质炎区域，标志着我国已实现无脊髓灰质炎目标[3]。

三、临床表现

本病潜伏期为 3～35 天，一般为 9～12 天，临床上可表现多种类型：无症状型（隐性感染）、顿挫型、无麻痹型和麻痹型[4]。

（一）隐性感染（无症状型）

隐性感染者占全部感染者的 90%～95%，感染后无症状出现，不产生病毒血症，病毒不侵入中枢神经系统，但从咽部和粪便中可分离出病毒，体内可查到特异性中和抗体，2～4 周后抗体滴度有 4 倍以上增长。

（二）顿挫型（轻型）

顿挫型患者占全部感染者的 4%～8%。病毒未侵袭中枢神经组织。临床症状缺乏特异性，可出现下列表现：上呼吸道炎症状，如不同程度的发热、咽部不适、充血及咽后壁淋巴组织增生，扁桃体肿大等；胃肠道症状，如恶心、呕吐、腹泻或便秘、腹部不适等；流感样症状，如头痛、乏力、关节肌肉酸痛等。症状持续 1～3 天，可自行恢复。

（三）无麻痹型

由于病毒侵入中枢神经系统，该型患者除具有顿挫型症状外，还会出现神经系统症状，但不发生麻痹，体温较高，头痛加剧，多汗，呕吐，烦躁不安或嗜睡，全身肌肉疼，腓肠肌触痛，皮肤感觉过敏，不愿被抚抱，动之即哭，神情紧张，颈项背肌痛，颈强直，不能屈曲，克氏征（Kernig's sign）和布鲁津斯基征（Brudzinski's sign）阳性。肌腱反射开始大多正常或活跃，后期可减弱。腹壁反射减弱或消失。脑脊液检查显示压力、蛋白、细胞数轻度升高，糖、氯化物水平正常。患者通常在 3～5 天内退热，脑膜刺激征及病理反射可持续 1～2 周。

（四）麻痹型

麻痹型患者约占全部感染者的 1%～2%，其特征为在无麻痹型临床表现的基础上，出现累及脊髓前角灰质、脑及神经的病变，导致肌肉麻痹。通常所说的脊髓灰质炎病例是指麻痹型病例。本型分为以下 5 期：

1. 前驱期

本期症状与顿挫型相似，儿童以发热伴上呼吸道感染及胃肠炎症状为主，约 1/3 有双峰热；成人以发热伴全身肌肉酸痛及皮肤感觉过敏为主。经 1～4 天发热，再经 1～6 天无热期后进入麻痹前期。

2. 麻痹前期

本期特征与无麻痹型相似，体温再度上升或持续下降，并出现神经系统的症状、体征，肌肉疼痛以活动和体位变化时最明显，故于起坐时用双上肢向后支撑身体而呈特殊的"三脚架征"，脑膜刺激征及霍伊内（Hoyne）征阳性，亦可短意识障碍，有多汗、尿潴留等表现，此期脑脊液多有改变。

3. 麻痹期

一般在第 2 次发热 1～2 天后体温开始下降或在高热和肌痛处于高峰时发生麻痹，短期内（一般 3～4 天）麻痹达到最严重程度，但在热退后麻痹不再进展，根据病变部位可分为 4 型：

（1）脊髓型　此型最为多见，麻痹多为下运动神经元性，多表现为急性弛缓性麻痹，其特点为：发生于单肢或数肢，以下肢多见；近端大肌群较远端小肌群麻痹出现早而重；麻痹肌群分布不均匀、不对称，同侧上下肢均麻痹者少见；不伴有感觉障碍；发生上行性麻痹者，即由下肢向上蔓延至腹、背、颈部而达延髓者，预后严重；麻痹出现后，腱反射随之减弱或消失。

（2）脑干型　本型在麻痹型中占 6%～25%，常与脊髓型同时发生。由于病变在脑干的不同部位，因此可产生颅神经麻痹、呼吸中枢麻痹、血管运动中枢麻痹等不同症状。

（3）脑炎型　个别病例可仅表现为脑炎，也可与脑干型或脊髓型同时存在。弥漫性脑炎表现为意识不清、高热、谵妄、震颤、惊厥、昏迷、强直性麻痹等；局限性脑炎表现为大脑定位症状，恢复后可长期出现阅读不能症、阵挛或癫病大发作等。

（4）混合型　混合型兼有脊髓型麻痹和脑干型麻痹的临床表现，可出现肢体麻痹、脑神经麻痹、呼吸中枢损害、血管运动中枢损害等。

4. 恢复期

瘫痪后 1～2 周麻痹肢体逐渐恢复，肌力逐步增强，一般自肢体远端开始，腱反射也渐趋正常。轻症者经 1～3 个月即可恢复，重症者常需 12～18 个月甚或更久的时间才能恢复。

5. 后遗症期

本期指起病满 2 年以后，有些受损肌群由于神经损伤过甚而致功能不能恢复。出现持久性瘫痪和肌肉萎缩，并可因肌肉挛缩导致肢体或躯干畸形，骨骼发育也受到阻碍。

四、诊断标准

（一）诊断依据

1. 流行病学史

与确诊的脊髓灰质炎病人有接触史，或近期曾经到过 WHO 近期公布的脊髓灰质炎流行地区，或近期当地发生脊髓灰质炎野病毒输入事件；既往未接种或未全程接种脊髓灰质炎疫苗。

2. 临床表现

① 经过 3～35 天（一般为 5～14 天）的潜伏期。

② 早期可有发热、咽部不适，婴幼儿可有烦躁不安、腹泻/便秘、多汗、恶心、肌肉酸痛等症状。

③ 热退后（少数可在发热过程中）出现不对称性弛缓性麻痹。神经系统检查发现肢体和（或）腹肌呈不对称性（单侧或双侧）弛缓性麻痹，躯体或肢体肌张力减弱、肌力下降、深部腱反射减弱或消失，但无感觉障碍。

④ 瘫痪 60 天后仍残留弛缓性麻痹，且未发现其他病因（后期可出现肌萎缩）。

3. 实验室检查

① 发病后从粪便、咽部、脑脊液、脑或脊髓组织中分离出病毒，并被鉴定为脊髓灰质炎野病毒者；

② 发病前6周内未服过OPV，发病后未再服用OPV或未接触疫苗病毒，麻痹后1个月内从脑脊液或血液中查到抗脊灰病毒IgM抗体，或恢复期血清中和抗体或特异性IgG抗体滴度比急性期升高≥4倍者。

（二）诊断原则

根据流行病学史、临床症状与体征、实验室检查及随访结果等进行综合分析，做出疑似病例、临床诊断病例、确诊病例及排除病例的不同诊断结论[4]。

1. 疑似病例

15岁以下病因不明的任何急性弛缓性麻痹（AFP）病例，包括临床初步诊断为格林巴利综合征（GBS）的病例，任何年龄临床怀疑为脊髓灰质炎的病例。

2. 临床诊断病例

符合下列一项可诊断为临床诊断病例：

① 疑似病例，同时符合上述流行病学史和临床表现。

② 疑似病例，同时符合上述流行病学史和上述的IgM抗体阳性或恢复期抗体滴度升高。

3. 确诊病例

疑似病例，同时符合上述实验室检查①。

4. 排除病例

符合下列一项可排除脊髓灰质炎诊断：

① 疑似病例经实验室和临床检查，有确凿证据诊断为非脊髓灰质炎的其他疾病；

② 从疑似病例的粪便、咽部、脑脊液、脑或脊髓组织中未分离到脊髓灰质炎野病毒，或麻痹后1个月内脑脊液或血液特异性IgM抗体阴性，或恢复期血清中和抗体或特异性IgG抗体滴度比急性期无4倍升高者。

（三）OPV 相关病例

1. 服疫苗者疫苗相关麻痹型脊灰（vaccine associated paralytic poliovirus，VAPP）病例

疑似病例近期曾有OPV免疫史，且在服用OPV后4～35天内发热，6～40天出现急性弛缓性麻痹，无感觉障碍，符合脊灰的临床诊断。麻痹后未再服用OPV，从粪便标本中只分离出脊灰疫苗病毒，该病毒和原始疫苗病毒相比，VP1区基因序列变异＜1%。

2. 服疫苗接触者疫苗相关麻痹型脊灰（vaccine associated paralytic poliovirus，VAPP）病例

疑似病例曾与OPV免疫者在服疫苗后35天内有密切接触史，接触6～60天后出现急性弛缓性麻痹；或发病前40天未服过OPV，符合脊灰的临床诊断。麻痹后未再服OPV，粪便中只分离出脊灰疫苗病毒者，该病毒和原始疫苗病毒相比，VP1区基因序列变异＜1%。

3. 疫苗衍生脊灰病毒（vaccine-derived poliovirus，VDPV）病例

疑似病例曾有 OPV 免疫史或疫苗病毒接触史，临床表现符合脊灰的诊断，发病后从粪便、咽部、脑脊液、脑或脊髓组织中分离出 VDPV 病毒，且 VP1 区基因序列变异＞1%。

（四）鉴别诊断

脊髓灰质炎主要应与具有 AFP 临床表现的神经系统和肌肉疾病相鉴定，常见的包括 GBS、急性脊髓炎、外伤性神经炎、周期性瘫痪、其他肠道病毒感染导致的麻痹等。在鉴别诊断时，应结合流行病学史（如与脊髓灰质炎病例有接触史、有疫苗接种史等）、临床表现（如发病的前驱症状、麻痹及恢复状况和神经反射及感觉功能检查等）及实验室检查（如病毒分离、抗体检测等）等方面资料进行综合判断。

五、治疗措施

目前尚无药物可控制瘫痪的发生和发展，治疗主要是对症处理和支持治疗[4-5]。

1. 前驱期和瘫痪前期

卧床休息，隔离 40 天。避免劳累、肌注药物及手术等刺激，以免诱发瘫痪。治疗肌肉痉挛疼痛，可予热敷或口服镇痛剂。静脉滴注高渗葡萄糖及维生素 C，可减轻神经组织水肿。有条件时可静脉输注丙种球蛋白 400 mg/(kg·d)，连用 2～3 天，有减轻病情的作用。早期应用 α-干扰素有抑制病毒复制和免疫调节作用，100 万 U/d 肌内注射，14 天为一疗程。

2. 瘫痪期

将瘫痪肢体置功能位，防止关节畸形。地巴唑 0.1～0.2 mg/(kg·d) 顿服，10 天为一疗程，有兴奋脊髓和扩张血管的作用；加兰他敏能促进神经传导，0.05～0.1 mg/(kg·d) 肌注，20～40 天为一疗程；维生素 B2 能促进神经细胞的代谢，0.1 mg/d 肌注。对呼吸肌麻痹者，及早使用呼吸机；对吞咽困难者，用胃管保证营养；对继发感染者，选用适宜抗菌药物治疗。

3. 恢复期及后遗症期

尽早开始主动和被动锻炼，防止肌肉萎缩。也可采用针灸、按摩及理疗等，促进肌肉功能恢复，对于严重畸形肢体可手术矫正。

六、社区防控

（一）口服疫苗

1. 口服脊髓灰质炎减毒活疫苗（OPV）

至今，包括中国及中美洲、南美洲、非洲等地区的国家在内的大多数发展中国家，由于受经济发展和人口密度等因素制约，在普遍使用 OPV 进行免疫[1,6,7]。OPV 的优点及问题见表 3-22-1。

根据国内外观察资料，OPV 与麻疹、百白破混合制剂等疫苗同时接种并不影响各自的免疫效果，亦不增强接种后的不良反应，因此可以进行联合免疫，制定科学合理的免疫策略，是控制和消灭脊灰最重要的策略。我国原卫生部根据 WHO 的建议和其他国家的经验，进一步完善了我国消灭脊灰的免疫策略，主要有以下 4 种免疫策略。

表 3-22-1　OPV 的优点及问题

优点	问题
① 与自然感染一样，机体可产生体液免疫及肠道免疫	① 活疫苗病毒可突变，偶见神经毒力恢复到足以在服疫苗者或其接触者中产生麻痹型脊灰的程度
② 机体产生的免疫是终身的	② 疫苗子代病毒可播散给家庭接触者
③ 大多数服疫苗者可迅速产生抗体	③ 疫苗子代病毒也可传播给社会上未曾口服疫苗的人群
④ 口服免疫，比注射方便，易于推行	④ 某些热带地区的人群抗体反应率低，只能反复免疫，但有些地区即使反复免疫也无效
⑤ 发放疫苗者无须接受特殊培训	⑤ 有免疫缺陷疾病者及其家庭成员，以及接受免疫抑制治疗的患者禁忌使用活疫苗
⑥ 加稳定剂后可不冷冻保存，或能在较差冷藏条件下保持其效力	
⑦ 在流行期使用，不仅能迅速产生抗体，而且能很快感染肠道，接受治疗的患者禁忌使用活疫苗阻断病毒播散	
⑧ 制造及使用该疫苗均较经济，无须连续加强免疫	
⑨ 能用人二倍体细胞生产，可以不依赖珍稀的猴子，也减少了猴病毒污染疫苗的危险性	

① 常规免疫（routine immunization）：指通过卫生机构，按照一定的免疫程序，对特定年龄组儿童进行免疫。在我国，按 OPV 免疫程序对 1 岁以内儿童进行 3 次基础免疫和对 4 岁儿童进行 1 次加强免疫均属此范畴。

② 强化免疫（supplementary immunization）：指在短时间内，对一定范围（如全国、全省）内特定年龄组儿童，不论既往免疫情况如何，均普遍加服 1 次或几次 OPV。强化免疫可在短时间内迅速提高免疫接种率，尤其易于提高基层卫生组织不够健全地区和边远地区儿童的免疫水平，从而保证整个人群免疫接种率的平衡性，避免出现局部"免疫空白"，而且可以阻断脊灰野病毒的传播。因此，它弥补了常规免疫的不足之处。从国外消灭脊灰的经验和我国近年的情况来看，强化免疫是消灭脊灰最为重要的免疫策略。

③ 应急免疫（emergency immunization）：指发生脊灰病例之后，为迅速提高已知病例周围人群中易感儿童的免疫力，阻断脊灰野病毒的传播，减少续发病例而在短时间内采取的一种暴发控制措施。由于脊灰是一种隐性感染率极高的传染病，大量无症状的隐性感染者具有很强的传染性，因此，应急免疫的效果如何，首先取决于服疫苗的时间，服疫苗愈早，愈利于阻止野病毒的播散；其次还与服疫苗的范围有关，在疫苗供应充足的情况下，应尽可能扩大应急免疫的范围，因为就算局部仅发生 1 例麻痹型脊灰病例，其野病毒所波及的区域也会远远超出我们的想象。

④ "扫荡"免疫（mopping-up immunization）：又称为局部强化免疫，其方式类似于强化免疫，所不同的是开展这种免疫的地区仅局限于有脊灰疫点的高危地区。高危地

区可以是一个国家、省或地区。可以说"扫荡"免疫是对上述 3 种免疫策略的再补充，其目的是迅速消除可能存在的脊灰野病毒，以期尽快达到消灭脊灰的目标。在接种形式上，"扫荡"免疫强调要挨门逐户进行接种，以尽可能提高接种率。

2. 脊髓灰质炎病毒灭活疫苗（IPV）

全球消灭脊灰后，如果继续使用 OPV 进行人群免疫接种，全球每年将会发生数百例 VAPP；同时随着疫苗接种率的下降，VDPV 流行的危险随时存在。因此，为降低 VAPP 和 VDPV 流行的风险，同时保持人群对脊灰病毒的免疫水平，世界卫生大会（WHA）于 2008 年做出了"消灭脊灰潜在危险应对措施"的决议，并提出使用较为安全、廉价的 IPV 来代替 OPV 的免疫策略。IPV 既可以作为单苗，也可与白喉破伤风无细胞百日咳联合疫苗（diphtheria, tetanus, acellularertussis combined vaccine, DTaP）、乙型肝炎疫苗（hepatitis B vaccine, HepB）、b 型流行性感冒嗜血杆菌疫苗（haemophilus influenzae type b vaccine, Hib）等制成联合疫苗，并且联合疫苗更容易使用。IPV 的优点及问题见表 3-22-2。

表 3-22-2　IPV 的优点及问题

优点	问题
① 经过全程免疫者，获得体液免疫的百分率高	① 一般需要反复加强免疫以维持抗体水平
② 可与其他制剂（如百白破混合制剂）联合进行儿童免疫	② 需要多次注射，使用不方便
③ 没有活病毒，能排除病毒潜在突变及毒力返祖的风险	③ 不能形成局部（肠道）免疫
④ 没有活病毒，可在免疫缺陷或免疫抑制个体及家庭成员中应用	④ 价格比活疫苗贵
⑤ 在严密使用（应用范围广，经常持久）的小国家中，脊灰病毒传	⑤ 因猴子日益缺乏，生产疫苗困难
⑥ 在婴儿服用活疫苗不成功的某些热带地区有特别作用	⑥ 用有毒株作为疫苗接种，如灭活不完全，则免疫或许导致悲剧事故

注：引自 Melnick JI. Bul. WHO, 1978, 56：21。

（二）传染源管理及切断传染途径

自发病日起消化道隔离 6 周，最初一周应同时做好呼吸道隔离，将患者的分泌物及粪便用加倍量的 20% 漂白粉乳剂浸泡 2 小时，衣物可煮沸 15 分钟或在日光下暴晒 1 天。注意做好婴幼儿的饮食卫生，对婴幼儿的食具、奶具应定时进行煮沸消毒。

七、参考文献

［1］CIAPPONI A，BARDACH A，REY ARES L，et al. Sequential inactivated（IPV）and live oral（OPV）poliovirus vaccines for preventing poliomyeliti［J］. The Cochrane Database of Systematic Reviews，2019，12（12）：CD011260.

［2］NOORI N，DRAKE J M，ROHANI P. Comparative epidemiology of poliovirus transmission［J］. Scientific Reports，2017，7（1）：17362.

［3］ADAMS A，BOUALAM L，DIORDITSA S，et al. Maintaining polio-free certification in the World Health Organization Western Pacific Region for over a decade [J]. Journal of Infectious Diseases, 2014, 210 (Suppl): S259 - S267.

[4] 中华人民共和国国家卫生和计划生育委员会. 脊髓灰质炎诊断: WS 294—2016 [S/OL]. [2020 - 09 - 02]. http://www.nhc.gov.cn/wjw/s9491/201606/55fca4a0e4b04 58bba1659fda26c22e6.shtml.

[5] LO J K, ROBINSON L R. Post-polio syndrome and the late effects of poliomyelitis: Part 2. treatment, management, and prognosis [J]. Muscle Nerve, 2018, 58 (6): 760 - 769.

[6] 徐爱强，宋艳艳，李笠. 脊髓灰质炎活疫苗相关病例及其疫苗的研究进展 [J]. 中国公共卫生，1994，10 (3): 130 - 132.

[7] 徐爱强，李仁鹏，李黎，等. 中国在消灭脊髓灰质炎（脊灰）后期使用赛宾株脊灰灭活疫苗替代口服脊灰减毒活疫苗策略的前瞻性分析 [J]. 中国疫苗和免疫，2008，14 (2): 103 - 111.

第二十三节　人感染高致病性禽流感

一、概　述

人感染高致病性禽流感（highly pathogenic avian influenza，HPAI）（简称"人禽流感"）是由禽甲型流感病毒中某些亚型引起的急性呼吸道传染病，目前已报道可感染人的禽流感亚型有 H5、H7、H9 和 H10 中的某些毒株，不同亚型引起的症状也存在差异，其中 H5 和 H7 亚型引起的症状较重，已证实的主要有 H5N1、H9N2、H7N7、H7N2、H7N3 等，其中导致的病情最重、病死率最高的为 H5N1 感染，过去十几年，有超过 30 个国家出现过家禽、野鸟或其他动物发生 H5N1 感染，其中 16 个国家报道 800 余名人感染 H5N1 患者[1]。

目前主要参考指南有我国《人感染高致病性禽流感诊断标准》（WS 284—2008）、国务院办公厅发布的《全国高致病性禽流感应急预案》（2014 版），WHO 关于甲型流感（H5N1）医院内感染控制指南（暂行）概要，以及英国发布的《人感染 H5N1 患者的管理和调查》《人感染 H5 和 H7 型禽流感的实验室检测》《禽流感疫情中人员防护》。

二、流行病学

1. 传染源

禽流感病禽及携带病毒的家禽为主要传染源。野禽在高致病性禽流感的自然传播中发挥了重要作用。

2. 传播途径

人类可通过吸入污染气溶胶感染，也可通过直接或间接接触被禽流感病毒感染的病禽及其分泌物、排泄物感染。H7N7 和 H7N3 亚型亦可通过眼结膜、胃肠黏膜或破损的皮肤感染人体。

3. 易感人群

人群对禽流感缺乏免疫力，儿童病例较多。与不明原因病死的家禽、疑似感染的家禽密切接触人员为高危人群。

三、临床表现

（一）潜伏期及流行病学

潜伏期为 1~7 天，通常为 2~4 天。

（二）典型症状

1. H5N1 亚型

人感染 H5N1 禽流感的症状为起病急，高热持续达 39 ℃以上，伴有头痛、咳嗽、咳痰、咽痛、鼻塞、流涕和全身不适，部分患者会出现恶心、腹痛、腹泻等消化道症状，个别患者会出现烦躁、谵妄等精神症状。轻症患者预后良好。重症患者发展迅速，多伴有白细胞总数及淋巴细胞减少，肺部出现片状、融合的单侧或双侧肺实变，可出现急性呼吸窘迫综合征、败血症、休克等多种并发症，病死率高达 50%。

2. H7 亚型

人感染 H7 禽流感的主要表现为结膜炎和上呼吸道卡他症状；H9N2 和 H10N7 感染者仅出现一过性流感样症状。

四、诊断标准

（一）流行病学史

① 发病前 1 周内近距离（≤1 米）接触过存活或死亡的家禽、野鸟及其分泌物、排泄物、蛋，或去过已确定的 H5N1 疫区，或接触过其他确诊的 H5N1 感染动物[2]；

② 发病前 14 天内去过活禽市场，或居住地区有不明原因死亡的禽类，或与人感染禽流感确诊病例有密切接触。

（二）病例定义

1. 疑似病例

有流行病学史，且未被确诊为其他病因的肺炎疾病患者。

2. 临床诊断病例

符合流行病学史中任何一项且有典型症状，并有如下特征中一项者可确定为临床诊断病例：患者经恢复期血清红细胞凝集抑制试验阳性或微量中和试验禽流感病毒（HA 中 H5、H7 或 H9 等亚型）抗体阳性；或虽无法获得患者临床标本进行实验室确诊，但与其有共同暴露史的其他人已被诊断为人禽流感确诊病例，并且没有其他疾病确定诊断依据者。

3. 确诊病例

从有流行病学史或典型症状的患者呼吸道样本中分离培养得到禽流感病毒；或双份血清特异性抗体滴度呈 4 倍及以上增高；或不同实验室禽流感病毒核酸检测阳性。

4. 排除病例

患者禽流感病毒分离阴性或病毒抗原及核酸检测阴性，且恢复期血清比急性期血清的抗体滴度没有 4 倍或以上增高；从死亡患者体内未采集到急性期和恢复期双份血清，经两个不同实验室尸检，患者肺组织病毒分离阴性或病毒抗原及核酸检测阴性。

（三）鉴别诊断

须将人禽流感与流感、细菌性肺炎、支原体肺炎、衣原体肺炎、传染性非典型肺炎等各类肺部感染进行鉴别诊断。

五、治疗措施

（一）抗病毒治疗

人感染高致病性禽流感时应尽早使用神经氨酸酶抑制药物奥司他韦、扎那米韦和帕拉米韦进行抗病毒治疗，疗程同人感染 H7N9 禽流感。某些毒株可能对离子通道 M2 阻滞剂如金刚烷胺（amantadine）和金刚乙胺（rimantadine）耐药，不建议单独使用。

（二）对症治疗

嘱患者卧床休息，多饮水；对高热者进行退热治疗；对合并细菌或真菌感染者进行抗菌治疗；对出现脏器损伤或休克者给予相应的支持治疗。

六、社区防控

（一）疫区预防

一旦发现疫情，立即封锁上报，按照"早、快、严"的原则对疫区内所有禽类进行捕杀，按国家规定标准进行无害化处理，对鸡场进行全面彻底清洗，严格隔离，强制免疫，以防止疫情扩散。动物防疫部门一旦发现疑似疫情，应立即报告当地疾病预防机构[3]。

开展流行病学调查，掌握疫源及其可能的扩散范围。对仍可能具传染性的禽类及其产品和污染物应立即开展追踪调查。划定病禽所在疫点，将半径 3 千米内区域划定为疫区、疫区周边 5 千米内区域划定为受威胁区。在疫区周围设置警示标志，在出入疫区的交通路口设置动物检疫消毒站，对出入的车辆和有关物品进行消毒。必要时，经省级人民政府批准，可设立临时监督检查站，执行对禽类的监督检查任务[4]。

（二）免疫预防

疫苗免疫是有效预防和控制高致病性禽流感暴发的最有效措施。农业农村部目前批准了 5 种禽流感疫苗以解决禽类带病毒问题[5]。WHO 无人 H5N1 亚型疫苗储备，该疫苗目前尚未被推广普及，且其使用须由专业人员进行感染危险评定，不建议一般人群及可能接触者接种该疫苗；职业暴露人群接种季节性流感疫苗有助于降低病毒重组风险[6]。

（三）一般预防

加强卫生宣教，告知居民勤用肥皂或含乙醇洗手液洗手；注意饮食卫生，不喝生水，不吃未煮熟的肉类及蛋类食品。近距离密切接触患者的 7 天内应尽快使用磷酸奥司他韦进行为期 10 天的药物预防；如果持续暴露，以最后的暴露时间开始计算药物预防周期。加强对密切接触禽类人员的监测，如其出现流感样症状，应立即对其进行流行病学调查并采集样本送检排查。

养鸡场等禽类养殖场无疫情时每周带鸡消毒 2 次，对周围环境定期消毒，对鸡群按 0.5% 抽样进行血清学和病原学监测。

（四）病例处置流程

1. 疑似病例解除隔离条件

隔离 7 天，呼吸道样本检测 3 次阴性者可解除隔离。

2. 确诊病例解除隔离条件

及早（48 小时内）使用神经氨酸酶抑制剂进行抗病毒治疗。呼吸道样本检测 3 次阴性者可解除隔离。

3. 确诊患者解除隔离条件

① ≥13 岁患者，体温正常、临床症状消失、X 线检查肺部病灶明显吸收后持续 7 天以上；

② ≤12 岁患者，满足上述条件，自发病至痊愈不足 21 天时，须隔离至 21 天。

七、参考文献

[1] Health Protection Agency. Investigation & management of possible human cases of avian influenza A/H5N1, including returning travelers [S]. UK：Health Protection Agency，2012.

[2] 中华人民共和国卫生部. 人感染高致病性禽流感诊断标准：WS 284—2008 [S/OL]. [2020 - 09 - 03]. http：//www. nhc. gov. cn/wjw/s9491/200802/39042. shtml.

[3] 中华人民共和国国务院办公厅. 全国高致病性禽流感应急预案 [EB/OL]. (2004 - 02 - 03) [2020 - 09 - 03]. http：//www. gov. cn/zhengce/content/2008-03/28/content_3091. htm.

[4] Health Protection Agency. Management of asymptomatic contacts of confirmed human case（s）of avian influenza A/H5N1. Health Protection Agency [S]. UK：Health Protection Agency，2009.

[5] 韩雪清. 各型流感的流行与防控 [M]. 北京：科学出版社，2016.

[6] World Health Organization. Summary of key information practical to countries experiencing outbreaks of A（H5N1）and other subtypes of avian influenza [EB/OL]. (2016 - 07 - 01) [2020 - 09 - 22]. https：//apps. who. int/iris/handle/10665/246251.

第二十四节　白　喉

一、概　述

白喉（diphtheria）是由白喉杆菌（bacillus diphtheria）引起的急性呼吸道传染病，主要通过患者或带菌者的呼吸道飞沫传播，还可通过食品、玩具、生活物品间接传播。白喉的特征性临床表现为鼻、咽、喉黏膜充血与肿胀，并形成灰白色假膜。一年四季均可发病，但秋冬季节高发，主要患病人群为幼儿[1]。

目前主要参考指南有 2007 年版《白喉诊断标准》《国家法定传染病防治纲要》等。

二、流行病学

1. 传染源

传染源为白喉患者和带菌者，潜伏期末即有传染性，患者和带菌者自呼吸道分泌物向外排菌。无典型症状、轻症及健康带菌者作为传染源在流行病学上有重要意义。

2. 传播途径

白喉主要经呼吸道飞沫传播，也可通过被污染的玩具等物品传播，少数可经破损皮肤感染。

3. 易感人群

人群普遍易感，预防接种和隐性感染后可获得免疫，患者可产生针对外毒素的持久免疫力。新生儿可经胎盘或哺乳获得保护性抗体，在出生 3 个月后抗体水平开始下降，在 1 岁左右抗体消失。

三、临床表现

1. 潜伏期及流行病学

白喉潜伏期为 1～7 天，大多为 2～4 天。

2. 典型症状

多数患者病情进展缓慢。根据发病部位，白喉分为咽白喉、咽白喉、鼻白喉和皮肤白喉，其中咽白喉最常见，约占 80%，咽白喉次之，约占 20%。

咽白喉根据假膜大小和病情轻重又分为以下型别：

（1）轻型　仅有轻微发热和咽痛，假膜局限于扁桃体，可不明显或呈点状、小片状，或无假膜但白喉杆菌培养阳性。

（2）普通型　起病缓慢，主要表现为中毒发热、咽痛、咽部充血、食欲减退、恶心、呕吐等，扁桃体肿大，24 小时后即可有灰白色假膜，假膜逐渐扩大，边缘清楚，不易剥离。

（3）重型　高热超过 39 ℃，全身中毒症状明显。扁桃体和咽部水肿，口臭，假膜灰黄、厚，可蔓延至腭弓、腭垂及咽喉壁，甚至整个口腔。颈部因水肿似"牛颈"。常并发心肌炎和周围神经炎。

（4）极重型　体温可高达 40 ℃，病情进展迅速，有腐败口臭，假膜乌黑色，范围广泛，并有局部坏死。扁桃体和咽部出现影响呼吸和吞咽的高度肿胀，颈部水肿呈重度"牛颈"。可并发中毒性休克，甚至死亡。

原发性的咽白喉和鼻白喉均较少见，多由咽白喉扩散而引发。咽白喉特征性表现为"犬吠样"咳嗽，假膜可延至气管、支气管。鼻白喉多见于婴儿，表现为鼻塞、浆液血性鼻涕、鼻前庭可有假膜。皮肤白喉多见于热带地区，常见于皮肤创伤部位。

四、诊断标准

（一）流行病学史

与白喉患者有接触史，或生活环境为白喉流行区。

（二）病例定义

1. 疑似病例

具有鼻白喉、咽白喉和其他部位白喉典型临床症状的人员。

2. 临床诊断病例

疑似病例咽拭子样本涂片经检查可见革兰阳性棒状杆菌。

3. 确诊病例

疑似病例白喉杆菌分离培养阳性或患者恢复期血清特异性抗体比急性期呈 4 倍及以上增长。

（三）鉴别诊断

应将咽白喉与樊尚咽峡炎、急性扁桃体炎及鹅口疮进行鉴别诊断；将咽白喉与急性喉炎、气管异物相鉴别；将鼻白喉与慢性鼻炎和鼻腔异物进行鉴别诊断。

五、治疗措施

1. 一般治疗

严格卧床 2~6 周，注意口腔护理，进食高热量流食，维持水、电解质平衡。

2. 病原治疗

早期使用抗毒素（DTA）是本病的特异性治疗方法，同时用抗菌药物可抑制白喉杆菌生长，缩短病程和带菌时间，抗菌药物首选青霉素 G。

3. 对症治疗

对并发心肌炎和中毒症状重症患者，可用肾上腺皮质激素；对并发呼吸阻塞患者，应保持其气道通畅。

六、社区防控

1. 控制传染源

一经发现患者，立即将其隔离，至咽拭子培养 2 次阴性方可解除隔离。对密切接触者检疫 7 天，对带菌者使用抗菌药物治疗并隔离 7 天。

2. 切断传播途径

疫区应使用甲酚皂溶液（来苏水）彻底消毒，对患者的分泌物及使用过的物品、衣物可使用来苏水或煮沸进行消毒。

3. 人群免疫

新生儿在出生后 3 个月接种百白破（pertussis-diphtheria-tetanus，PDT）[3]；7 岁以上易感人群或流行区的易感者，接种吸附精制白喉类毒素（diphtheria toxoid，DT）；对密切接触的易感者可肌内注射精制抗毒素（有效期 2~3 周），1 个月后进行类毒素全程免疫。

七、参考文献

[1] World Health Organization. Immunization，vaccines and biologicals：data，statistics and graphics [EB/OL]. (2018 - 01 - 01)[2020 - 09 - 22]. https：//www. who. int/teams/immunization-vaccines-and-biologicals.

[2] 中华人民共和国卫生部 . 白喉诊断标准：WS 275—2007 [S/OL]. [2020 - 07 - 29]. http：//www. nhc. gov. cn/wjw/s9491/200704/38798. shtml.

[3] YU W，LEE L A，LIU Y，et al. Vaccine-preventable disease control in the People's Republic of China：1949—2016 [J]. Vaccine，2018，36 (52)：8131 - 8137.

第四章　丙类传染病

第一节　手足口病

一、概　述

手足口病（hand foot and mouth disease，HFMD）是由肠道病毒（enterovirus，EV）感染引起的一种儿童常见传染病，5 岁以下儿童多发。患儿和隐性感染者为主要传染源，手足口病隐性感染率高。肠道病毒适合在湿、热的环境下生存，可通过感染者的粪便、咽喉分泌物、唾液和疱疹液等广泛传播。密切接触是手足口病重要的传播方式，手足口病可通过手、毛巾、手绢、牙杯、玩具、食具、奶具、床上用品及内衣等传播；还可通过呼吸道飞沫传播；人饮用或食入被病毒污染的水和食物亦可感染。手足口病是全球性疾病，我国各地全年均有发生，发病率为 37.01/10 万～205.06/10 万，近年报告病死率为 6.46/10 万～51.00/10 万之间[1]。

为进一步规范和加强手足口病的临床管理，降低重症手足口病病死率，有效推进手足口病诊疗工作，2018 年原国家卫计委制定了《手足口病诊疗指南（2018 年版）》。

二、流行病学

1. 传染源

手足口病患儿和隐性感染者为本病的主要传染源。手足口病隐性感染率高。肠道病毒适合在湿、热的环境下生存，可通过感染者的粪便、咽喉分泌物、唾液和疱疹液等广泛传播。

2. 传播途径

密切接触是手足口病重要的传播方式，手足口病可通过手、毛巾、手绢、牙杯、玩具、食具、奶具、床上用品及内衣等引起感染；还可通过呼吸道飞沫传播；人饮用或食入被病毒污染的水和食物亦可感染。

3. 易感人群

婴幼儿和儿童普遍易感，以 5 岁以下儿童为主。

三、临床表现

1. 潜伏期

该病的潜伏期多为 2～10 天，平均 3～5 天。

2. 典型症状[2]

根据疾病的发生发展过程，将手足口病分期、分型为：

（1）第 1 期（出疹期）　此期主要表现为发热，手、足、口、臀等部位出疹，可伴有咳嗽、流涕、食欲缺乏等症状。部分病例仅表现为皮疹或疱疹性咽喉炎，个别病例可无皮疹。典型皮疹表现为斑丘疹、丘疹、疱疹。皮疹周围有炎性红晕，疱疹内液体较少，不疼不痒，皮疹恢复时不结痂、不留疤。不典型皮疹通常小、厚、硬、少，有时可见瘀点、瘀斑。此期属于手足口病普通型，绝大多数病例在此期痊愈。

（2）第 2 期（神经系统受累期）　少数病例可出现中枢神经系统损害，多发生在病程 1～5 天内，表现为精神差、嗜睡、吸吮无力、易惊、头痛、呕吐、烦躁、肢体抖动、肌无力、颈项强直等。此期属于手足口病重症病例重型，大多数病例可痊愈。

（3）第 3 期（心肺功能衰竭前期）　此期多发生在病程 5 天内，表现为心率和呼吸增快、出冷汗、四肢末梢发凉、皮肤发花、血压升高。此期属于手足口病重症病例危重型。及时识别并正确治疗，是降低病死率的关键。

（4）第 4 期（心肺功能衰竭期）　病例可在第 3 期的基础上迅速进入该期。此期的临床表现为心动过速（个别患儿心动过缓）、呼吸急促、口唇发绀、咳粉红色泡沫痰或血性痰、血压降低或休克。此期属于手足口病重症危重型，病死率较高。

（5）第 5 期（恢复期）　体温逐渐恢复正常，对血管活性药物的依赖逐渐减少，神经系统受累症状和心肺功能逐渐恢复，少数病例可遗留神经系统后遗症。

四、诊断标准

（一）流行病学史

结合流行病学史、临床表现和病原学检查做出诊断。流行病学史依据为：常见于学龄前儿童，婴幼儿多见。流行季节，当地托幼机构及周围人群有手足口病流行，发病前与手足口病患儿有直接或间接接触史。

（二）病例定义

1. 临床诊断病例

符合以下临床表现并排除其他相关疾病：急性起病，发热，手、足和臀部出现斑丘疹、疱疹，口腔黏膜或咽喉部出现散在疱疹。可伴有咳嗽、流涕、食欲缺乏、腹泻等症状。部分病例仅表现为手、足和臀部皮疹和/或咽喉部疱疹。少数病例皮疹不典型，表现为细小沙粒状皮疹、单部位皮疹或无皮疹。少数病例可累及中枢神经系统，表现为脑膜炎、脑炎、脑脊髓炎，甚至出现肺水肿、肺出血和/或循环功能障碍等，病情进展迅速，可致死亡。

2. 确诊病例[2,4]

在临床诊断病例基础上，具有下列表现之一者即可确诊。

① 肠道病毒（CV-A16、EV-A71 等）特异性核酸检测阳性；

② 体内分离出肠道病毒，并被鉴定为 CV-A16、EV-A71 或其他可引起手足口病的

肠道病毒；

③ 急性期血清相关病毒 IgM 抗体阳性；

④ 恢复期血清相关肠道病毒的中和抗体比急性期有 4 倍及以上升高。

（三）鉴别诊断

1. 其他儿童出疹性疾病

手足口病普通病例须与儿童出疹性疾病，如丘疹性荨麻疹、沙土皮疹、水痘、不典型麻疹、幼儿急疹、带状疱疹、风疹及川崎病等鉴别；CV-A6 或 CV-A10 所致大疱性皮疹须与水痘鉴别；口周出现皮疹时须与单纯疱疹鉴别。可通过病原学检查和血清学检查进行鉴别。

2. 其他病毒所致脑炎或脑膜炎

由其他病毒如单纯疱疹病毒、巨细胞病毒、EB 病毒等引起的脑炎或脑膜炎，临床表现与手足口病合并中枢神经系统损害的重症病例表现相似。对皮疹不典型者，应当结合流行病学史并尽快留取标本，进行肠道病毒尤其是 EV-A71 的病毒学检查，结合病原学或血清学检查结果做出诊断。

3. 脊髓灰质炎

重症病例合并急性弛缓性瘫痪时须与脊髓灰质炎鉴别，后者主要表现为双峰热，病程第 2 周退热前或退热过程中出现弛缓性瘫痪，病情多在退热后到达顶点，无皮疹。

4. 肺炎

重症病例可发生神经源性肺水肿，应与肺炎鉴别。肺炎患儿一般无皮疹，胸片可见肺实变病灶、肺不张及胸腔积液等，病情加重或减轻呈逐渐演变的过程。

（四）诊断须知

对重症病例的诊疗，关键在于及时准确地识别第 2 期和第 3 期，阻止发展为第 4 期。年龄 3 岁以下、病程 3 天以内和 EV-A71 感染为重症高危因素。下列表现提示患儿可能发展为重症病例危重型。

（1）持续高热　体温大于 39 ℃，常规退热效果不佳。

（2）神经系统表现　出现精神萎靡、头痛、眼球震颤或上翻、呕吐、易惊、肢体抖动、吸吮无力、站立或坐立不稳等。

（3）呼吸异常　呼吸增快、减慢或节律不整，安静状态下呼吸频率超过 30 次/分。

（4）循环功能障碍　心率增快（>160 次/分）、出冷汗、四肢末梢发凉、皮肤发花、血压升高、毛细血管再充盈时间延长（>2 秒）。

（5）外周血白细胞计数升高　外周血白细胞计数≥$15×10^9$/L，排除其他感染因素。

（6）血糖升高　出现应激性高血糖，血糖>8.3 mmol/L。

（7）血乳酸升高　出现循环功能障碍时，通常血乳酸≥2.0 mmol/L，其升高程度可作为判断预后的参考指标。

五、治疗措施

1. 一般治疗

本病如无并发症，预后一般良好，多在一周内痊愈。治疗措施主要为对症治疗。

① 首先隔离患儿，对接触者应注意消毒隔离，避免交叉感染；

② 对症治疗，做好口腔护理；

③ 患儿衣服、被褥要清洁，衣着要舒适、柔软、经常更换；

④ 剪短患儿的指甲，必要时包裹患儿双手，防止其抓破皮疹；

⑤ 对臀部有皮疹的患儿，应随时清理其大小便，保持其臀部清洁干燥；

⑥ 可给予服用抗病毒药物及清热解毒中草药，补充维生素 B、C 等。

2. 病因治疗

目前尚无特效抗肠道病毒药物。研究显示，α-干扰素喷雾或雾化、利巴韦林静脉滴注早期使用可有一定疗效，若使用利巴韦林，应关注其不良反应和生殖毒性。不应使用阿昔洛韦、更昔洛韦、单磷酸阿糖腺苷等药物治疗[2]。

3. 并发症及其他对症治疗

（1）控制液体入量 重症病例可出现脑水肿、肺水肿及心功能衰竭，应控制其液体入量，给予生理需要量，建议匀速给予，注意维持血压稳定。

（2）降颅压 降颅压常用甘露醇，剂量为每次 20％甘露醇 0.25～1.0 g/kg，每 4～8 小时 1 次，20～30 分钟快速静脉注射。

（3）血管活性药物 第 3 期患儿血流动力学改变为高动力高阻力型，对此期患儿以使用扩血管药物为主。

（4）静脉注射丙种球蛋白 对第 2 期患儿不建议常规使用静脉注射丙种球蛋白；对有脑脊髓炎和持续高热等表现者及危重病例可酌情使用，剂量 1.0 g/(kg·d)，连用 2 天。

（5）糖皮质激素 对有脑脊髓炎和持续高热等表现者及危重病例酌情使用。

（6）机械通气 对出现低氧血症、呼吸困难等呼吸衰竭征象者，宜及早进行机械通气治疗。

4. 恢复期治疗

针对患儿恢复期症状进行康复治疗和护理，促进各脏器功能尤其是神经系统功能的早日恢复。

六、社区防控

（一）一般预防措施

保持良好的个人卫生习惯是预防手足口病的关键，应做到以下几点：

① 饭前便后、外出后要用肥皂或洗手液等给儿童洗手，不要让儿童喝生水、吃生冷食物，避免让健康儿童接触患病儿童。

② 看护人接触儿童前及替幼童更换尿布、处理粪便后均要洗手，并要妥善处理污物。

③ 对婴幼儿使用的奶瓶、奶嘴使用前后应充分清洗。

④ 本病流行期间不宜带儿童到人群聚集、空气流通差的公共场所，注意保持家庭环境卫生，居室要经常通风，勤晒衣被。

⑤ 发现儿童出现相关症状时要及时带儿童到医疗机构就诊。患儿不要接触其他儿童，父母要及时对患儿的衣物进行晾晒或消毒，对患儿粪便及时进行消毒处理；轻症患儿不必住院，宜居家治疗、休息，以减少交叉感染。

⑥ 每日对患儿玩具、个人卫生用具、餐具等物品进行清洗消毒。

⑦ 托幼机构每日进行晨检，发现可疑患儿时，采取及时送诊、让其居家休息的措施；对患儿所用的物品要立即进行消毒处理。

⑧ 患儿增多时，要及时向卫生和教育部门报告。根据疫情控制需要，当地教育和卫生部门可决定采取托幼机构或小学放假措施。

（二）加强医院感染控制

医疗机构应当积极做好医院感染预防和控制工作。各级各类医疗机构要加强预检分诊，应当设有专门诊室（台）接诊手足口病疑似病例；接诊手足口病病例时，采取标准预防措施，严格执行手卫生，加强诊疗区域环境和物品的消毒，选择中效或高效消毒剂如含氯（溴）消毒剂等进行消毒，75%乙醇和5%甲酚皂溶液对肠道病毒无效。

及时全面开展内外环境的消毒工作，以传染病流行的三个环节为重点，切断传播途径，比如对于楼道、厕所、地面的清洗消毒；对于孩子们日常接触的玩具、餐具、书桌、地面进行全面消毒。托幼机构的教室和宿舍应做到通风良好，空气清新，勤晒被褥、衣服，严格消毒毛巾、水杯、食用具、玩具等。

（三）积极开展疫情监测和隔离治疗

各级疾病预防与疾控中心收到医疗机构的疫情汇报后，应对患儿的发病全程追踪随访，对儿童的身体健康情况进行监测，对可疑幼儿进行医学观察，对家长提出合理化的建议；指导托幼机构加强责任心，做好晨检，提高幼儿教师的预防知识。托幼机构要建立传染病登记制度，做好记录，发现疑似病例时及时报告。

（四）接种疫苗

EV-A71 型灭活疫苗可用于 6 月龄至 5 岁儿童预防 EV-A71 感染所致的手足口病，基础免疫程序为 2 剂次，接种间隔 1 个月，鼓励在 12 月龄前完成接种[3,5]。

七、参考文献

［1］World Health Organization. A guide to clinical management and public health response for hand，foot and mouth disease［EB/OL］.（2011－08－17）［2020－08－01］. https：//iris. wpro. who. int/bitstream/handle/10665. 1/5521/9789290615255_eng. pdf.

［2］中华人民共和国国家卫生健康委员会. 手足口病诊疗指南（2018 年版）［J］. 传染病信息，2018，31（3）：193－198.

［3］中华人民共和国卫生部. 手足口病预防控制指南（2009 版）［EB/OL］.（2009－06－04）［2020－08－01］. http：//www. gov. cn/gzdt/2009－06/04/content_1332078. htm.

［4］中华人民共和国国家卫生健康委员会. 手足口病诊断（WS 588—2018）［S/OL］.（2018－03－06）［2020－08－01］. http：//www. nhc. gov. cn/wjw/gfxwj/201304/2455757fe843447c8289e1431b20a1a9. shtml.

［5］中华人民共和国国家卫生健康委员会. 手足口病聚集性和暴发疫情处置工作规范（2012 版）［EB/OL］.（2012－06－21）［2020－08－01］. http：//www. nhc. gov. cn/wjw/gfxwj/201304/2455757fe843447c8289e1431b20a1a9. shtml.

第二节 其他感染性腹泻

一、概述

感染性腹泻广义系指各种病原体肠道感染引起的腹泻。本节仅指除霍乱、痢疾、伤寒、副伤寒以外的感染性腹泻。感染性腹泻为《中华人民共和国传染病防治法》中规定的丙类传染病。感染性腹泻呈高流行性和高发病率，发展中国家因腹泻病所致的医疗负担和经济负担严重，故感染性腹泻仍然是值得关注的全球性公共卫生问题。WHO估计，全球每天有数千万人罹患腹泻病，每年发生腹泻病达17亿例次，其中有220万例患者因严重腹泻而死亡。在我国，根据一些省份的入户调查资料，全人口的腹泻病发病率为0.17~0.70次/人年，5岁以下儿童则为2.50~3.38次/人年[1]。儿童急性感染性腹泻通常由胃肠道病毒和细菌感染所致，临床上常伴或不伴呕吐、恶心、发热、腹痛等症状。

感染性腹泻主要包括细菌、病毒、原虫等病原体引起的肠道感染，较常见的如沙门菌肠炎、肠致泻性大肠杆菌肠炎、致泻性弧菌肠炎、空肠弯曲菌肠炎、小肠结肠炎耶尔森菌肠炎、轮状病毒肠炎、蓝氏贾第鞭毛虫肠炎等。其临床表现均可有腹痛、腹泻，并可有发热、恶心、呕吐等症状；处理原则亦相似，但不同病原体引起的腹泻，在流行病学、发病机理、临床表现及治疗上又有不同特点。有的为炎症型腹泻，有的为分泌型腹泻，最后确诊须依赖病原学检查。

目前用于感染性腹泻的相关标准主要包括《感染性腹泻诊断标准》（WS 271—2007）、《成人急性感染性腹泻诊疗专家共识》、《2017 IDSA：感染性腹泻诊治指南》、《中国儿童急性感染性腹泻病临床实践指南》。

二、流行病学

1. 非伤寒沙门菌肠炎

本病传染源主要为感染的家禽、家畜等，其次为感染的鼠类及其他野生动物，人类带菌者及患者也可以作为传染源；本病主要通过食源性和医源性传播，也可以通过水源、接触传播；人群对沙门菌普遍易感，以幼儿，尤其是1岁以下婴儿患病率最高，患病后免疫力不增强，可反复感染。

2. 肠致泻性大肠杆菌肠炎

患者及带菌者为本病主要传染源，大部分传染源已知菌种都以人为贮存宿主，家畜如牛和猪亦是产毒素性大肠埃希菌的贮存宿主。本病主要通过粪-口途径传播，人群通过受污染的食物及饮用水而引起暴发。人与人之间直接接触或经手传播造成感染的机会不多，在温暖季节，家庭、餐厅、食品商贩的食物制品或半成品中都可能存在产肠毒素性大肠埃希菌的严重污染。本病以热带及亚热带、卫生条件差的地区高发。

3. 致泻性弧菌肠炎

本病传染源主要为带菌海产品及患者，本病通过食物传播，各年龄段人群均易感，以青壮年居多；7－9月为发病高峰。

4. 弯曲菌肠炎

弯曲菌感染来源主要是动物，在猪、犬、猫等家畜粪便中有大量细菌，而且各种动物的带菌率均很高。在外环境中此菌也广泛存在。患者粪便大量排出细菌作为传染源，但家庭续发病例不多。本病主要是通过污染的手或动物及患者粪便污染肉类、牛奶和水而传播。人-人传播也有可能，本病偶尔在托幼机构中流行，但一个家庭中有两个以上患病者少见。人群普遍易感，各年龄组均可患病。但在发达国家有两个年龄高峰，即5岁以下及21～30岁年龄组。在发展中国家则随年龄增长，患病率逐渐下降。患者病后可产生一定的免疫力，血液中抗体效价增高。

5. 耶尔森菌肠炎

本病为人畜共患病，主要传染源是家禽、家畜和鸟类，以猪为主，急性期患者和带菌者可为传染源。本病主要经食物和水传播，也可经接触传播。人群普遍易感。全年均可发病，夏秋季多发。

6. 轮状病毒肠炎

本病传染源为患者和无症状携带者；本病主要经粪-口途径传播，也可经接触和呼吸道传播；人群均易感，A组和C组轮状病毒主要感染儿童，以秋冬季节多见。

7. 诺瓦克病毒肠炎

本病传染源是病毒感染者和患者，主要是患者；以粪-口传播途径为主，散发病例为人-人接触感染，暴发流行常由食物和水的污染造成；全年均可发病，但以秋冬季多见；人群均易感，主要是成人和大龄儿童。

8. 肠腺病毒肠炎

本病传染源为患者和隐性感染者；可经接触、粪-口途径及呼吸道传播；婴幼儿多发；无明显季节性，秋冬季节多发；以散发和地方性流行为主。

9. 隐孢子虫病

隐孢子虫病是由隐孢子虫引起的人兽共患寄生虫病。感染隐孢子虫的动物、人及无症状带虫者为传播本病的主要传染源。传播方式以粪-口、手-口途径为主。感染与职业及机体免疫功能状态有关，农民、兽医及实验室工作人员多发。全年均可发病，但温暖、潮湿的夏秋季节多见。

10. 蓝氏贾第鞭毛虫肠炎

本病传染源为排出包囊的人和动物。本病可经水、食物、接触及苍蝇等媒介传播。全年均可发病，夏秋季高发。我国各地均有发生，以南方多见。感染以小儿多见。

三、临床表现

每日大便次数＞3次，粪便性状异常，可为稀便、水样便，或黏液便、脓血便、血便，可伴有恶心、呕吐、腹痛、发热、食欲缺乏及全身不适。病情严重者，常并发脱水、酸中毒、电解质紊乱、休克等，甚至危及生命[2]。排除由O1血清群和O139血清群霍乱弧菌、志贺菌属、溶组织内阿米巴及伤寒沙门菌，以及甲、乙、丙型副伤寒沙门菌所致的腹泻。

1. 沙门菌肠炎

沙门菌肠炎临床表现可呈现胃肠型、类伤寒型和败血症型。胃肠型潜伏期多为6～24小时，以急性起病，伴恶心、呕吐、腹痛、腹泻。婴幼儿易发生脱水和电解质紊乱。粪便多为黄色或绿色稀水便，亦可带有黏液和血，粪便镜检可见较多的白细胞和红细胞，并可见巨噬细胞。

2. 肠致泻性大肠杆菌肠炎

肠致泻性大肠杆菌主要有5个病原群，分别为肠致病性大肠杆菌、肠产毒素性大肠杆菌、肠侵袭性大肠杆菌、肠出血性大肠杆菌、肠聚集性黏附大肠杆菌。肠致病性大肠杆菌肠炎轻症者不发热，每日大便3～10次，粪便呈黄色蛋花样，量较多；重症患者可有发热、呕吐、腹痛、腹胀，粪便呈黏液状，腹泻严重者可有脱水、酸中毒表现。成人常急性起病，脐周围腹痛伴痢疾样大便。粪便镜检可见少许红、白细胞，红、白细胞偶可满视野，并有大量脂肪颗粒。肠产毒素性大肠杆菌肠炎可为散发或暴发流行，多表现为"旅游者腹泻"或食物中毒。潜伏期一般0.5～7天。症状为分泌性腹泻，大便呈水样，伴有腹部疼挛、恶心、呕吐、头痛、肌痛，很少发热。病情轻重不等，有的仅有轻微腹泻，有的呈重症霍乱样，重度脱水、酸中毒，甚至死亡。肠侵袭性大肠杆菌可通过污染的水和食物引起暴发或流行，也可因接触传播形成散发病例，成人、儿童均可发病。本病的临床表现与菌痢相似，临床上表现为发热、腹痛、腹泻、里急后重、脓血便。肠出血性大肠杆菌肠炎主要表现为突发腹部疼挛性疼痛、不适，粪便初为水样便，继之转为鲜血性粪便，不发热或低热，可伴恶心、呕吐及上感样症状。大便镜检极少见炎症渗出性细胞。多数表现为自限性疾病，少数可继发急性溶血性尿毒症综合征及血栓性血小板减少性紫癜。肠聚集性黏附大肠杆菌肠炎主要与小儿顽固性腹泻有关，症状可持续两周或以上。

3. 致泻性弧菌肠炎

本病潜伏期2小时至4天，平均15小时。患者起病急骤，可有腹泻、腹痛、恶心、呕吐、发热，重症患者可脱水，循环衰竭，少数有中毒性休克。粪便呈水样便、血水便或脓血便，镜检可见白细胞和脓细胞，常伴有红细胞，亦可见巨噬细胞。

4. 弯曲菌肠炎

平均潜伏期3～5天，主要症状为发热、腹泻、腹痛，少数伴有呕吐；粪便呈黄色水样便，部分为黏液便和脓血便。症状典型者脐周呈疼挛性绞痛。粪便镜检可见白细胞或多量红细胞及脓细胞。

5. 耶尔森菌肠炎

本病为人畜共患疾病，系由小肠结肠炎耶尔森菌引起。本病传染源为患者、带菌者、患病和带菌动物。本病多为消化道传染。人群普遍易感。全年均可发病，以秋、冬、春季较多。潜伏期4～10天。主要表现为突然发热、腹痛和腹泻，部分可有类似于阑尾炎症状、慢性反应性关节炎及结节性红斑，以及败血症、突眼性甲状腺肿等症状。粪便呈水样稀便，可带黏液，偶带脓血，镜检可见白细胞、红细胞。

6. 轮状病毒肠炎

潜伏期2～3天，主要症状为腹泻和呕吐，可伴发热和（或）呼吸道症状，严重者常伴有脱水及代谢性酸中毒，常并发肺炎、心肌炎、脑炎及病毒血症；大便为水样便或黄绿色稀便，无黏液，无脓血。B组主要感染成人，常于5—6月短期暴发流行；潜伏期2～3天，以腹泻为主，伴恶心、呕吐、腹痛、乏力等症状。大便多为黄色水样便，无黏液及脓血。镜检多无异常，少数可见少量白细胞。

7. 诺瓦克病毒肠炎

潜伏期24～48小时，主要表现为腹泻、腹痛、恶心、呕吐，可伴有低热、头痛、肌痛、乏力及食欲减退；粪便为黄色稀水便，无脓血和黏液；镜检可见白细胞或脂肪滴。

8. 肠腺病毒肠炎

潜伏期3～10天。临床症状以腹泻为主，可伴呕吐、发热，亦可有呼吸道感染症状。粪便呈水样便或稀水便，少数可有黏液；镜检无脓细胞及红细胞，可有少量白细胞。

9. 隐孢子虫病

平均潜伏期7天。临床主要表现为腹泻、腹痛、恶心、呕吐、厌食、乏力及体重下降等，可伴有低热。免疫功能缺陷者，尤其是艾滋病患者，缓慢起病，腹泻持续。大便可呈水样便或黏液便，无脓血，可有恶臭，粪便镜检可见白细胞或脓细胞。在免疫功能缺损患者中，偶有发生呼吸道感染等肠外表现，胆道感染亦有发现。

10. 蓝氏贾第鞭毛虫肠炎

本病潜伏期1～2周。临床表现多为自限性腹泻、无症状带虫、慢性腹泻及相关的吸收障碍和体重减轻。腹泻为突发性恶臭水样便、糊状或块状便。若未接受及时治疗，可发展为慢性。寄生胆道可发生胆囊炎、胆管炎或累及肝脏肿大、阑尾炎等。

四、诊断标准

（一）流行病学史

全年均可发病，但具有明显季节高峰，发病高峰季节常随地区和病原体的不同而异；细菌性腹泻一般夏秋季节多发，而病毒感染性腹泻、小肠结肠炎耶尔森菌腹泻等则在秋冬季节发病较多。发病者常有不洁饮食（水）和（或）有与腹泻病人、病原携带者、腹泻动物、带菌动物接触史，或有流行地区居住或旅行史；须排除致泻性的过敏原、化学药品暴露史及症状性、器官功能失调等非感染性腹泻病史。食（水）源性感染常为集体发病并有共进可疑食物（水）史；某些沙门菌（如鼠伤寒沙门菌）、肠致病性大肠杆菌、A组轮状病毒和柯萨奇病毒感染可在婴儿群体中引起暴发流行。

儿童急性感染性腹泻的病因多为病毒感染，以轮状病毒、诺如病毒最为常见，细菌病原包括大肠埃希菌属、弯曲菌属、沙门菌属及志贺菌属等。我国小儿腹泻病调查结果显示，每年有2个发病高峰季节，一个高峰为6—8月，主要病原为致泻性大肠埃希菌和痢疾杆菌，另一高峰为10—12月，主要病原为轮状病毒。

（二）实验室检查

1. 粪便常规检查

粪便有性状改变，常为黏液便、脓血便或血便、稀便、水样便。

黏液便、脓血便或血便镜检可有多量红、白细胞，多见于沙门菌、侵袭性大肠杆菌、肠出血性大肠杆菌、弯曲菌、耶尔森菌等细菌和某些病毒等所致的腹泻。

稀便、水样便镜检可有少量或无红、白细胞，多见于肠产毒性大肠杆菌、轮状病毒、隐孢子虫、气单胞菌等所致的腹泻。

2. 病原检查

从粪便、呕吐物、血等标本中检出 O1 血清群和 O139 血清群霍乱弧菌、志贺菌属、溶组织内阿米巴、伤寒沙门菌，以及甲、乙、丙型副伤寒沙门菌以外的感染性腹泻病原体，或特异性抗原、特异性核酸片段检测阳性。

（三）诊断原则

临床诊断应综合流行病学资料、临床表现和粪便常规检查等进行。病原确诊则应依据粪便、呕吐物、血等标本检出病原体，或特异性抗原、特异性核酸片段检测阳性[3-4]。

（四）诊断

1. 临床确诊病例

应同时符合临床表现、实验室粪便检查，流行病学史作为参考。

2. 确诊病例

应同时符合临床诊断和实验室病原学检查。

（五）鉴别诊断

1. 霍乱

霍乱由 O1 血清群和 O139 血清群霍乱弧菌感染所致。以剧烈腹泻起病，多数无腹痛，无里急后重；呕吐多为喷射状，不伴恶心；呕吐物及腹泻物呈泔水样，量多，少数患者有洗肉水样便。脱水严重者常引起头痛性痉挛，皮肤皱瘪，体表温度低于正常。粪便悬滴镜检可发现运动极活泼的弧菌，应进一步做细菌培养，进行鉴别诊断。

2. 伤寒与副伤寒

伤寒与副伤寒由伤寒沙门菌及甲、乙、丙型副伤寒沙门菌感染所致。主要以持续性高热、玫瑰疹、相对缓脉、肝脾肿大及表情淡漠等为特征。伤寒和甲、乙型副伤寒临床表现以高热、全身毒血症为主，可伴有腹痛，腹泻少见；丙型副伤寒可呈胃肠炎型发作，病程短，预后好，多在 3～5 天内恢复。血液肥大反应阳性有助于伤寒诊断；从血、骨髓、粪便或尿液等标本中培养出伤寒或副伤寒沙门菌即可确诊。

3. 细菌性痢疾

细菌性痢疾由志贺菌属感染所致。腹泻以脓血便或尿液便为常见，量少，常有里急后重，多伴有畏寒发热。粪便镜检可发现大量脓细胞、红细胞和巨噬细胞。粪便培养可检出志贺菌。婴幼儿中毒性菌痢或不典型菌痢应通过病原学诊断来鉴别。

4. 阿米巴痢疾

阿米巴痢疾由溶组织内阿米巴感染所致。潜伏期数周至数月，临床表现多无发热，腹痛轻，无里急后重；腹泻每日数次，量多，为暗红色果酱样血便，有腥臭味；镜检白细胞少，红细胞多，有夏科-雷登结晶，可找到溶组织内阿米巴滋养体。

5. 非感染性腹泻

过敏性腹泻患者有接触过敏原史，既往有类似发作；药物性腹泻患者有服用致泻药物史；酶缺乏性腹泻患者有易患病家族史。患者还有各种内外科疾病引起的症状性腹泻及器官功能失调性腹泻等，通过详细询问患者病史，结合相应的检查结果进行鉴别。

五、治疗措施

（一）饮食治疗

未发生脱水的患者大多可通过摄入含钠、钾等电解质的饮料及含盐的淀粉熟食来补充能量和电解质。感染性腹泻患者一般不需要禁食，但有严重呕吐者需要禁食，口服补液疗法或静脉补液开始4小时内应恢复进食，少吃多餐，尽可能增加热量摄入。避免进食罐装果汁等高渗性液体，以免加重腹泻。

（二）补液治疗

轻度脱水患者及无临床脱水证据的腹泻患者也可正常饮水，同时适当口服补液治疗（ORT）。水样泻及已发生临床脱水的患者应积极补液治疗，尤其在霍乱流行地区。口服补液盐（ORS）应间断、少量、多次，不宜短时间内大量饮用，口服剂量应是累计丢失量加上继续丢失量之和的1.5～2.0倍。对成人急性感染性腹泻病患者，应尽可能鼓励其接受ORT。脱水引起休克者的补液应遵循"先快后慢、先盐后糖、先晶体后胶体、见尿补钾"的原则[5-6]。

（三）止泻治疗

1. 肠黏膜保护剂和吸附剂

蒙脱石、果胶和活性炭等，有吸附肠道毒素和保护肠黏膜的作用。

2. 益生菌

肠道微生态失衡可能是成人急性感染性腹泻的诱发因素，也可以是其产生的后果。益生菌的常见不良反应包括胃肠胀气和轻度腹部不适，严重不良反应罕见。免疫功能缺陷及短肠综合征为禁忌证。益生菌的活菌制剂应尽可能避免与抗菌药物同时使用。

3. 抑制肠道分泌

① 次水杨酸铋，为抑制肠道分泌的药物，能减轻腹泻患者的腹泻、恶心、腹痛等症状；② 脑啡肽酶抑制剂，能延长消化道内源性脑啡肽的生理活性，减少水和电解质的过度分泌。

4. 肠动力抑制剂

① 洛哌丁胺；② 地芬诺酯。

（四）抗感染治疗

1. 抗感染药物应用原则

急性水样泻患者，排除霍乱后，多为病毒性或产肠毒素性细菌感染，不应常规使用抗菌药物；轻、中度腹泻患者一般不用抗菌药物。

2. 抗菌药物的选择

应用抗菌药物前应首先对粪便标本进行细菌培养，以便依据分离出的病原体及药物敏感试验结果选用和调整抗菌药物。若暂无细菌培养和药物敏感试验结果，则应根据流行病学史和临床表现，经验性地推断可能的感染菌，同时参照所在区域公布的细菌药物敏感数据选择抗菌药物。

3. 病毒性腹泻的病原学治疗

病毒性腹泻为自限性疾病，一般不使用抗病毒药物和抗菌药物治疗。硝唑尼特对病毒性腹泻有一定治疗作用。

（五）中医治疗

中医药制剂治疗急性腹泻在我国应用广泛，如盐酸小檗碱（盐酸黄连素）对改善急性腹泻患者的临床症状和缓解病情有一定效果。

六、社区防控

1. 控制传染源

制定食品安全守则，可有效避免其他食物、厨具、储物器具交叉污染；应在合适温度条件下烹饪和储存含有肉类和蛋类的食物。

医疗护理人员须做好腹泻患者，尤其是免疫缺陷患者、孕妇、低龄儿童父母，以及有高风险腹泻并发症的老年患者的教育工作。

2. 切断传播途径

护理腹泻患者时，应遵循戴手套或穿隔离衣、用肥皂和含乙醇的消毒液洗手等感染控制措施；手卫生产品应结合已知或怀疑感染病原体种类和病原体传播环境来进行选择。

应养成良好的手卫生习惯，在上厕所、换尿布、准备食物、处理垃圾或脏衣服、接触动物及其粪便或其所在环境（如动物园等）后及吃饭前洗手。

腹泻患者有症状时应避免游泳等水上活动和性行为，同时养成良好的手卫生习惯。

3. 保护易感人群

轮状病毒疫苗应给所有无已知禁忌证的婴幼儿注射。口服和注射伤寒疫苗已在美国授权但并不常规推荐使用。伤寒疫苗推荐用于防止伤寒沙门菌经高风险食物和饮料传播，也可用于前往有中高度风险暴露于伤寒沙门菌地区的旅行者，与确诊伤寒沙门菌慢性携带者亲密接触者，以及实验室经常接触伤寒沙门菌人群的疾病预防。对高风险人群建议增加疫苗剂量。单剂量口服霍乱减毒活疫苗已在美国开始使用，推荐用于18～64周岁到霍乱流行地区的旅行者。

七、参考文献

［1］缪晓辉，冉陆，张文宏，等. 成人急性感染性腹泻诊疗专家共识［J］. 中华消化杂志，2013，33（12）：793－802.

［2］张迈仑，杨大峥. 国家法定传染病防治纲要［M］. 天津：天津出版传媒集团，2012.

［3］中华人民共和国卫生部. 感染性腹泻诊断标准：WS 271—2007［S/OL］.［2020－08－29］. http://www.nhc.gov.cn/wjw/s9491/200704/38817.shtml.

［4］SHANE A L，MODY R K，CRVMP J A，et al. Infectious diseases society of america clinical practice guidelines for the diagnosis and management of infectious diarrhea［J］. Clinical Infectious Diseases，2017，65（12）：e45－e80.

［5］中华医学会儿科学分会消化学组，《中华儿科杂志》编辑委员会. 中国儿童急性感染性腹泻病临床实践指南［J］. 中华儿科杂志，2016，54（7）：483－488.

第三节 流行性感冒

一、概 述

流行性感冒（influenza）简称"流感"，是由流感病毒引起的具有强传染性的急性呼吸道传染病。流感病毒根据核蛋白和基质蛋白抗原性的不同，分为甲（A）型、乙（B）型、丙（C）型和丁（D）型[1]，甲型流感和乙型流感可引起流行，而丙型流感多为散发。在人际间传播流行的主要为甲型 H1N1、H3N2 流感病毒和乙型流感病毒 Yamagata 系或 Victoria 系[2]。其中甲型流感病毒因其容易发生变异而使人群普遍易感，发病率高，历史上多次引发全球大流行。临床表现为呼吸道卡他症状轻，而全身中毒症状较重。流感在大流行期间无明显季节性，散发流行在温带和寒温带地区主要发生在冬春季节，而在亚热带地区或热带地区则是夏季高发。我国流感流行一般北方重于南方。

目前主要参考指南有 WHO 发布的"全球流感规划"中的监测、调查、诊断、临床管理方案，中国国家卫生健康委员会发布的 2019 年《流行性感冒诊疗方案》和《流感样病例暴发疫情处置指南（2018 年版）》，中国疾病预防控制中心发布的《中国流感疫苗预防接种技术指南（2019—2020）》和中华医学会发布的《流行性感冒抗病毒药物治疗与预防应用中国专家共识》。

二、流行病学

1. 传染源

患者和无症状感染者为本病的传染源，潜伏期末到急性期均具有传染性，一般持续 3～6 天，儿童或免疫功能受损者排毒时间更长，发病前 2～3 天传染性强。

2. 传播途径

本病主要通过呼吸道飞沫传播，易感者接触患者口腔、鼻腔、黏膜的分泌物可感染，少数可通过接触被污染物品间接感染。流感病毒传染性强，传播的速度和广度与人口密度有关。

3. 易感人群

人群普遍易感，感染后对同一亚型会有一定的免疫力，但不同亚型间无交叉免疫，因此可反复发病。可通过接种流感疫苗预防感染。

4. 重症病例的高危人群

年龄<5 岁的儿童、年龄≥65 岁的老人、体重指数（BMI）>30 者、妊娠及围生期妇女、患有慢性病或免疫功能低下者均易发展为重症，应加以重视，尽早使用抗病毒药物。

三、临床表现

1. 潜伏期

潜伏期为 1～7 天，通常为 2～4 天。

2. 典型症状

本病的主要症状为发热（可达 39～40 ℃）、头痛、畏寒、寒战、全身肌肉关节酸痛等全身症状，常伴咽喉痛、干咳、鼻塞、流涕等。部分患者感染后症状轻微或可无流感症状。乙型流感感染儿童主要表现为呕吐、腹痛、腹泻。无并发症者呈自限性，发热3～4天后逐渐消退，全身症状好转，但咳嗽、体力恢复常需较长时间。

流感可并发肺炎、心脏损害、心肌炎、脑膜炎、横纹肌溶解症和脓毒性休克等并发症，其中以肺炎最为常见。

四、诊断标准

（一）流行病学史

生活或工作区域出现流感病例聚集情况，或发病前 7 天内与疑似或确诊流感患者有过无防护密切接触。

（二）病例定义

1. 疑似病例

有流行病学史，且出现呼吸道感染症状。

2. 确诊病例

疑似病例样本经下列任何一项检测为阳性可确诊：流感病毒特异性核酸检测阳性、特异性抗原检测阳性，恢复期血清特异性 IgG 抗体效价为急性期血清 4 倍及以上，病毒分离培养阳性。

3. 重症病例

出现下列情形中任何一项，则判断为重症病例：① 持续高热超过 3 天，且伴有剧烈咳嗽，咳脓痰、血痰，或胸痛；② 呼吸频率快，呼吸困难，口唇发绀；③ 出现反应迟钝、嗜睡、躁动、惊厥等神志改变；④ 有严重呕吐、腹泻导致脱水表现；⑤ 合并肺炎；⑥ 原有基础疾病明显加重等。

4. 危重病例

如果出现呼吸衰竭、急性坏死性脑病、脓毒性休克、多器官功能不全等任何一项需要监护治疗的情况，则判定为危重病例。

（三）鉴别诊断

轻型流感及散发病例不易诊断，须与普通感冒和其他呼吸道病毒感染鉴别诊断。最可靠的鉴别方法为病毒分离鉴定，血清学检测有一定鉴别诊断价值。

五、治疗措施

1. 基本原则

对确诊病例及临床诊断病例应尽早隔离；妊娠中晚期或围生期妇女、基础病加重患者、伴器官功能障碍患者、符合重症或危重症的患者应住院接受治疗；居家隔离人员应保持房间通风、充分休息、多饮水、注意饮食营养，吃易消化的食物。流感为自限性疾病，恢复期一般为 3～7 天[3]。

2. 抗病毒治疗

由于流感病毒的变异，目前流行株对之前临床常用药金刚烷胺和金刚乙胺已耐药。目前流感病毒对神经氨酸酶抑制剂，包括奥司他韦、扎那米韦、帕拉米韦敏感。早期应用奥司他韦能有效抑制甲型和乙型流感病毒的释放，减少病毒传播，但不推荐用于 1 岁以下儿童[4]。扎那米韦适用于成人及 7 岁以上青少年，由于是吸入剂，不建议重症或有并发症人群使用。2013 年我国食品药品监督管理局审批通过帕拉米韦氯化钠注射液，成人用量为 300～600 mg，30 天以内新生儿为 6 mg/kg，90 天以内婴儿为 8 mg/kg，17 岁以下儿童为 10 mg/kg（静脉滴注），对重症病例疗程可适当延长。发病 48 小时内进行抗病毒治疗可减少并发症、降低病死率，因此，对于重症流感患者或具有高危因素未确诊患者可无须等待检验结果，应尽早给予抗流感病毒治疗。

3. 对症治疗

对症治疗包括解热、镇痛、止咳、祛痰、氧疗及支持治疗。儿童忌用阿司匹林及其他水杨酸制剂；避免不恰当使用抗菌药物；应辨证使用中药。

六、社区防控

1. 疫区预防

流行区公共场所及房间应加强通风，保持空气流通，可使用含氯消毒剂进行环境消毒。停止群体性活动，强化体温监测体系，加强疫情报告制度，做到早发现、早报告、早诊断、早隔离、早治疗。

2. 疫苗接种

流行季节前（北方为每年 10—11 月上旬，南方为 12 月到次年 2 月），免疫接种流感疫苗是预防流感最为有效的措施。目前国内批准上市的有三价灭活流感疫苗（Ⅳ3）和四价灭活流感疫苗（Ⅳ4），这两者均为同源性疫苗，对 H5 或 H7 亚型无保护作用[5]。推荐 60 岁及以上老年人、6 月龄至 5 岁儿童、孕妇、6 月龄以下儿童家庭成员和看护人员、慢性病患者和医务人员等重点人群，每年优先接种流感疫苗。

3. 药物预防

有重症流感高危因素的密切接触者可预防性服用奥司他韦或扎那米韦进行暴露后预防，用药时间不超过暴露后 48 小时。但药物预防并不能代替疫苗接种。

4. 一般预防

增强免疫力，保持良好个人卫生，咳嗽、打喷嚏时须用纸巾等遮掩口鼻，勤用肥皂或洗手液洗手；保持室内通风，每日 2～3 次，每次不少于 20 分钟；尽量避免前往人群密集的公众场所，必须前往时应佩戴口罩。

5. 病例处置流程

（1）疑似病例解除隔离治疗的条件　将疑似病例隔离后及时进行病原学检查，连续 2 次病原学检测阴性可解除隔离。

（2）确诊病例解除隔离治疗的条件　确诊病例经治疗无症状后，连续 2 次病原学检测阴性可解除隔离。

七、参考文献

［1］黄文林．分子病毒学［M］．3 版．北京：人民卫生出版社，2016．

［2］中华人民共和国国家卫生健康委员会．流行性感冒诊疗方案（2019 版）［EB/OL］．［2020－09－22］．http://www.nhc.gov.cn/yzygj/s7653p/201911/a577415af4e5449cb30ecc6511e369c7/files/75a810713dc14dcd9e6db8b654bdef79.pdf.

［3］GHEBREHEWET S，MACPHERSON P，HO A. Influenza［J］. BMJ，2016，355：i6258.

［4］中华人民共和国卫生健康委员会．流感样病例暴发疫情处置指南（2018 年版）［EB/OL］.［2020 - 09 - 22］. http://guide. medlive. cn/guideline/17140.

［5］WANG J，LI P，YU Y，et al. Pulmonary surfactant-biomimetic nanoparticles potentiate heterosubtypic influenza immunity［J］. Science，2020，367（6480）：eaau0810.

第四节　流行性腮腺炎

一、概　述

流行性腮腺炎（epidemic parotitis）是由腮腺炎病毒引起的一种急性呼吸道传染病，传染性强，隐性和显性感染者均具有传染性。冬春两季是流行性腮腺炎的发病高峰，此病潜伏期一般为 2～3 周，起病急骤，以发热、头痛、腮腺疼痛肿胀等为主要表现。相关流行病学研究显示，近年流行性腮腺炎流行强度进一步增强，我国发病仍以 5～9 岁学龄儿童为主，流行性腮腺炎易在中小学中引起暴发性流行。流行性腮腺炎实际是一种全身性感染，可累及中枢神经系统和多器官，其并发症包括睾丸炎、乳腺炎、脑膜脑炎等，严重威胁患者身体健康[1]。因此，对此病的预防和治疗应予以足够重视，早期发现，及时治疗。

二、流 行 病 学

1. 传染源

人类是腮腺炎病毒唯一的天然宿主，流行性腮腺炎的传染源包括早期患者和隐性感染者。患者在腮腺肿大前 6 天到发病后 9 天都具传染性，其中发病前 1～2 天到发病后 5 天之间的传染性最强。

2. 传播途径

（1）呼吸道传播　腮腺炎病毒主要是以飞沫形式通过呼吸道传播。

（2）接触传播　腮腺炎病毒可以通过污染物品而传播。

（3）垂直传播（母婴传播）　妊娠早期，腮腺炎病毒可通过胎盘传到胚胎，引发胎儿畸形。

3. 易感人群

人群普遍易感。此病好发于儿童和青少年，以 1～15 岁儿童多见，1～15 岁儿童发病数占到总发病数的 90％以上[2]。

三、临 床 表 现

1. 潜伏期

流行性腮腺炎的潜伏期一般为 8～30 天，平均为 18 天。

2. 典型症状

流行性腮腺炎起病大多较急，无前驱症状。有发热、畏寒、头痛、肌痛、咽痛、食欲缺乏、恶心、呕吐、全身不适等症状，数小时内腮腺肿痛逐渐明显，体温可达 39 ℃以上。腮腺肿痛最具特征性，一般以耳垂为中心，向前、后、下发展，状如梨形，边缘不清；局部皮肤紧张，发亮但不发红，触之坚韧有弹性，有轻触痛，张口、咀嚼（尤其进酸性饮食）时刺激唾液分泌，导致疼痛加剧；通常一侧腮腺肿胀后 1～4 天累及对侧，双侧肿胀者约占 75%。颌下腺或舌下腺也可同时被累及。10%～15% 的患儿仅有颌下腺重大，舌下腺感染最少见。重症者腮腺周围组织高度水肿，使容貌变形，并可出现吞咽困难。腮腺管开口处早期可有红肿，挤压腮腺始终无脓性分泌物自开口处溢出。咽及软腭可有肿胀，扁桃体向中线移动。腮腺肿胀大多于 3～5 天达到高峰，7～10 天逐渐消退而恢复正常。腮腺肿大时体温升高多为中度发热，5 天左右降至正常。病程 10～14 天。

四、诊断标准

（一）诊断原则

根据流行情况、接触史及腮腺肿大的特征，诊断并不困难。如遇不典型的可疑病例，可按《流行性腮腺炎诊断标准》（WS 270—2007）[3] 中的实验室方法进一步明确诊断。

（二）病例定义

1. 流行病学史

发病前 14～28 天有与流行性腮腺炎患者接触史或当地有流行性腮腺炎流行。

2. 疑似病例

符合下列任何一条可定为疑似病例：

① 单侧或双侧腮腺和（或）其他唾液腺肿胀、疼痛，张口和咀嚼或进食酸性食物时疼痛加剧；

② 符合流行病学史并伴有发热、头疼、乏力、食欲缺乏等；

③ 符合流行病学史同时伴有脑膜脑炎时有头痛、呕吐、脑膜刺激征或意识改变；

④ 符合流行病学史同时伴有睾丸炎时有睾丸或附睾肿痛；

⑤ 符合流行病学史同时伴有胰腺炎时有呕吐、上中腹疼痛与压痛。

3. 临床诊断病例[3]

符合下列任何一条可定为临床诊断病例：

① 典型临床表现为单侧或双侧腮腺和（或）其他唾液腺肿胀、疼痛，张口和咀嚼或进食酸性食物时疼痛加剧，并伴有发热、头痛、乏力、食欲缺乏等；

② 有典型临床表现并伴有脑膜炎时有头痛、呕吐、脑膜刺激征或意识改变；

③ 有典型临床表现并伴有睾丸炎时有睾丸或附睾胀痛；

④ 有典型临床表现并伴有胰腺炎时有呕吐、上中腹疼痛与压痛；

⑤ 符合流行病学史并有发热、头疼、乏力、食欲缺乏等症状，且白细胞计数和尿常规正常，有睾丸炎者白细胞增高；

⑥ 符合流行病学史并有发热、头疼、乏力、食欲缺乏等症状，且血清和尿淀粉酶

增高。

4. 确诊病例

疑似病例或临床诊断病例同时符合下例任何一条为确诊病例：

① 一个月内未接种过腮腺炎减毒活疫苗，从血清中检测出腮腺炎病毒特异性 IgM 抗体；

② 恢复期血清（间隔 2～4 周）腮腺炎病毒 IgG 抗体滴度比急性期呈 4 倍或 4 倍以上升高（含抗体阳转）；

③ 从唾液、尿、脑脊液等体液中分离出腮腺炎病毒。

（三）鉴别诊断

注意将流行性腮腺炎与下列疾病相鉴别：

1. 化脓性腮腺炎

化脓性腮腺炎常为一侧腮腺局部红肿、压痛明显，晚期有波动感，挤压时有脓液自腮腺口流出，腮腺口位于第二磨牙相对的颊黏膜处。白细胞总数和中性粒细胞明显增高。

2. 颈部及耳前淋巴结炎

肿大不以耳垂为中心，而是局限于颈部或耳前区，为核状体，较坚硬，边缘清楚，压痛明显，表浅者活动。可发现与颈部或耳前区淋巴结相关的组织有炎症，如咽喉炎、耳部疮疖等。白细胞总数及中性粒细胞增高。

3. 症状性腮腺肿大

在糖尿病、营养不良、慢性肝病中，应用某些药物如碘化物羟布宗、异丙肾上腺素等可引起腮腺肿大，症状性腮腺肿大为对称性，无痛感，触之较软，组织学检查主要为脂肪变性。

五、治疗措施

本病为自限性疾病，目前尚无抗腮腺炎特效药物，抗菌药物治疗无效。目前主要为对症治疗，隔离患者使之卧床休息直至腮腺肿胀完全消退。注意口腔清洁，饮食以流质或软食为宜，避免酸性食物，保证液体摄入量。可用利巴韦林及中草药治疗，将紫金锭或如意金黄散用醋调后外敷。体温达 38.5 ℃ 以上可用解热镇痛药。对并发脑膜脑炎者给予镇静、降颅压等药物。在睾丸炎患儿疼痛时给予解热镇痛药，局部冷敷，用睾丸托，可用激素及抗菌药物。并发胰腺炎者应禁食、补充能量，注意水、电解质平衡[4]。

（一）一般治疗

① 隔离患者，使之卧床休息；

② 避免给予酸性及刺激性食物，对高热、头痛、呕吐者可综合对症治疗。

（二）抗病毒治疗

早期应用利巴韦林，成人 0.75～1 g/d，小儿 15 mg/kg，静脉滴注，或干扰素 100 万～300 万 U，疗程 5～7 天，可缩短病程，减少并发症。

（三）并发症治疗

对重症和并发睾丸炎、脑膜炎、脑膜脑炎及心肌炎者可短期使用肾上腺皮质激素，可用甘露醇降低颅内压。

六、社区防控

1. 管理传染源

早期隔离患者直至其腮腺肿胀完全消退；对接触者一般检疫 3 周。

2. 被动免疫

腮腺炎高价免疫球蛋白可有一定免疫作用，但来源困难，不易推广。

3. 主动免疫

对 14 个月的幼儿常规给予腮腺炎减毒活疫苗或麻疹、腮腺炎和风疹三联疫苗，此类疫苗免疫效果好。免疫途径为皮下注射，还可采用喷鼻或气雾吸入法，接种后可出现一过性发热，偶有在接种后 1 周发生腮腺炎者[5]。

七、参考文献

[1] 李兰娟，任红. 传染病学 ［M］. 9 版. 北京：人民卫生出版社，2018.

[2] 于静，刘元宝，汪志国，等. 2006—2015 年江苏省流行性腮腺炎流行病学分析 ［J］. 现代预防医学，2017，44（6）：961 - 964.

[3] 中华人民共和国卫生部. 流行性腮腺炎诊断标准：WS 270—2007 ［S/OL］. ［2020 - 08 - 26］. http://www.nhc.gov.cn/wjw/s9491/200704/38797.shtml.

[4] ALBERTSON J P，CLEGG W J，REID H D，et al. Mumps outbreak at a university and recommendation for a third dose of measles-mumps-rubella vaccine-illinois，2015—2016 ［J］. Morbidity and Mortality Weekly Report，2016，65（29）：731 - 734.

[5] QUINLISK P，HARRIS M，THORNTON T，et al. Mumps epidemic—Iowa 2006 ［J］. Morbidity and Mortality Weekly Report，2006，55（13）：366 - 368.

第五节　急性出血性结膜炎

一、概述

急性出血性结膜炎，也称为流行性出血性结膜炎，是由肠道病毒引起的，以结膜高度充血、常见结膜下出血及角膜上皮点状剥脱为主要临床特征的传染病。一般可在 2～3 周痊愈，属于自限性疾病，预后良好。该病全年均可发病，多见于夏秋季，各年龄组人群均可发病。该病主要通过接触传播，传染性极强，传播速度快，人群普遍易感，易导致流行或暴发。已公认的肠道病毒有 68、69、70 和 71 四个血清型，其中肠道病毒 70 型可引起急性出血性结膜炎的大流行。

目前，用于急性出血性结膜炎的指导标准主要有中国疾病预防控制中心制定的《急性出血性结膜炎预防控制技术指南（试行）》[1] 和中华人民共和国卫生行业标准《急性出血性结膜炎诊断标准》（WS 217—2008）[2]。

二、流行病学

1. 传染源

急性期患者是本病的主要传染源。急性期患者的眼部分泌物及泪液中含有大量病毒，这些病毒污染手、毛巾或水源等可造成急性传播，并且患者在前驱期就具有传染性。

2. 传播途径

本病主要通过日常生活接触和经水传播两种传播方式，最常见的传播方式为患者眼部分泌物→手→健康人眼或患者眼部分泌物→物品→健康人眼，这种方式一般为家庭、同学、同事间传播方式。

3. 易感人群

人群对本病普遍易感，各年龄段均可感染发病，但婴幼儿发病率低，病情轻，患者病后免疫持久性差，可以继续被不同病毒感染而再次发病，也可能在间隔数年后被同一种病毒再次感染而发病。

三、临床表现

1. 潜伏期

本病起病急，潜伏期短，一般为 12~24 小时，最短可仅为 2~3 小时。

2. 症状

本病可有发热、乏力、咽痛、耳前淋巴结肿大及上呼吸道感染等症状。

3. 眼部表征

双眼同时或先后发病，有异物或烧灼感，痒，结膜充血，患眼畏光、流泪、疼痛、眼睑肿胀，起病 2 天后可见球结膜下出血，出血呈点状或片状，甚至可覆盖全眼球结膜，睑结膜上可出现小滤泡，可伴有浅表性角膜炎。常见的角膜并发症是角膜上皮多发性点状剥脱，反复发生，可持续数年。本病的自然病程约 7 天，有时可长达 2 周以上。

在结膜炎发病 1~8 周（平均 2~4 周）后可发生神经系统的并发症，出现脊髓神经根炎、急性下运动神经元性瘫痪、软腭轻瘫及面神经麻痹，轻者可恢复，重者亦可致后遗症[3]。

四、诊断标准

根据流行病学史、病史、临床症状、体征，结合一般实验室检查对急性出血性结膜炎做出临床诊断[2-3]。

（一）诊断依据

1. 流行病学史

① 本病易导致流行或暴发，以夏秋季常见；

② 患者多有明显的接触感染史。健康人可经接触患者眼部分泌物污染的手、物品或水而感染。

2. 临床表现

（1）临床症状　潜伏期短，起病急剧，自觉症状明显，双眼先后或同时患病；有剧烈的异物感、眼红、眼刺痛、畏光、流泪等刺激症状；早期分泌物为水性，重者带淡红色，继而为黏液性。

（2）体征　眼睑红肿，睑、球结膜中高度充血，多伴结膜下点状、片状出血。早期角膜上皮点状剥脱，经荧光素染色后裂隙灯检查可见角膜弥漫散在细小点状着染。

3. 实验室检测

① 结膜细胞学检查，可见以单核细胞反应为主，以排除细菌性感染；

② 结膜拭子涂擦或结膜刮取物培养分离得到病毒，并应用微量中和实验鉴定为 CA24v 或 EV70；

③ 结膜细胞涂片或细胞培养物涂片经间接免疫荧光技术检测，查见 CA24v 或 EV70 抗原；

④ 双相血清学检查，患者恢复期血清抗 CA24v 或抗 EV70 抗体比急性期血清抗体滴度升高≥4 倍。

（二）诊断原则

根据流行病学史、病史、临床症状、体征，结合结膜细胞学检查做出临床诊断。病原学检查分离出 CA24v 或 EV70 病毒，或间接免疫荧光技术检测出病毒抗原，或双相血清学检查显示患者恢复期血清特异性中和抗体滴度较急性期血清特异性中和抗体滴度升高≥4 倍，结合临床诊断进行确诊。

（三）诊断标准

1. 疑似病例

应同时符合流行病学史和临床表现。

2. 临床诊断病例

应同时符合流行病学史、临床表现及实验室检测①。

3. 确诊病例

应同时符合流行病学史和临床表现，并符合实验室检测①～④中任何一项。

（四）鉴别诊断

应将急性出血性结膜炎与流行性角结膜炎、急性卡他性结膜炎、衣原体性结膜炎相鉴别。

1. 流行性角结膜炎

本病常由腺病毒 8、19、37 等亚型感染引起。潜伏期 5～12 天，为接触传染，传染性强，可暴发或小范围流行，常年均可见散发病例。病例可先有上呼吸道感染、发热史，表现为结膜明显充血、水肿，滤泡增生，少数可引起不同程度的结膜下出血；有水样分泌物，常伴伪膜形成；耳前淋巴结肿大。起病 7～10 天内，出现浅层点状角膜炎，2 周左右角膜中央出现数目不等的上皮下圆形浸润斑点，影响视力。角膜损害可持续数月或数年后消失，或遗留云翳。

2. 急性卡他性结膜炎

本病由细菌感染引起，潜伏期 1～2 天，常见的致病菌为肺炎链球菌、Koch-Weeks 杆菌、流感嗜血杆菌、金黄色葡萄球菌等。本病属接触传染，表现为结膜充血、水肿，有黏液脓性分泌物，一般不波及角膜。比如由 Koch-Weeks 杆菌或肺炎链球菌感染，结膜可出现小点状出血。

3. 衣原体性结膜炎

本病是由衣原体感染引起的急性滤泡性结膜炎，潜伏期 3～4 天。表现为眼睑红肿、结膜高度充血、乳头增生、穹隆部布满滤泡。本病也可通过成人衣原体性生殖泌尿系感染的分泌物或污染的游泳池水引起。病程持续数周至数月。

五、治疗措施

① 抗菌药物、磺胺药无治疗效果，可以作为预防混合感染或继发细菌感染用药。

② 基因工程干扰素滴眼剂有广谱抗病毒作用。

③ 4％吗啉胍、0.1％碘苷、0.1％羟苄苯并咪唑、0.1％利巴韦林滴眼剂、0.5％利福平乳膏、0.2％阿糖腺苷、0.5％利巴韦林等均可应用，每 1～2 小时滴 1 次，对有些病毒株有抑制作用。对合并前葡萄膜炎者可用散瞳剂，适当加用肾上腺皮质激素类药物；对有角膜上皮病变者加用表皮生长因子眼液或眼表面润滑剂、人工泪液促进上皮修复及保护上皮；对有前房炎症者加用散瞳剂或非甾体抗炎药。

④ 眼分泌物多时用温生理盐水或 3％硼酸液清洗结膜囊。

⑤ 中药金银花、野菊花、板蓝根、桑叶、薄荷热熏敷或提取液滴眼对缓解症状有一定疗效。

此外，用恢复期血清滴眼，可缩短病程，预防角膜炎的发生[3]。

六、社区防控

1. 控制传染源

患者为本病唯一的传染源，传染性很强。应早期发现患者，对患者采取隔离，不让患者去公共浴室及淋浴场所，防止家庭成员间、群体间接触传播是极其重要的。隔离期一般为 7～10 天。

2. 切断传播途径

毛巾、脸盆不公用，患者用具应经常消毒。一般传播途径为患眼→水→健眼或患眼→手或物→健眼。本病也可通过患者用过的毛巾、洗脸盆、游泳池等传播。一经发现病例，应严格将其隔离。患眼泪液、眼分泌物含大量病毒，病毒通过眼-手、物-眼途径直接或间接接触传播，传染性极强。患者洗脸用具应严格隔离使用，每日经煮沸消毒或开水浇烫。将患者接触使用的物品用 75％乙醇擦拭消毒，将污染物煮沸消毒。家庭成员及其他密切接触者接触患者后用 75％乙醇消毒双手。医务工作者检治患者后必须认真用 75％乙醇消毒双手及用物后再接触其他患者。将使用过的仪器、物品用 75％乙醇或 84 消毒液等擦拭消毒，严防医源性传播。不宜采用集体滴眼药预防眼病。

3. 加强宣传教育

加强卫生教育，宣传个人爱眼卫生，告知公众养成勤洗手、不揉眼、分巾、分盆的卫生习惯。重视公共卫生，加强对游泳池、浴池、理发室、旅馆的卫生管理与监督。

七、参考文献

[1] 中国疾病预防控制中心．急性出血性结膜炎预防控制技术指南（试行）[EB/OL]．(2007-09-18)[2020-09-22]．http://www.chinacdc.cn/jkzt/crb/bl/jxcxxjmy/jszl_2255/200709/t20070918_24797.html.

[2] 中华人民共和国卫生部．中华人民共和国卫生行业标准：急性出血性结膜炎诊

断标准（WS 217—2008）[S/OL].[2020-09-22]. http://www. nhc. gov. cn/wjw/s9491/200802/39044. shtml.

[3] 张迈仑，杨大峥. 国家法定传染病防治纲要 [M]. 天津：天津出版传媒集团，2012.

第六节　包虫病

一、概　述

包虫病（hydatidosis，hydatid disease），又称棘球蚴病，是棘球绦虫的幼虫寄生在人体所致的一种人兽共患寄生虫病。包虫病呈地方性流行，称为地方性寄生虫病；在流行区带有职业性损害的特点，被列为某些人群的职业病[1]。包虫病分为囊型包虫病（cystic echinococcosis，CE）和泡型包虫病（alveolar echinococcosis，AE），分别由带绦虫科棘球绦虫属的两种绦虫即细粒棘球绦虫和多房棘球绦虫所致，前者最为常见。人因误食虫卵成为中间宿主而患包虫病。本病广泛分布于世界各地，主要流行于畜牧区，在我国中西部地区较为严重，尤以青藏高原为高发地区，严重影响流行区人民群众身体健康。目前主要参考指南有中华人民共和国卫生行业标准《包虫病诊断标准》（WS 257—2006）[1]。

二、流行病学

1. 传染源

家犬是本病最主要的传染源，其次是狼、狐狸和猫。

2. 传播途径

棘球绦虫必须依赖两种哺乳动物宿主才能完成其生活周期，主要在狗（终宿主）与羊（中间宿主）间循环。犬是最主要的终宿主，狼、豺和狐狸等野生食肉动物亦可为其终宿主。终宿主排出虫卵时，虫卵污染草地、水源、家居环境，或附着在动物毛皮上，食草动物（如羊、牛、猪等偶蹄类家畜动物或野生食草动物袋鼠和啮齿类动物）和人可因摄入虫卵而被感染，成为中间宿主；虫卵在干燥多风地区随风飘扬，也有经呼吸道感染的可能[2]。

3. 易感人群

人群对本病普遍易感，主要与环境卫生条件差及饮食卫生习惯不良有关。患者以牧民与农民为多，少数民族较汉族为多。大多数患者在儿童期感染，至青壮年期才出现明显症状，男女发病率一般无明显差别。

三、临床表现

一般来说囊型包虫病的病程缓慢，潜伏期1～30年。多数患者常常没有明显的症状，在体检或因其他疾病做手术时才发现患有包虫病，一些患者是在死后进行尸检时发现的。随着囊肿的逐渐长大，寄生部位的占位性压迫症状及全身毒性症状逐渐明显。临床上根据棘球蚴所寄生的脏器，将包虫病命名为相应的包虫病[3]。

1．肝囊型包虫病

肝囊型包虫病是临床上最常见的一种棘球蚴病，其次是肺包虫病。

（1）症状 包虫囊压迫邻近组织或牵拉肝脏，可引起患者肝区疼痛，坠胀不适，上腹饱满，食欲减退。巨大肝包虫囊肿可使患者横膈抬高，活动受限，甚至出现呼吸困难。压迫胆总管可引起阻塞性黄疸。

（2）体征 包虫囊多位于肝脏右叶，近肝表面。体检时可发现右上腹或上腹部无痛性肿块，肿块与肝脏相连，表面光滑，质地坚韧，有时可扪及波动感。肝包虫囊向下生长，压迫肝门区胆总管与门静脉，可引起阻塞性黄疸、门脉高压，甚至导致出现腹水。肝脏顶部包虫囊向上生长，引起膈肌升高，向胸腔突起。

2．肺包虫病

肺包虫病感染早期往往无明显症状，患者常经体检透视而发现。囊肿长大压迫肺组织与支气管，患者可出现胸痛、咳嗽、血痰、气急，甚至呼吸困难。肺部棘球蚴囊破裂，患者可突然咳出大量清水样液或粉皮样内囊碎片和子囊。临床表现为阵发性呛咳、呼吸困难，可伴有过敏反应，甚至休克。若大血管破裂，患者可出现大咯血。

3．脑包虫病

脑包虫病发病率较低，主要见于儿童。好发于脑顶叶及额叶，小脑脑室及颅底部少见，亦可见于硬脑膜及颅骨间等处。临床表现与一般占位性病变相似，患者出现癫痫、颅内压增高的症状，常被误诊为肿瘤。询问患者的病史并做脑部计算机断层扫描（CT）、磁共振（MRI）等检查，有助于明确诊断。

4．骨包虫病

骨包虫病较少见。棘球蚴开始位于骨髓腔内，生长缓慢，继而沿骨松质与骨孔蔓延，导致骨质破坏，引起病理性骨折。囊肿穿破骨皮质，侵入周围软组织，软组织出现巨大包块。若再向皮肤破溃，则形成长期不愈的瘘管，流出脓液和包虫碎屑，并可继发慢性化脓性骨髓炎。若累及关节，可引起病理性脱位。患者在病变初期无明显症状，随着病情的发展，可出现疼痛、麻木、肢体肌肉萎缩等症状。脊椎、骶骨等处的囊肿可压迫神经，引起神经压迫的症状和体征，甚至可引起截瘫。

5．其他部位

眼包虫病很少见，主要见于眼眶，也可寄生在肾、膀胱、输尿管、前列腺、精索、卵巢、输卵管、子宫和阴道等泌尿生殖器官。此外，心、脾、肌肉、胰腺等部位也有棘球蚴寄生的报道，其症状与良性肿瘤相似。

6．不同部位包虫病的共同表现[4]

包虫在人体多部位寄生，因而临床表现颇为复杂。不同部位包虫病共同的表现可归纳为以下几个方面：

（1）压迫和刺激症状 在包虫囊寄生的局部有轻微疼痛和坠胀感。例如，肝包虫病常见肝区胀痛，肺包虫病常见呼吸道刺激症状，脑包虫病有颅内压增高的一系列症状。

（2）全身中毒症状 全身中毒症状包括食欲减退、体重减轻、消瘦、发育障碍等。

（3）局部包块 肝和腹腔包虫病患者局部常可触及不同大小包块，包块表面光滑，境界清楚。

（4）过敏症状　常见的过敏症状有皮肤瘙痒、荨麻疹、血管神经性水肿等，包虫破裂时经常引起严重的过敏性休克。晚期患者可见恶病质现象。

四、诊断标准

（一）诊断依据

1. 流行病学史

有在流行区的居住、工作、旅游或狩猎史，或与犬、牛、羊等家养动物或狐狸、狼等野生动物及其皮毛的接触史；在非流行区有从事对来自流行区的家畜运输、宰杀及其畜产品和皮毛产品加工等接触史。

2. 临床表现

包虫病患者早期可无任何临床症状，多在体检中发现本病。本病主要的临床表现为棘球蚴囊占位所致压迫、刺激或破裂引起的一系列症状。囊型包虫病可发生在全身多个脏器，以肝、肺多见。泡型包虫病原发病灶几乎都位于肝脏，就诊患者多属晚期。

3. 影像学检查

B超扫描、X线检查、CT或MRI等影像学检查发现有占位性病变，以及符合包虫病的特征性影像[3]。

4. 实验室检查

下列任何免疫学检查查出包虫病相关的特异性抗体或循环抗原或免疫复合物：酶联免疫吸附试验（ELISA）、间接红细胞凝集试验（IHA）、PVC薄膜快速ELISA、免疫印迹技术（western blot）。其中以ELISA法最为常用且较敏感。现有的包虫病免疫学试验方法在敏感性和特异性上存在很大的差异，10%～40%的手术确诊的包虫病患者用目前已知的抗原检测不到特异性抗体。

（二）诊断标准

根据流行学病史、临床表现、影像学特征和实验室检查结果综合诊断[3]。

1. 疑似病例

应同时符合上述流行病学史和临床表现；或者同时符合上述流行病学史及影像学占位表现。

2. 临床诊断病例

影像学表现符合包虫病的特征性影像；或者实验室免疫学检查发现包虫病相关的特异性抗体或循环抗原、免疫复合物。

3. 确诊病例

在手术活检材料、切除的病灶或排出物中发现棘球蚴囊壁、子囊、原头节或头钩，即为病原学检查阳性。

（三）鉴别诊断

1. 肝囊型包虫病的鉴别诊断

（1）肝囊肿　影像学检查显示囊壁较薄，无"双层壁"囊的特征，并可借助包虫病免疫学检查加以区别。

（2）细菌性肝脓肿　无棘球蚴囊的特征性影像，CT检查可见其脓肿壁外周有低密度水肿带；全身中毒症状较重，白细胞数明显升高；包虫病免疫学检查阴性。

（3）右侧肾盂积水和胆囊积液 除无棘球蚴囊的影像学特征外，包虫病免疫学检查阴性。

2. 肝泡型包虫病的鉴别诊断

（1）肝癌 肝癌病变发展速度快，病程相对短。典型的影像学检查显示病灶周边多为"富血供区"；肝泡型包虫病病灶周边则为"贫血供区"，病变的实变区和液化区并存，而且病灶生长相对缓慢，病程较长。借助甲胎蛋白（AFP）和肿瘤相关生化检测，以及包虫病免疫学检查可有效地鉴别。

（2）肝囊性病变 肝囊性病变包括先天性肝囊肿和肝囊型包虫病，若肝泡型包虫病伴巨大液化坏死腔，亦可被误诊为肝囊肿，甚至肝囊型包虫病。肝泡型包虫病在影像学上除了显示液化腔隙外，B超也显示其周边形态为不规则室腔壁高回声或"地图征"，先天性肝囊肿的囊壁较薄，周边呈正常肝组织影像。应用泡型包虫病特异性抗原可鉴别肝囊型包虫病和肝泡型包虫病。

五、治疗措施

1. 外科治疗

囊型包虫病外科治疗应尽可能剥除或切除包虫外囊，减少并发症，降低复发率。肝囊型包虫病手术方式，首选根治性外囊完整剥除术或肝部分切除术，次选外囊次全切除术，备选内囊摘除术。要严格把握腹腔镜包虫摘除术和超声引导下经皮穿刺引流术适应证，须个体化处置。手术方式有：外囊完整剥除术、肝部分切除术（包虫囊位于肝左、右边缘部）、内囊摘除＋外囊次全切除术、内囊摘除术、经皮穿刺引流囊液术（主要用于单囊型肝囊型包虫病患者）、腹腔镜外囊完整剥除术（视治疗条件，个体化选择）[4-5]。

2. 并发症治疗

肝囊型包虫病主要的胆道并发症有黄疸、感染、狭窄、出血、胆漏、过敏反应等[4]。

（1）梗阻性黄疸 肝囊型包虫病所致梗阻性黄疸中多数为囊肿破入胆道后造成胆管阻塞所致。超声和CT如检出包虫囊肿与胆管的交通口，即可确诊。内镜下逆行胆胰管造影术（ERCP）是有效确诊该并发症的方法，磁共振胰胆管造影（MRCP）与ERCP相比具有无创的优点。手术是首选的根治方法，其原则是清除肝包虫内囊和（或）子囊；要妥善处置好包虫外囊残腔，同时探查胆总管并实施有效引流。

（2）包虫与胆道相通合并胆道感染和（或）包虫囊内感染 包虫囊肿与胆道隐匿性相通，术前超声、CT等难以提供有效证据，术中仅表现为包虫囊液黄染，大多无明显肉眼可见的残腔胆漏口，术中胆道造影是术中探寻胆漏口的一种有效方法。经胆囊管注入亚甲蓝探查包虫囊肿壁与胆道漏口，不仅可准确地缝闭残腔内胆道的漏口，彻底解决残腔胆漏，还保持了胆道的完整性，从而避免了T管引流并发症。

（3）胆道出血 胆道出血是肝包虫病胆道并发症的急重症，属少见并发症。临床表现及诊断如一般的胆道出血。床旁超声检查具有无创、方便、快捷和可反复对比的优点，对胆系病变诊断的准确率高，诊断和治疗意义极大。行数字减影血管造影，经皮选择性肝动脉造影可准确发现出血部位及其来源。对于出血量少者，可经逆行胰胆管镜注入止血药，亦可行高选择性肝动脉栓塞止血。但患者出血量较多、情况较差或伴有休克症状时，应积极抗休克治疗，同时准备急诊手术止血。

（4）胆道狭窄 部分包虫囊肿破入胆道引起的感染使胆管呈慢性炎症改变，增厚的管壁内血管增生，胆管壁疤痕化狭窄，多形成不全性胆道梗阻，临床表现主要为黄疸。影像学提示狭窄病变以上的肝内胆管不同程度的扩张、受累胆管的局部管壁不规则增厚，导致管腔狭窄或截断。治疗原则应依照胆道良性狭窄施治，即去除病灶、解除梗阻和畅通引流。

3. 药物治疗

目前，外科手术仍然是根治囊型包虫病和泡型包虫病的首选方法，药物可作为重要的辅助疗法，尤其姑息性手术辅以药物治疗可预防复发。对于囊型包虫病，采用 WHO 推荐的首选药物阿苯达唑或甲苯达唑进行治疗，具有一定疗效。对于确诊的早期泡型包虫病，应行根治性外科手术辅以药物治疗；对于确诊的晚期泡型包虫病，无论手术与否，均应以药物治疗为主。日常泡型包虫病患者亦可口服阿苯达唑或甲苯达唑。多发性、广泛性肺包虫术后患者或术中有内囊液外漏的患者，术后口服阿苯达唑片 1 年可预防包虫种植或复发[5]。

六、社区防控

1. 控制传染源

一是加强家犬的登记管理。提倡犬拴养，并做好犬登记管理。二是结合当地实际，确定"犬驱虫日"。广泛动员群众参与和配合犬驱虫工作，做到"犬犬投药，月月驱虫"。采取多种方法控制并减少无主犬数量，每月定期在无主犬聚集的场所或经常出没的区域投放驱虫药饵。三是做好动物及其产品的检疫监管工作。在棘球蚴病流行区，按照有关规定对调运动物及其产品进行棘球蚴病检疫监管[2]。

2. 防制中间宿主

一是强化家畜屠宰管理，在专业屠宰场进行屠宰，做好病变脏器的无害化处理工作，不用病变脏器喂犬。二是强化家畜免疫工作，每年对当年新生存栏家畜进行疫苗接种，之后对免疫家畜每年进行 1 次强化免疫。

3. 开展健康教育

各流行区政府应结合当地实际情况，组织多部门、采取多样化的形式，尽可能对每个人普及棘球蚴病基本知识和预防技巧，增强个人自我防病意识和卫生防病能力。

4. 加强水源管理

采取措施解决好棘球蚴病流行区居民使用污染严重的地表水问题，保障定居点农牧民及家畜饮用水安全，有条件的地区供水到户，条件尚不具备的地区供水到集中供水点。

5. 做好个人防护

养成"饭前便后要洗手，远离虫卵不玩狗"的良好习惯，不到污染的草地上放牧，驱虫时防止被犬咬伤。

6. 加强疫情监测

一是做好基线调查，选择调查区域，按照不同的生产生活方式（城镇、农区、半农半牧区、牧区）进行分层整群抽样，或按照不同地理方位进行抽样，对犬感染率、家畜患病率和6～12岁儿童血清学阳性率进行调查，并根据调查结果确定流行范围和流行程度。二是加强病情监测，按照《包虫病防治技术方案》的要求开展儿童血清学阳性率和人群患病率监测，并按照《家畜包虫病防治技术规范》的要求开展犬感染率和家畜患病率监测，为评价防治效果提供依据。

七、参考文献

[1] 中华人民共和国卫生部. 包虫病诊断标准：WS 257—2006 [S/OL]. [2020 - 08 - 28]. http://www. nhc. gov. cn/wjw/s9499/201410/d12aade4b0d046938b6ec20fba4 cd790. shtml.

[2] THOMPSON R C. Biology and systematics of echinococcus [M]. Amsterdam：ELSEVIER，2017.

[3] ECKERT M A. GEMMELL F X. WHO/ OIE manual on echinococcosis in humans and animals：a public health problem of global concern [M]. Paris，France：World Organization for Animal Health，2001.

[4] 焦郭堂，秦玉泉，史玉新，等. 中西医结合治疗多发性包虫病147例的临床观察 [J]. 宁夏医学杂志，1990，12（4）：201 - 204.

[5] SCHANTZ P M. Progress indiagnosis，treatment and elimination of echinococcosis and cysticercosis [J]. Parasitology International，2006，55（suppl）：S7 - S13.

第七节　风　疹

一、概述

风疹（rubella）是由风疹病毒（RV）引起的急性呼吸道传染病，包括先天性感染和后天获得性感染。临床上以前驱期短，低热，皮疹，耳后、枕部淋巴结肿大为特征。患者一般病情较轻，病程短，预后良好。但风疹极易引起暴发传染，一年四季均可发生，以冬春季发病为多，易感年龄以1～5岁为主，故流行多见于学龄前儿童。孕妇早期感染风疹病毒后，虽然临床症状轻微，但病毒可通过胎血屏障感染胎儿，不论发生显性感染还是非显性感染，均可能导致以婴儿先天性缺陷为主的先天性风疹综合征（CRS），如先天性胎儿畸形、死胎、早产等。因此，风疹的早期诊断及预防极为重要[1]。

二、流行病学

1. 传染源

风疹患者是本病唯一传染源，包括亚临床型和隐性感染者，亚临床型和隐性感染者的实际数目比发病者高，因此是易被忽略的重要传染源。

2. 传播途径

一般儿童与成人风疹主要由飞沫经呼吸道传播，人与人之间密切接触也可导致接触传播。胚胎期被感染的新生儿，咽部可排病毒数周、数月甚至1年以上，因此可通过污染的奶瓶、奶头、衣被、尿布及直接接触等感染缺乏抗体的医务人员、家庭成员，或引起婴儿室中传播。胎儿被感染后可引起流产、死产、早产或罹患多种先天畸形的先天性风疹。

3. 易感人群

风疹一般多见于儿童，流行期中青年、成人和老人发病也不少见。风疹较多见于冬春季，近年来春夏季发病较多，可流行于幼儿园、学校、军队等聚集群体中。

三、临床表现

风疹临床上可分为获得性风疹和先天性风疹综合征，前者最为常见[2-3]。

1. 获得性风疹

（1）潜伏期　获得性风疹的潜伏期为14～21天。

（2）前驱期　获得性风疹的前驱期为1～2天，表现有低热或中度发热、头痛、食欲减退、乏力及咳嗽、打喷嚏、流涕、咽痛、结膜充血等轻微上呼吸道症状，偶有呕吐、腹泻、鼻出血、齿龈肿胀等，部分患者咽部及软腭可见玫瑰色或出血性斑疹，但无颊黏膜粗糙、充血及黏膜斑等。

（3）出疹期　患者通常于发热1～2天后出现皮疹，皮疹初见于面颈部，之后迅速扩展至躯干四肢，1天内布满全身，但手掌、足底大都无疹。皮疹初起呈细点状淡红色斑疹、斑丘疹或丘疹，直径2～3 mm。面部、四肢远端皮疹较稀疏，部分融合类似麻疹。躯干尤其背部皮疹密集，融合成片，又类似猩红热。躯干皮疹一般持续3天（1～4天）消退，亦称为"三日麻疹"。可有耳后、枕后、颈部淋巴结肿大，结膜炎，或伴有关节痛（关节炎）等症状。

（4）无疹性风疹　风疹患者只有发热、上呼吸道症状、淋巴结肿痛而无皮疹；也可在感染风疹病毒后没有任何症状、体征，血清学检查风疹抗体为阳性，即所谓隐性感染或亚临床型患者。显性感染患者和无皮疹或隐性感染患者的比例为1:6～1:9。

2. 先天性风疹综合征

母体在孕期前3个月感染风疹病毒可导致胎儿发生多系统的出生缺陷，即GRS，感染发生越早，对胎儿损伤越严重。胎儿被感染后，重者可导致死胎、流产、早产；轻者可导致发育迟缓，甚至累及全身各系统，出现多种畸形。新生儿先天畸形多为先天性风疹所致。大多数先天性患者于出生时即具有临床症状，也可于出生后数月至数年才出现症状和新的畸形。

四、诊断标准

（一）诊断原则

根据临床表现结合流行病学史做出临床判断，根据血清风疹抗体的检测或风疹病原学检测结果予以确认。

1. 流行病学史

既往未患过风疹，在发病前14～21天内与确诊的风疹患者有过明确接触史。

2. 临床表现

① 发热，一般为低热或中度发热，持续 1～2 天；

② 全身皮肤在起病 1～2 天内出现淡红色充血性斑丘疹；

③ 耳后、枕后、颈部淋巴结肿大，或结膜炎，或伴有关节痛（关节炎）。

3. 实验室检查

① 从咽拭子或尿液标本中分离出风疹病毒，或检测到风疹病毒核酸；

② 血清风疹 IgM 抗体阳性（1 个月内未接种过风疹减毒活疫苗），恢复期血清风疹 IgG 抗体或风疹血凝抑制抗体滴度比急性期升高 4 倍及以上，急性期抗体阴性而恢复期抗体阳转[4]。

（二）鉴别诊断

风疹患者的皮疹形态介于麻疹与猩红热之间，因此应着重对此三种常见的发热出疹性疾病进行鉴别。此外，尚须将风疹与幼儿急疹、药疹、传染性单核细胞增多症、肠道病毒感染（如柯萨奇病毒 A 组中 2、4、9、16 型及 B 组中 1、3、5 型感染，埃可病毒 4、9、16 型感染）相鉴别。还须将先天性风疹综合征与宫内感染的弓形虫病、巨细胞病毒感染、单纯疱疹病毒感染相鉴别，此三种胎内感染与先天性风疹有类似的症状。

五、治 疗 措 施

1. 一般对症疗法

风疹患者一般症状轻微，不需要特殊治疗，主要为对症治疗。症状较显著者，应卧床休息，流质或半流质饮食。对高热、头痛、咳嗽、结膜炎者，可予对症处理。

2. 并发症治疗

对高热、嗜睡、昏迷、惊厥者，应按流行性乙型脑炎的原则治疗。对出血倾向严重者，可用肾上腺皮质激素治疗，必要时输新鲜全血。

3. 先天性风疹治疗

对无症状感染者无须特别处理。对有严重症状者应进行相应处理：对有明显出血者，可考虑静脉注射免疫球蛋白，必要时输血；对有肺炎、呼吸窘迫、黄疸、心脏瓣膜畸形、视网膜病变者，处理原则同其他新生儿；对充血性心力衰竭和青光眼者，须积极处理；白内障治疗最好延至患儿 1 岁以后；早期和定期进行听觉脑干诱发电位检查，以早期诊断耳聋并及时干预。

六、社 区 防 控

风疹的预防方法是采取以疫苗接种为主的综合性措施，包括[5-6]：

1. 控制传染源

由于人是风疹唯一的传染源，因此需要对患者进行规范的治疗及隔离，以减少患者将病毒传染给他人的机会。患者出疹后 5 天内都应进行隔离。

2. 切断传播途径

在风疹流行季节，尽量少去人员密集的场所，不要接触风疹患者；在呼吸道疾病高发季节，前往人群聚集场所时，注意做好呼吸道个人防护，尤其是妊娠早期的妇女更应注意，以免导致胎儿患先天性风疹综合征。

3. 保护易感人群

对儿童及对风疹缺乏免疫力的人群接种风疹疫苗是预防风疹最有效的方法。

① 免疫接种是预防风疹的有效方法。风疹疫苗属于减毒活病毒株，使用已超过 40 年。单剂接种可获得 95％以上的长效免疫力，与自然感染诱发的免疫力接近。

② 风疹疫苗可以单价配方（仅仅针对一个病原体的疫苗）或者与其他疫苗制成联合配方，比如与麻疹（MR）、与麻疹和流行性腮腺炎（MMR），或者与麻疹、流行性腮腺炎和水痘（MMRV）配制而成疫苗。

③ 接种后的不良反应一般较轻微。可能出现的反应有注射部位疼痛、发红，低烧，出现皮疹，肌肉疼。

七、参考文献

[1] 李兰娟，王宇明. 感染病学 [M]. 3 版. 北京：人民卫生出版社，2015.

[2] 中华医学会. 临床诊疗指南——传染病学分册 [M]. 北京：人民卫生出版社，2006.

[3] 张建中，高兴华. 皮肤性病学 [M]. 3 版. 北京：人民卫生出版社，2015.

[4] 中华人民共和国卫生部. 风疹诊断标准：WS 297—2008 [S/OL]. [2020 - 07 - 28]. http://www.nhc.gov.cn/wjw/s9491/200908/42159.shtml.

[5] MCLEAN H Q，FIEBELKORN A P，TEMTE J L，et al. Prevention of measles，rubella，congenital rubella syndrome，and mumps [J]. Recommendations and Reports，2013，62（4）：79 - 86.

[6] 纪巧云，易卫东. 风疹病毒、风疹疫苗及免疫预防策略的探讨 [J]. 社区医学杂志，2017（17）：49 - 51.

第八节 流行性和地方性斑疹伤寒

一、概述

流行性斑疹伤寒又叫虱传斑疹伤寒，是普氏立克次体通过人虱传播，以起病急、高热、头痛、特殊皮疹、脾肿大及中枢神经系统异常表现为特点的急性传染病。

地方性斑疹伤寒又称鼠型或蚤型斑疹伤寒，为莫氏立克次体通过鼠蚤传播的急性传染病。其临床特点与流行性斑疹伤寒相似，但病情较轻、病程较短，皮疹很少出血，病死率低，预后良好，可根据血清学和动物试验进行鉴别[1]。

目前主要参考指南有国家卫生行业标准《流行性和地方性斑疹伤寒诊断标准》（WS 215—2008）[2]。

二、流行病学

1. 传染源

流行性斑疹伤寒唯一的传染源是流行性斑疹伤寒患者，患者自发热前 1～2 天至退热后数日均有传染性，病程第一周传染性最强，病程一般不超过3周。

2. 传播途径

人虱是本病的主要传播媒介，以体虱为主，头虱次之，阴虱较少，通过叮咬人体而传播。

3. 易感人群

人群对本病普遍易感，患病后可获得持久免疫力，但少数患者可复发。

地方性斑疹伤寒的主要传染源是家鼠，患者及牛、羊、猪等也可作为传染源。鼠蚤为传播媒介，叮咬是其主要传播途径，人进食被病鼠排泄污染的饮食也可得病。一般按鼠—鼠蚤—鼠循环流行。鼠感染后大多并不死亡，而鼠蚤只在鼠死后才吸吮人血而使人感染。蚤干粪内的病原体还可通过气溶胶的形式，经呼吸道和眼结膜在人间或动物间传播。人群普遍易感，患病后可获得持久免疫力，地方性斑疹伤寒与流行性斑疹伤寒有交叉免疫[1]。

三、临床表现

（一）流行性斑疹伤寒

流行性斑疹伤寒的潜伏期常为10～14天（5～23天），流行性斑疹伤寒的主要病变是全身的小血管炎及血管周围炎和由立克次体毒素所致的毒血症及变态反应。其病变可累及全身各个系统，临床表现较为复杂多样。根据病情轻重，流行性斑疹伤寒可分为以下几种临床类型[2]。

1. 典型斑疹伤寒

（1）发热 患者起病多急骤，体温于1～2天内迅速上升至39℃以上，多为稽留热，少数呈不规则或弛张热型。高热持续2～3周后，于3～4天内降至正常。伴寒战、剧烈头痛、全身肌肉痛、面部皮肤潮红及眼结膜充血等毒血症症状。

（2）皮疹 皮疹为本病的重要体征，90%以上病例于病程第4～6天出现皮疹，皮疹先见于躯干，24小时内遍及全身，但面部通常无疹，皮疹开始为鲜红色的充血性斑丘疹，压之褪色，继而变为暗红色或瘀点。皮疹多数孤立存在，1周左右消退，瘀点样疹可持续2周。常遗留色素沉着或脱屑，但无焦痂。

（3）中枢神经系统症状 随着皮疹出现、毒血症症状加重，患者出现中枢神经系统症状，表现为剧烈头痛、头晕、耳鸣和视力减退，严重者有反应迟钝、谵妄、狂躁，偶有脑膜刺激征，手、舌震颤，甚至大小便失禁、昏迷等。

（4）肝脾大 约90%的患者出现脾大，少数患者肝轻度增大。

（5）心血管系统症状 患者可有脉搏加速，合并中毒性心肌炎时可有心音低钝、心律不齐、奔马律、低血压甚至循环衰竭等症状。

（6）其他 患者可出现咳嗽、胸痛、呼吸急促、食欲减退、恶心、呕吐、便秘、腹胀等呼吸道和消化道症状，严重者可发生急性肾衰竭。典型性斑疹伤寒患者若未经有效治疗，则病死率高，儿童为5%～17%，50岁以上者可达40%～50%。

2. 轻型流行性斑疹伤寒

本型发热持续时间短（8～9天），热度低，一般低于39℃，多为弛张热。患者全身毒血症状轻微，头痛、全身酸痛明显，但很少出现意识障碍和其他神经系统症状。患者常无皮疹，或可见很少的充血性皮疹，1～2天即消退。肝脾大者少见。

3. 复发型斑疹伤寒

复发型斑疹伤寒也称 Brill-Zinsser 病，国内目前很少见，国外多见于东欧人，包括移居美国、加拿大的东欧人。此型患者既往有该病病史，由于立克次体可在人体内长期存在，因此当机体免疫力下降或治疗不当时，病原体可在其体内繁殖而致疾病复发。此型患者症状轻，并发症少，病死率低。

（二）地方性斑疹伤寒

潜伏期 1～2 周，平均 12 天。临床表现与流行性斑疹伤寒相似，但病情轻，病程短，病死率低，一般为 0～4%。

1. 发热

患者大多起病急骤，为弛张热或稽留热，体温一般为 39℃ 左右，持续 9～14 天，最短 4 天，最长 25 天，伴有全身酸痛、头痛和结膜充血等症状。

2. 皮疹

50%～80% 患者有皮疹，皮疹出现时间及特点与流行性斑疹伤寒相似，皮疹数量少，且出血性皮疹少见。

3. 中枢神经系统症状

患者中枢神经系统症状轻。大多表现为头痛、头晕、失眠等轻度神经系统症状，听力减退、烦躁不安、谵妄、昏迷、大小便失禁等症状少见。

4. 其他

患者多有便秘、恶心、呕吐、腹痛等，约 50% 患者伴有脾脏轻度肿大，肝大较少。很少累及其他脏器，并发症少。

四、诊断标准

（一）流行性斑疹伤寒

1. 诊断依据

（1）流行病学史　多发生在冬春季，患者身上或衣服上常有体虱存在。

（2）临床症状　① 急性持续性发热：大多数患者在前驱期后 2～3 天内体温达到高峰，多为 39～40℃，热型多为稽留型，也有弛张型或不规则型。② 皮疹：大多数患者于发病后 4～6 天开始在腋下和两肋出现皮疹，之后皮疹延及胸、腹、背部及四肢，以背部最为明显。初期皮疹为散在、略有突起、边缘不整，此疹鲜红但按之褪色。在发病的 6～8 天，皮疹最盛，为瘀血性皮疹，此时的皮疹性状小而圆、色红，中心呈暗紫色，按之不褪色。③ 神经系统症状：患者发病早期有剧烈头痛，随着病情的加重，患者的神经系统症状也加剧，可出现烦躁不安、谵妄、嗜睡等症状。少数患者出现四肢僵硬、颈项强直及脑膜刺激症状[1-2]。

（3）实验室检查　① 检测患者血清标本中的普氏立克次体抗体，做出流行性斑疹伤寒的血清学诊断，如外斐反应、间接免疫荧光试验等检测阳性；② 聚合酶链反应（PCR）检测患者血液标本中的普氏立克次体核酸为阳性；③有条件的实验室可采集患者血液标本直接接种于豚鼠，从豚鼠体内分离出普氏立克次体[1-2]。

2. 疑似病例

符合上述诊断依据中的流行病学史和临床症状中的急性持续性发热者。

3. 临床诊断病例

符合下列一项者可诊断为临床诊断病例：

① 疑似病例，并且有上述诊断依据中的临床症状中的皮疹；

② 疑似病例，并且有上述诊断依据中的临床症状中的神经系统症状。

4. 确诊病例

符合下列一项者可诊断为确诊病例：

① 临床诊断病例，并且有上述实验室检查中的任何一项阳性结果；

② 疑似病例，并且有上述实验室检查中的任何一项阳性结果。

（二）地方性斑疹伤寒

1. 诊断依据

（1）流行病学史　多发生在秋冬季，但在温带、亚热带地区没有明显的季节性，多有跳蚤接触史或居住在鼠多的地区。

（2）临床症状　① 急性持续性发热：潜伏期 6～14 天后突然发病，体温约为 39 ℃，持续 9～14 天，热型多为稽留型或弛张型。② 皮疹：出现时间差异很大，一般皮疹从胸、腹部开始，然后向肩、背及四肢扩散，皮疹也可从四肢扩散到躯干，但是脸和颈部、手掌、足底一般无皮疹。早期皮疹为粉红色的斑疹，按之褪色；随后皮疹发展为暗红色的斑丘疹，按之不褪色[1-2]。

（3）实验室检查　① 检测患者血清标本中的莫氏立克次体抗体，做出地方性斑疹伤寒的血清学诊断，如外斐反应、间接免疫荧光试验等检测阳性；② 聚合酶链反应（PCR）检测患者血液标本中的莫氏立克次体核酸为阳性；③有条件的实验室可采集患者血液标本直接接种于豚鼠，从豚鼠体内分离出莫氏立克次体[1-2]。

2. 疑似病例

符合上述诊断依据中的流行病学史和临床症状中的急性持续性发热者。

3. 临床诊断病例

疑似病例，并且符合上述诊断依据中的临床症状中的皮疹者。

4. 确诊病例

符合下列一项者可诊断为确诊病例：

① 临床诊断病例，并且有上述诊断依据中的实验室检查中的任何一项阳性结果；

② 疑似病例，并且有上述诊断依据中的实验室检查中的任何一项阳性结果。

（三）鉴别诊断

1. 流行性斑疹伤寒与地方性斑疹伤寒

地方性斑疹伤寒的临床表现比流行性斑疹伤寒轻，另外它们的传播媒介不同：流行性斑疹伤寒的传播媒介为虱，而地方性斑疹伤寒的传播媒介为蚤，虽然它们有血清学交叉，但是患者血清对同源抗原的抗体的效价明显高于对异源抗原的抗体效价[1-2]。两者之间的鉴别要点见表 4-8-1。

表 4-8-1　流行性斑疹伤寒和地方性斑疹伤寒鉴别要点

鉴别点	流行性斑疹伤寒	地方性斑疹伤寒
病原	普氏立克次体	莫氏立克次体
疾病性质	中度至重度流行，神经症状明显	轻度至中度流行
流行性	多发生于冬春季	地方性散发性，一年四季都可发生，但多见于夏秋季
皮疹	斑皮疹，瘀点或瘀斑常见；多遍及全身	斑丘疹；稀少
血小板减少	常见	不常见
外斐反应	强阳性，1∶320～1∶5 210	1∶60～1∶640
接种试验	病原体一般不引起豚鼠睾丸肿胀，偶可引起，但很轻	病原体引起豚鼠睾丸严重肿胀
病死率	6%～30%	<1%

2. 其他疾病

需要将斑疹伤寒与由恙虫病东方体引起的恙虫病、斑点热群立克次体引起的斑点热、虱传回归热、钩端螺体病、伤寒等鉴别。

五、治疗措施

流行性斑疹伤寒与地方性斑疹伤寒的治疗措施相同。

1. 一般治疗

患者必须进行更衣灭虱。患者应卧床休息，并经常更换体位，以防发生并发症。患者应注意口腔、皮肤卫生。成人液体入量应保证每日 2 500～3 000 L，幼儿应保证 100～200 mL/(kg·d)。对患者应给予高热量高蛋白流质、半流质饮食，同时应补充大量维生素 B1 和维生素 C。对神经系统症状严重者可给予异丙嗪、安定等。

2. 对症治疗

可给予患者退热、止痛、强心、镇静等药物，对出现严重中毒症状及周围循环衰竭者，可予补液、输血以补充血容量，必要时可加用血管活性药物。并且可采用肾上腺皮质激素治疗，一般用地塞米松 5～10 mg/d 静脉注射。

3. 病原治疗

四环素、多西环素、氯霉素等为本病的特效药，但应及早给药。患者用药后 12～24 小时病情可明显好转，剂量均效为每天 2 g，分 4 次口服，疗程 4～6 天。并可加用甲氧苄啶（TMP）100 mg，口服，每天 2～3 次，效果更好。多西环素每天 1 次，口服，每次 200～300 mg，连用 3 天，效果与氯霉素、四环素相似。成人患者也可选用喹诺酮类药物如环丙沙星等进行治疗。

六、社区防控

1. 管理传染源

应早期隔离患者，将已经确诊的患者收住院隔离治疗。对尚未确诊的可疑患者，也应及时加以隔离观察至确诊为止。对接触者要进行灭虱和个人卫生处理，并从其最后一次接触开始进行医学观察 21 天。

2. 切断传染途径

防虱、灭虱是切断流行性斑疹伤寒传播途径的关键措施，而灭鼠、灭虱是切断地方性斑疹伤寒传播途径的主要措施。

要加强健康教育，改善卫生条件，普及个人卫生知识。告知大众勤洗澡，勤换衣，防止生虱。患者要洗澡、更衣、去毛发，将剃下的毛发烧掉或用10%百部、乙醇湿擦头发，或用六六六粉、敌敌畏或敌百虫等灭虱。衣物灭虱10天后重复灭虱一次，使已孵化为幼虫者死亡，防止其蔓延。用物理方法如干热、湿热、煮沸或冷冻，均可杀灭衣虱。

3. 预防接种

对疫区居民及新入疫区人员进行疫苗接种，国内常用鼠肺灭活疫苗。初种时皮下注射3次，每次间隔5～10天，之后每年加强接种1次，接种6次以上可获得较持久的免疫力。国外已广泛使用减毒E株疫苗，皮下注射一次可维持免疫5年以上。

七、参考文献

[1] TSIOUTIS C，ZAFEIRI M，AVRAMOPOULOS A，et al. Clinical and laboratory characteristics，epidemiology，and outcomes of murine typhus：a systematic review [J]. Acta Tropica，2017，166：16 - 24.

[2] 中华人民共和国卫生部. 流行性和地方性斑疹伤寒诊断标准：流行性和地方性斑疹伤寒诊断标准 [S/OL]. [2020 - 08 - 21]. http://www. nhc. gov. cn/wjw/s9491/200802/38814. shtml.

[3] 王育蓉，刘沛. 流行性出血热和地方性斑疹伤寒混合感染131例临床分析 [J]. 中国现代医学杂志，2011，21 (10)：1219 - 1222.

第九节　麻风病

一、概　述

麻风病，又称汉森病（Hansen's disease），是由麻风杆菌引起的一种慢性传染病，主要病变在皮肤、周围神经、上呼吸道和眼部的黏膜表面。95%接触麻风杆菌的患者不会发病。麻风病的临床表现为麻木性皮肤损害，神经粗大，严重者甚至出现畸形和肢端残废。该病从幼儿早期到老年均可发病，早期治疗能有效避免残疾[1]。我国由于积极防治，本病已得到有效的控制，发病率显著下降，但WHO报告2016年全球有超过20万新发病例[2]，主要流行地区为热带和亚热带区域，传播方式尚不明确。

目前主要参考指南有我国原卫生部1995年发布的《麻风病诊断标准及处理原则》（GB 15973—1995），原国家卫计委2018年发布的《麻风病诊断》[2]，以及WHO 2018年发布的《麻风病诊断治疗及预防指南》[3]等。

二、流行病学

1. 传染源

人类是目前唯一已证实的有意义的麻风杆菌的贮存宿主，个别报道称九带犰狳等可能为麻风杆菌的动物宿主。目前公认的麻风病的唯一传染源是未经治疗的麻风病患者，中间界线类、界线类偏瘤型及瘤型麻风病患者的皮肤及黏膜中含有大量麻风杆菌，是主要的传染源。

2. 传播途径

麻风病主要是通过直接接触传播，即通过含有麻风杆菌的皮肤或黏膜损害与有破损的健康人皮肤或黏膜的接触所致，接触的密切程度与感染发病有关，传统认为直接接触是麻风病传播的重要方式。目前认为，带菌者咳嗽和打喷嚏时的飞沫和悬滴通过健康人的上呼吸道黏膜进入人体是麻风杆菌传播的主要途径。

其次是通过间接接触传播。这种方式是健康者与传染性麻风病患者经过一定的传播媒介而受到传染，比如接触传染患者用过的衣物、被褥、手巾、食具等。间接接触传染的可能性很小。

3. 易感人群

麻风杆菌侵入人体后，人体是否发病及发病后的表现取决于机体对麻风杆菌的特异性细胞免疫力。绝大多数人对麻风杆菌具有特异性免疫力，在麻风杆菌侵入后能迅速建立有效的免疫反应，将麻风杆菌杀死而不发病，只有很少一部分人对麻风杆菌易感。其易感程度也有差别，这种差别造成临床上各型麻风的不同表现[4]。

三、临床表现

麻风病的潜伏期从 9 个月到 20～30 年不等，一般为 2～5 年，现有报告称发病年龄最小者为出生 3 周的新生儿，70 岁以后出现首次症状的患者并不罕见。

麻风病的临床症状和主要并发症大多是机体对麻风杆菌释放出的抗原产生免疫反应所致。机体对麻风杆菌特异免疫反应强弱和建立有效免疫力的时间不同，感染后的症状和体征也有差别。多数患者发病缓慢，且呈隐匿性进展，早期症状不明显，往往待病情较重时才就医。麻风病的临床表现呈多样化和复杂化的特点，涉及皮肤、神经、眼、内、外科等临床各科室，但主要表现仍为皮肤和周围神经系统的症状与体征。

根据临床表现，麻风可分为结核样型（TT）麻风、界线类偏结核样型（BT）麻风、中间界线类（BB）麻风、界线类偏瘤型（BL）麻风、瘤型（LL）麻风和未定类（I）麻风。

（一）结核样型麻风

（1）皮肤损害　病变多发生于面部、四肢、肩、背和臀部皮肤，皮损局限而单一，通常只有一两块，分布不均匀，为红色或暗红色斑疹或斑块，边缘清楚，呈圆形或不规则形。皮损表面干燥，毳毛脱落，有时有鳞屑，闭汗，浅感觉障碍出现早而明显，但面部皮损浅感觉障碍轻微。有的皮损内或其附近可扪及粗大的皮神经。病变消退时，皮肤病理局部仅残留少许淋巴细胞或纤维化，最后炎性细胞可完全消失。

（2）神经损害　神经损害多限于 1～2 条周围神经，常侵犯尺神经、腓总神经、耳大神经等。神经变粗，质地变硬，功能障碍出现早而明显，除引起浅感觉障碍外，还伴有运动及营养功能障碍。严重时出现爪形手（尺神经损害使掌蚓状肌麻痹，指关节过度弯曲、掌指关节过度伸直所致）、猿掌（正中神经损害使大鱼际肌瘫痪萎缩）、垂腕、垂足、肌肉萎缩、足底溃疡以致指（趾）萎缩或吸收、消失。部分病例仅有神经损害而无皮肤损害，称为纯神经炎麻风。纯神经炎可表现为单神经受累或多神经受累，这种病例大多属于结核样型麻风，但亦可为其他类型的麻风。

（3）毛发　除毛发局部有皮损外，一般眉毛、头发不脱落。

（4）其他　黏膜、淋巴结、睾丸、眼睛及内脏等无损害。

（二）界线类偏结核样型麻风

（1）皮肤损害　常见皮损为斑疹、斑块和浸润性损害，基本特点类似于结核样型，但损害多发。大的皮损周围常有小的"卫星状"损害，有的皮损呈环状，内外缘均较清楚，中央形成圆形或卵圆形的"免疫区"皮损。好发于面部、躯干和四肢，数目较多，但分布不均匀。除面部外，一般皮损浅感觉障碍明显。

（2）神经损害　神经干损害多发，但不对称。周围神经干粗大发硬，畸形出现早而重。

（3）毛发　除毛发局部有皮损外，一般毛发不脱落。

（4）其他　黏膜、淋巴结、睾丸、眼及内脏损害较少而轻。

（三）中间界线类麻风

（1）皮肤损害　皮损较复杂，基本皮损呈多形性和多色性，大小不一，数量较多，分布广泛但不对称，皮损边缘部分清楚部分不清楚，或内缘清楚外缘模糊。典型皮损为斑疹与浸润性的双型损害，可见有特征性的倒碟状、靶状或卫星状损害。面部皮损呈蝙蝠状者称"双型面孔"。有的病例同时具有两极型麻风特征，如面部损害似 LL 麻风，而四肢和躯干皮损似 TT 麻风，或同一皮损具有两型的表现。

（2）神经损害　神经损害多发，但不对称，神经粗大与功能障碍程度介于结核样型麻风和瘤型麻风之间，中度粗大，质较软，较均匀。

（3）毛发　有的患者毛发可脱落，常不对称，治疗后可再生。

（4）其他　黏膜、淋巴结、睾丸、眼和内脏可发生病变。

（四）界线类偏瘤型麻风

（1）皮肤损害　多数患者皮损类似瘤型麻风，有斑疹、斑块结节和弥漫性浸润等，呈淡红或棕褐色，表面光滑。有的皮损呈环形，内缘较清楚，外缘模糊。皮损分布广泛，但不完全对称，少数皮损边缘可见，浅感觉障碍出现较迟且较轻。晚期患者皮损融合成片，面部深在性浸润可形成"狮面"，鼻中隔可发生溃疡或形成鞍鼻。

（2）神经损害　周围神经损害多发，均匀粗大，质软，但不像瘤型麻风那样完全对称，畸形出现迟且不完全对称。

（3）毛发　眉毛脱落不对称，晚期患者头发可脱落。

（4）其他　黏膜、淋巴结、睾丸、内脏及鼻黏膜病变出现较早，可形成鞍鼻，淋巴结常肿大，睾丸及内脏会受累。

（五）瘤型麻风

（1）皮肤损害　病变多，分布广泛而对称，边缘模糊不清，倾向融合，表面油腻光

232

传染病诊疗与社区防控指南

滑。皮肤的颜色除浅色斑外，大多由红色向红黄色、棕黄色发展。感觉障碍很轻。皮肤损害有斑疹、浸润、结节及弥漫性损害等。早期斑状损害分布于全身各状，以面部、胸部、背部多见，颜色淡红色或浅色，边界不清，须在良好的光线下仔细检视，方可辨认。稍晚，除斑损继续增多外，陆续形成浅在性、弥漫性浸润和结节。在面部由于浸润弥漫增厚，外观轻度肿胀，眉睫常有脱落。

（2）神经损害　神经干虽然受累，但感觉障碍较轻，表现较晚。神经干轻度粗大，对称而软，到晚期也可出现肌肉萎缩、畸形和残废。

（3）毛发　在较早期就有眉睫毛稀落的表现，先由眉的外侧开始脱落，之后睫毛也稀落。

（4）其他　四肢伸侧、肩、背、臀部、阴囊等处有多数大小不等的结节。其他黏膜、淋巴结、睾丸、眼部、内脏及鼻黏膜出现病变，淋巴结常肿大，睾丸及内脏会受累。

（六）未定类麻风

除上述 5 种麻风类型，临床上还有无法分类的患者，一般为上述各型麻风病的早期阶段，称为未定类麻风。

（1）皮肤损害　皮损单纯，上有淡红斑或浅色斑，表面平，无浸润，不萎缩。毳毛可脱落。皮损为圆形、椭圆形或不规则形，边缘清楚或部分不清楚，分布不对称，皮损可有轻度感觉障碍。

（2）神经损害　一般无神经损害。

（3）毛发　毛发一般不脱落。

（4）其他　一般不累及内脏。

四、诊 断 标 准

（一）诊断方法

麻风杆菌检测对麻风诊断、分型、疗效判断和复发预测有重要意义。由于麻风杆菌尚不能在体外培养，因此临床上麻风杆菌检查的标本主要取自皮肤[2]。

1. 皮肤查菌

临床上以切刮法涂片最为常用，涂片染色采用抗酸染色法，油镜下观察麻风杆菌的颜色、形态和密度。瘤型麻风的菌量最多，界线类偏瘤型菌量次之，中间界线类和界线类偏结核样型菌量逐渐减少，结核样型麻风查菌阴性。

2. 神经检查

周围神经损害是麻风病的一种主要表现，几乎所有麻风病患者均有不同程度的周围神经损害及其功能障碍。临床上表现为相应神经粗大、疼痛、神经支配区域皮肤麻木、闭汗、肌肉萎缩及神经血管的营养和功能受累等。

3. 皮损组织液抗酸菌检查

在皮损及眶上、耳垂、下颌等部位皮肤取组织液涂膜固定后，进行抗酸染色，镜检报告细菌密度指数等。

4. 组织病理检查

尽可能选择麻风病活动性皮损进行活检，皮损宜深达脂肪层，如损害不同，取材时需要同时切取两处送检，标本除常规进行苏木素-伊红（HE）染色外，还应做抗酸染色。皮肤活体组织学检查对于麻风病的诊断、鉴别诊断、分型和疗效判定都有重要意义。

5. 血清学检测

麻风杆菌特异性酚糖脂-1（phenolic-glycolipid-1，PGL-1）是较早用于麻风血清学检测的抗原，通常采用酶联免疫吸附试验检测，亦可采用简便、快速而且更适用于现场的 dipstick 法。由于患者存在亚临床感染并且抗体水平呈动态变化，因此一次横断面的血清学检查对诊断麻风没有决定性的意义。血清学检查可用来评估当地麻风流行现状和识别高危人群，为采取有针对性的预防和干预措施提供资料。

6. 分子生物学检测

国内有学者用常规 PCR 的方法对单一皮损的麻风患者皮损内的麻风杆菌 DNA 进行检测，但灵敏度只有 50% 左右。如果采用实时定量 PCR 法，则敏感性可提高。根据流行病学史、临床表现，结合实验室检查（皮肤涂片检查抗酸杆菌和组织活检麻风病特异性病理改变）等，进行综合分析，及时、准确地做出诊断。

（二）病例诊断

1. 流行病学史

生活在麻风病流行地区，与未经治疗的麻风病患者有密切接触史；亲属、邻居或同事中有麻风病患者，并与其在确诊治疗前有密切接触史。

2. 新发患者诊断标准

（1）疑似病例　符合临床表现中的一项，同时有或无流行病学史中的一项者。

（2）临床诊断病例　同时符合临床皮肤损害表现中的一项和神经损害表现中的一项，有或无流行病学史中的一项者。

（3）确诊病例　符合疑似或临床诊断病例定义，同时符合实验室检查中的一项者。

3. 麻风反应诊断标准

（1）临床病例　符合临床表现中的一项或多项者。

（2）确诊病例　同时符合临床表现中的一项或多项和皮肤、组织学检查中的一项或多项者。

4. 复发患者诊断标准

（1）治疗史　完成规定疗程的抗麻风病治疗（如联合化疗），显示正常疗效，在达到临床治愈后（临床非活动）又出现临床、细菌或组织病理学上疾病再活动的证据者。

（2）诊断标准　符合治疗史、临床表现，并且同时符合实验室检查中的一项者。

（三）鉴别诊断

临床上，需要与麻风病鉴别的疾病很多。因此应充分了解麻风病的临床特征，掌握其诊断要点和诊断技能，再结合流行病学史、实验室检查结果和需要鉴别疾病的临床特点，通过认真全面和客观的分析，才可做出本病的诊断[3]。

1. 需要与麻风病鉴别的皮肤病

应将瘤型麻风与脂溢性皮炎、接触性皮炎、结节性红斑、硬红斑、皮肤黑热病、多发性神经纤维瘤、组织细胞瘤（皮肤纤维瘤）、斑秃、结节性黄色瘤、鱼鳞病、酒渣鼻、皮肌炎、结节病、结节性脂膜炎和硬皮病等鉴别；将结核样型麻风与银屑病、体癣、玫瑰糠疹、环状肉芽肿、白癜风、多形性红斑、环状红斑、持久隆起性红斑、固定性药疹、皮肤黑热病浅色斑型、寻常性狼疮和远心性红斑等鉴别；将未定类麻风与单纯糠疹、花斑癣、继发性色素减退斑、贫血痣（胎记）、无色素痣、老年性白斑和皮肤黑热病浅色斑型等鉴别；将界线类麻风与红斑性狼疮、二期梅毒疹、皮肤黑热病和蕈样肉芽肿（浸润期）等鉴别。

2. 需要与麻风病鉴别的神经疾病

需要与麻风病鉴别的神经疾病有局限性皮神经炎（如股外侧皮神经炎）、脊髓空洞症、脊柱裂、脊髓灰质炎、其他原因引起的多发性神经炎、外伤性周围神经损伤、进行性脊髓性肌萎缩、进行性增殖性间质性神经炎、遗传性周围性感觉神经根病、多种神经受压征（如肘管、腕管、跗管等综合征）、贝尔面瘫（病毒性面神经炎）、腓总神经麻痹、肢端动脉痉挛症、血栓闭塞性脉管炎、原发性周围神经淀粉样变等。

3. 需要与麻风病鉴别的其他疾病

需要与麻风病鉴别的其他疾病有肉芽肿唇炎、类风湿性关节炎、进行性肌营养不良、足底溃疡（非麻风性）、风湿热、掌筋膜挛缩症等。

4. 需要与麻风病鉴别的患者皮肤能查到抗酸杆菌的疾病

需要与麻风病鉴别的患者皮肤能查到抗酸杆菌的疾病有皮肤结核病、非结核性分枝杆菌疾病等。

五、治疗措施

治疗措施主要参考 WHO 于 2018 年发布的诊疗指南。WHO 将患者分为多菌型麻风（multibacillary leprosy，MB）和少菌型麻风（paucibacillary leprosy，PB）两类[3]。

1. 非耐药 MB/PB 患者的治疗

WHO 建议所有患者使用利福平、达普森和氯法齐明三联疗法，如表 4-9-1 所示。

表 4-9-1 非耐药 MB/PB 患者的治疗

年龄分组	药物	剂量和频率	疗程	
			MB	PB
成年人	利福平	每月 600 mg	12 个月	6 个月
	氯法齐明	每月 300 mg，同时每天 50 mg		
	达普森	每天 100 mg		
儿童（10～14 岁）	利福平	每月 450 mg	12 个月	6 个月
	氯法齐明	每月 150 mg，同时每隔一天 50 mg		
	达普森	每天 50 mg		
小于 10 岁或体重低于 40 kg 的儿童	利福平	10 mg/kg，每月 1 次	12 个月	6 个月
	氯法齐明	每月一次 100 mg，同时每周两次 50 mg		
	达普森	2 mg/kg，每天 1 次		

2. 耐药患者的治疗

WHO 建议对耐药患者参考表 4-9-2 进行治疗。

表 4-9-2　耐药患者的治疗

耐受类型	治疗	
	前 6 个月（每天）	后 18 个月（每天）
利福平耐受	氧氟沙星 400 mg* ＋米诺环素 100 mg＋氯法齐明 50 mg	氧氟沙星 400 mg* 或米诺环素 100 mg＋氯法齐明 50 mg
	氧氟沙星 400 mg* ＋克拉霉素 500 mg＋氯法齐明 50 mg	氧氟沙星 400 mg* ＋氯法齐明 50 mg
利福平和氧氟沙星耐受	克拉霉素 500 mg＋米诺环素 100 mg＋氯法齐明 50 mg	克拉霉素 500 mg 或米诺环素 100 mg＋氯法齐明 50 mg

注：* 氧氟沙星 400 mg 可用左氧氟沙星 500 mg 或莫西沙星 400 mg 代替。

六、社区防控

到目前为止，麻风病还没有有效的针对病因的一级预防措施。总的来说，麻风病防治的所有措施主要是围绕以下 3 个方面的目的，并为确保这些目的实现而创造社会、经济、资源等应有的环境[3]。

采取保护易感人群、减少致病危险因素等一级预防措施来降低疾病发病率。卡介苗（BCG）对麻风病可能有一定的预防作用，但随着接种时间的延长，卡介苗的保护作用也会随之下降。易感者主要通过吸入含菌飞沫或与有传染性的病人长期密切的皮肤接触而感染麻风病，所以住房宽敞、空气流通、光线充足，以及在劳动中避免手足皮肤外伤，可减少麻风病的发病率。避免接触含菌飞沫和与麻风病患者密切接触可预防传染。

WHO 建议对麻风病患者密切接触者（成年人和年龄不低于 2 岁的儿童，在排除麻风病、结核病且无禁忌证的情况下）使用利福平进行药物预防（表 4-9-3）。

表 4-9-3　麻风病患者密切接触者的药物预防

年龄或体重	单剂量利福平
15 岁及以上	600 mg
10～14 岁	450 mg
6～9 岁（体重≥20 kg）	300 mg
体重＜20 kg（年龄≥2 岁）	10～15 mg/kg

采取早发现、早诊断、早治疗等二级预防措施来缩短麻风病病程和阻断疾病传播。对新发患者的家属、密切接触者及周围人群进行定期的重点观察和健康检查，可尽早发现麻风病患者，以减少传播。

采取综合康复等三级预防措施来减少麻风病所造成的畸残及社会问题。加强健康教育与健康促进，康复还应包括社会康复和经济康复两个方面，麻风残疾防治有助于消除社会的恐惧和提高残疾者的劳动能力，而社会康复和经济康复是残疾防治的基础和必要的环境条件。

七、参考文献

［1］World Health Organization. Leprosy elimination ［EB/OL］. ［2020 - 09 - 02］. https://www. who. int/lep/disease/en/.

［2］中华人民共和国国家卫生和计划生育委员会. 麻风病诊断：WS 291—2018 ［S/OL］. ［2020 - 09 - 02］. http://www. nhc. gov. cn/wjw/s9491/201803/a8580254187c4f32bb8e5cc10cb9ea38. shtml.

［3］WHO. WHO Guidelines for the diagnosis，reatment and prevention of leprosy ［EB/OL］. （2018 - 01 - 01）［2020 - 09 - 22］. https://apps. who. int/iris/bitstream/handle/10665/274127/9789290226383-eng. pdf.

［4］HALL B G，SALIPANTE S J. Molecular epidemiology of mycobacterium leprae as determined by structure-neighbor clustering ［J］. Journal of Clinical Microbiology，2010，48（6）：1997 - 2008.

第十节　黑热病

一、概述

黑热病又称内脏利什曼病，是杜氏利什曼原虫（黑热病虫）所引起的慢性地方性传染病，在我国过去流行于长江以北地区。黑热病的传染源是患者和病犬（癞皮狗），通过白蛉传播。每年5—8月为白蛉活动季节，白蛉吸吮患者的血液时，原虫便进入白蛉体内，发育繁殖成鞭毛体，7天后白蛉再次叮咬人体时，将鞭毛体注入，即可引起感染。原虫主要寄生在患者的血液、肝、脾、骨髓和淋巴结中。黑热病的临床表现为长期不规则发热、消瘦、进行性肝脾肿大、贫血、白细胞与血小板减少及血浆球蛋白增多等，此外可出现面部、手、足及腹部皮肤色素沉着。黑热病即因发热与皮肤色素沉着而得名。

目前主要参考指南有我国的《黑热病诊断标准》（WS 258—2006）[1]和2016年美国感染病学会（IDSA）和美国热带医学和卫生学会（ASTMH）共同发布的《利什曼病的诊断和治疗指南》[2]。

二、流行病学

1. 传染源

患者与病犬为本病主要传染源。

2. 传播途径

本病主要通过雌性白蛉叮咬传播，偶可经口腔黏膜、皮肤破损、胎盘或输血传播。我国传播媒介主要以中华白蛉、长管白蛉、吴氏白蛉及亚历山大白蛉四种白蛉为主。

3. 易感人群

人群对本病普遍易感，随年龄增长，易感性逐渐降低。痊愈后有较持久的免疫力。免疫缺陷者，如骨髓、器官移植及接受其他免疫移植治疗人群，为特别需要关注的易感人群[3]。

本病为地方性传染病，但分布较广，波及亚洲、欧洲、非洲及中南美洲的60余个国家。南亚的印度、孟加拉国、尼泊尔和巴基斯坦均为本病的严重流行区。在东非的苏丹和南美洲的巴西，本病的流行也很严重。其余国家则呈轻度流行或散发。我国长江以北17个省、市、自治区均有流行。本病的发病无明显季节性，男性较女性多见，农村较城市多发。

三、临床表现

本病的主要症状和体征为长期不规则发热，伴肝、脾、淋巴结肿大，盗汗、贫血、消瘦，食欲减退，全血细胞减少，血清丙种球蛋白明显增高，白/球蛋白比例倒置，蛋白尿，血沉加速等症状，晚期患者消瘦，头发稀少而无光泽，面部两颊可出现色素沉着，腹部常因肝脏和脾脏肿大而隆起。由于全血细胞减少，免疫功能受损，患者易并发各种感染性疾病，如肺炎和急性粒细胞缺乏症等。贫血及营养不良在患者病程晚期可出现，还有精神萎靡、头发稀疏、心悸、气短、面色苍白、水肿及皮肤粗糙等症状，因患者皮肤颜色可加深，故称此病为黑热病。患者可因血小板减少而有鼻出血、牙龈出血及皮肤出血点等出血症状[1-3]。

人源型内脏利什曼病一般起病缓慢，多为逐渐发病。起初有不规则发热，以弛张热多见。发病2~3个月后临床症状逐渐加重，可伴有咳嗽、腹泻、贫血等症状，病程中常出现缓解期，患者体温恢复正常，但经过一个时期再次发热，肝脾继续肿大，其他症状又出现，反复发作，病情加重。一般脾脏呈进行性肿大，肝脏肿大不如脾脏明显。

在新疆，人源型内脏利什曼病患者多为15岁以下儿童和少年，除肝脾肿大和低热外，少见凶险症状，在骨髓和脾脏涂片中易查见病原体。

需要注意的是，自然疫源型内脏利什曼病患者多为2岁以下儿童，本病潜伏期短，起病急，患者持续高热，体温可达39℃以上，脾脏迅速肿大，发病半个月内脾肿由可触及发展至肋缘下3 cm不等，在骨髓和脾脏涂片中难以查见病原体，病情凶险，如不及时治疗，可危及生命。

四、诊断标准

(一) 诊断方法

1. 病原学检查

对髂骨、淋巴结、脾脏等病变部位穿刺涂片检测，若原虫量较少，涂片检查有困难，则可将穿刺物通过合适培养基培养后检测活动的前鞭毛体，或将穿刺物接种于易感动物，待动物发病明显时取肝、脾做涂片检查[1]。

2. 影像学检查

脾功能亢进者，经B超检查显示肝大、脾大。

3. 聚合酶链式反应 (PCR) 检测

检测患者体内利什曼原虫的动基体DNA (kDNA)、核糖体RNA (rRNA)、微外显子（mini-exon）及基因组 DNA 重复序列等，其特异性与敏感性均较高。在黑热病的临床诊断中，PCR 技术具有较大的发展潜力，有早期诊断与考核疗效的价值，特别是在黑热病的无症状感染和亚临床型的诊断方面有独特优势。

4．免疫学检查

常用的方法有直接凝集试验、间接荧光抗体技术（IFAT）及酶联免疫吸附试验（ELISA）等。以 rK39 重组蛋白研制的免疫诊断试条法（ICT）具有较好的诊断价值。血清循环抗原（cAg）的检测对本病的早期诊断和疗效考核具有重要意义。

5．血象检查

血象检查可见全血细胞减少，其中白细胞数减少最明显，主要是中性粒细胞减少，甚至可完全消失。嗜酸性粒细胞数亦减少，患者常有中度贫血。血小板计数明显降低，红细胞沉降率增快，血浆中球蛋白量显著增多，故球蛋白水试验呈阳性，麝香草酚浊度试验也呈阳性[1]。

（二）诊断原则

1．诊断依据

（1）流行病学史　在黑热病流行区内居住，或曾在 5－9 月白蛉成虫活动季节内有流行区居住史。

（2）临床症状　长期不规则发热、盗汗、消瘦，有进行性脾大、轻度或中度肝大，有全血细胞减少和高蛋白血症，或有鼻出血及齿龈出血等症状。

（3）免疫学检测　直接凝集试验（DAT）、IFAT、ELISA、rK39 重组蛋白研制的 ICT，上述任意一种免疫学方法检测结果为阳性。

（4）病原检测　在骨髓、脾或淋巴结等穿刺物涂片上查见利什曼原虫无鞭毛体，或将穿刺物注入三恩氏（NNN）培养基内培养出利什曼原虫前鞭毛体。

2．疑似病例

有流行病学史及相应的临床表现者。

3．临床诊断病例

符合疑似病例诊断标准且上述任意一项免疫学检查阳性者。

4．确诊病例

符合疑似病例诊断标准且病原学检查阳性者。

（三）鉴别诊断

1．播散性组织胞浆菌病

该病临床表现与黑热病极相似，患者大多在南方诸省、市、区，临床表现有肝、脾肿大，发热，贫血，白细胞和血小板减少，体重下降等症状和体征。组织胞浆菌也寄生于巨噬细胞内，涂片中观察到的病原体形态也与利什曼原虫无鞭毛体极相似。但可从以下特征进行鉴别：组织胞浆菌较利什曼原虫无鞭毛体稍大，外膜较厚，菌体内无特定构造，也无动基体类似结构。组织胞浆菌在染色后因菌壁收缩而在菌体周围出现一层未着色的空晕。可用真菌培养法或组织胞浆菌皮内试验来确定诊断。

2．马尔尼菲青霉菌病

该病在我国南方的广东、广西、湖南诸省（自治区）都有发生，患者有发热、肝脾大和贫血等症状，常被误诊为黑热病。但播散性马尔尼菲青霉菌病患者常有咳嗽等肺部症状，X线透视可见肺部有炎性阴影，白细胞常增多，有时在体表可发生丘疹、结节和脓肿，皮损可自行愈合。在骨髓、淋巴结穿刺物涂片上可见大量菌体在巨噬细胞内聚集成桑葚状或葡萄串状，菌体内无一定结构。

3. 恶性组织细胞病（恶性组织细胞增生症）

该病多见于青少年，男性多于女性。临床表现极为复杂，主要有持续不规则发热、乏力、消瘦、衰竭，红、白细胞减少，同时伴有肝、脾和淋巴结肿大，黄疸和皮疹等。血涂片上有时可查见异常组织细胞。骨髓涂片上可见异常组织细胞，以及吞噬有红、白细胞的巨噬细胞，这些检查对本病有重要的诊断价值。患者的病程大都为 6 个月至 1 年，病死率极高。

五、治 疗 措 施

1. 治疗原则

① 药物选择原则：以疗效可靠、不良反应较低且价格低廉的药物为优先选择药物；

② 治疗方案选择原则：以经确认的治疗方案为选择原则；

③ 重视药物不良反应，对药物不良反应进行监测，及时采取应对措施；

④ 注意对耐药病例的监测，实施复发和抗锑剂病例的监测；

⑤ 认真分析和掌握患者的临床状况，实行个体化治疗；

⑥ 对内脏利什曼病患者不主张施行脾切除手术。

2. 药 物[2]

（1）葡萄糖酸锑钠（sodium stibogluconate）　本药为黑热病治疗特效药物，国产药商品名为斯锑黑克，是一种淡黄色五价葡萄糖酸锑钠制剂，每支含量 100 mg/mL，须避光保存，过期药物黄色加深，三价锑含量增加，毒性增大，应避免使用。该药对心脏有毒性，使用不当和无规律治疗将造成患者出现抗药性。

（2）两性霉素 B（amphotericin B）　本药是多烯类抗菌药物，具有强大的抗真菌作用，疗效较高，是五价锑耐药患者的主要治疗药物，但本药不良反应较大，价格昂贵，基层不常用。国产有 5 mg、25 mg 和 50 mg 三种包装的粉针剂。本药对肾脏有高度毒性作用，患者须住院治疗。

（3）巴龙霉素（paromomycin，aminosidine）　本药属于氨基糖苷类抗生素，对革兰阴性菌和阳性菌都有作用，对志贺菌属和金葡菌的抗菌作用较强。以往主要用于肠阿米巴病的治疗，治疗内脏利什曼病时可单独用药或与五价锑剂联合使用，二者有协同作用。

（4）喷他脒（pentamidine）　本药属于芳香双脒类药物，对卡氏肺孢子、非洲锥虫和利什曼原虫有效。喷他脒由于排泄缓慢，易蓄积中毒，治疗后复发率高，仅用于经锑剂治疗无效的患者。

（5）灭特复星（miltefosine）　本药是目前治疗黑热病的唯一口服药物，口服后吸收良好，在体内广泛分布，但动物试验显示本病有致畸作用，因此孕妇禁用此药。

3. 治疗方案

（1）初治病人常规疗法　一般使用葡萄糖酸锑钠六日疗法和三周疗法。

① 六日疗法：成人总量 120～150 mg/kg，儿童总量 200～240 mg/kg，分 6 次，对幼儿每日可用肌内注射，对较大儿童和成人推荐每日用 50～100 mL 15％葡萄糖注射液稀释后静脉滴注，每日一次，6 日为一疗程。

② 三周疗法：适用于体质差或病情较重、病程长的患者。成人总量 133～180 mg/kg，儿童总量 200 mg/kg，分 6 次，每周肌内注射或静脉注射 2 次，3 周为一疗程。

（2）未愈病人及复发病人治疗　采用 8 日 8 针疗法。未愈病人是指经一个疗程治疗后，半个月复查，体温未恢复正常，白细胞计数未增加，脾肿依旧，原虫未消失，治疗无效的病人；复发病人指经治疗后体温恢复正常，一般情况和血象等都均有好转，脾肿缩小，未查见原虫，但治疗后 3 个月左右，体温又上升，脾脏再次增大，又查见原虫者。对这两种情况仍可用锑剂治疗，治疗时一般剂量比上次增加 1/3，8 天为一疗程。

（3）对锑剂有抗性病人的治疗　可采用喷他脒 4 mg/kg，每日或隔日肌内注射一次，总量为 60～70 mg/kg；也可用羟脒芪每次 2～3 mg/kg 肌内注射或静脉注射，总量为 85 mg/kg。

（4）WHO 推荐方案介绍　① 葡萄糖酸锑钠：一日剂量 20 mg/kg，每天 1 次，共 2～30 天。② 巴龙霉素与五价锑制剂联合治疗：五价锑每天 20 mg/kg，同时用巴龙霉素每天 15 mg/kg，连续 30 天。需要注意两种药物的注射部位不同。③ 灭特复星：成人剂量每天 100 mg（每天约 25 mg/kg），连续 28 天。每日剂量不能超过 4 mg/kg。

六、社区防控

1. 消除传染源

（1）积极发现并治疗病人　我国将内脏利什曼病（黑热病）列为丙类传染病，对经医院诊断的病例，应按照丙类传染病程序报告，实行网络直报的单位应在规定时间内进行网络直报，积极发现病例并对其进行治疗是控制利什曼病的关键，也是最简单有效的措施[4]。

（2）家犬的防治　我国动物源性黑热病地区，病犬是主要传染源，因此对犬的管理特别重要。可采用给家犬药浴和佩戴杀虫剂项圈的措施减少犬蛉接触；对查出的病犬大多采用扑杀措施，以杜绝黑热病传播。

2. 控制传播媒介

白蛉是利什曼病的传播媒介，切断其传播途径，是防治利什曼病的重要措施。对于人源型利什曼病流行区的家栖和近家栖蛉种，可采用室内滞留喷洒的灭蛉措施；对于犬源型和荒漠型利什曼病流行区的野栖蛉种，宜采用药浸蚊帐、给家犬佩戴药浸项圈等措施减少人蛉接触和犬蛉接触，从而降低黑热病传播风险[4]。

3. 保护易感人群

人群对利什曼病普遍易感。根据调查，我国利什曼病流行区以婴儿利什曼原虫为主，发病人群多为青少年和婴幼儿。由于目前尚无可靠的利什曼病疫苗，因此保护易感人群主要还是以防止人蛉接触的措施为主，如在意大利、叙利亚、苏丹、肯尼亚等国家，采用菊酯类药浸蚊帐在防治利什曼病方面已取得了令人鼓舞的成效；在疫区工作、旅游时应尽可能不裸露，如无法做到，应在裸露的皮肤上涂抹驱避剂；提倡住宿在有空调或装有纱窗的地方。

4. 健康教育

在疫区针对不同人群开展内容形式多样的健康教育宣传，对普通居民和学生，要让他们了解利什曼病的临床表现、危害性、防制措施等；对专业技术人员，要让他们了解利什曼病的临床表现、诊断要点、治疗方法、传播方式、药物治疗反应及处理等，制作多形式的教育宣传品，以提高群众对利什曼病的认识及自我保护意识，减少利什曼病的发生。

七、参考文献

［1］中华人民共和国卫生部．黑热病诊断标准：WS 258—2006［S/OL］．［2020 - 08 - 05］. http://www. nhc. gov. cn/wjw/s9499/201212/67594559dba5470090d6dbc2d 1bf3b65. shtml.

［2］WHITE A C，COYLE C M，RAJSHEKHAR V，et al. Diagnosis and treatment of neurocysticercosis：2017 clinical practice guidelines by the infectious diseases society of america (IDSA) and the American Society of Tropical Medicine and Hygiene (ASTMH)［J］. The American Journal of Tropical Medicine and Hygiene，2018，98 (4)：49 - 75.

［3］KEVRIC I，CAPPEL M A，KEELING J H. New world and old world leishmania infections：a practical review［J］. Dermatologic Clinics，2015，33 (3)：579 - 593.

［4］张建国，张富南，陈建平．四川省犬源性黑热病流行概况与防治［J］. 预防医学情报杂志，2011，27 (11)：869 - 874.

第十一节　丝虫病

一、概述

丝虫病 (filariasis) 是由丝虫寄生于人体淋巴组织、皮下组织或浆膜腔所引起的寄生虫病。目前已知能寄生于人体的丝虫有八种：班氏丝虫 (*Wuchereria bancrofti*)、马来丝虫 (*Brugia malayi*)、帝纹丝虫 (*Brugia timori*) 寄生于人体的淋巴系统；盘尾丝虫 (*Onchocerca volvulus*)、罗阿丝虫 (*Loa loa*)、链尾丝虫 (*Mansonella streptocerca*) 寄生于人体皮下组织；常现丝虫 (*Mansonella perstans*)、奥氏丝虫 (*Mansonella ozzardi*) 寄生于人体体腔。我国仅有班氏丝虫和马来丝虫流行，班氏微丝蚴和马来微丝蚴两者在形态上有显著差别，班氏丝虫和马来丝虫生活史分为两个阶段：一个阶段在蚊虫（中间宿主）体内；另一阶段在人（终宿主）体内。

目前主要参考指南有国家卫生行业标准《丝虫病诊断标准》（WS 260—2006)[1]。

二、流行病学

1. 传染源

班氏丝虫只感染人，微丝蚴携带者是本病的唯一传染源（包括患者和无症状带虫者），自然界尚未发现班氏丝虫有贮存宿主。马来丝虫除感染人外，还可在猫、犬、猴等哺乳动物体内寄生。

2. 传播途径

本病主要通过雌蚊叮咬传播。班氏丝虫病的主要传播媒介是淡色库蚊、致乏库蚊，马来丝虫以中华按蚊为主要媒介。

3. 易感人群

人群对本病普遍易感。男女发病率无显著差异，20～25 岁人群的感染率与发病率最高，1 岁以下者极少。患病后可产生一定免疫力，但不能阻止再次感染，常反复感染，并且本病有家庭聚集性。夏秋季节适于蚊虫繁殖及微丝蚴在蚊虫体内发育，故发病率以每年 5—11 月为最高[2]。

三、临床表现

（一）典型症状

易感者感染丝虫后，一般在 5 个月至 1 年才发病。病初主要表现为局部淋巴结肿大、疼痛，以及细索条状的淋巴管炎，局部呈一条红线，从肢体近端向远端延伸，以股部为多见。同时可伴有寒战、发热、食欲下降、肌肉关节酸痛等全身症状。患者腹部有淋巴管炎时，可出现急剧腹痛，并伴有深部压痛。此外，还可有精索及睾丸肿大、阴囊疼痛等症状。上述症状的反复发作，可使病情不断加重。患者腰部、盆腔及腹股沟等处常出现疼痛；尿液呈乳白色，即"乳糜尿"；下肢及阴囊处皮肤不断增厚，继之变粗变硬，皮肤粗糙，并出现稻沟、疣状结节，俗称"象皮肿"。血中找到微丝蚴即可确诊为本病。丝虫病临床表现轻重不一，约半数感染者无症状但血中有微丝蚴存在。潜伏期短者 3 个月，长者 2～3 年，一般约 1 年。

（二）急性期

1. 淋巴结炎和淋巴管炎

淋巴结炎和淋巴管炎呈不定时周期发作，每月或数月发作一次。发作时患者畏寒、发热、全身乏力。淋巴结炎可单独发生，而淋巴管炎的发生一般都伴有淋巴结炎。局部淋巴结肿大疼痛并有压痛，持续 3～5 天后，即自行消失。若继发感染，可形成脓肿。淋巴管炎以下肢为多，常一侧发生，也可两腿同时或先后发生，其症状是沿大腿内侧淋巴管有一红线，自上而下蔓延发展，称为"离心性淋巴管炎"。炎症波及毛细淋巴管时，局部皮肤出现弥漫性红肿、发亮，有灼热感及压痛，类似丹毒，称为"丹毒样性皮炎"，俗称"流火"，持续 2～3 天消退。

2. 丝虫热

患者周期性突然发生寒战、高热，持续 2 天至 1 周消退。部分患者仅低热但无寒战，在屡次发作后，局部症状才逐渐显露，出现腹痛者，多系腹膜后淋巴结炎所致。

3. 精囊炎、附睾炎、睾丸炎

精囊炎、附睾炎、睾丸炎主要见于班氏丝虫病患者，患者自觉有从腹股沟向下蔓延的阴囊疼痛，疼痛可向大腿内侧放射。本病表现为睾丸及附睾肿大，阴囊红肿压痛，一侧或两侧精索可摸及一个或数个结节性肿块，肿块有压痛，在炎症消退后缩小变硬。还可伴有鞘膜积液及腹股沟淋巴结肿大。

4. 肺嗜酸性粒细胞浸润综合征（肺型丝虫病）

本病系发育移行的未成熟幼虫引起的过敏反应所致。表现为畏寒、发热、咳嗽、哮喘，肺部有炎症阴影，痰中有嗜酸性粒细胞和夏科-雷登结晶。血象检查显示白细胞总数升高，嗜酸性粒细胞增多（0.20～0.80），血中微丝蚴多为阴性。少数患者可出现荨麻疹及血管神经性水肿等症状。

（三）慢性期

1. 淋巴结肿大和淋巴管曲张

淋巴结肿大是由于炎症及淋巴结内淋巴窦扩张所致，且常伴淋巴结周围向心性淋巴管曲张。见于一侧或两侧腹股沟和股部，局部呈囊性肿块，中央发硬，穿刺可抽出淋巴液，有时可找到微丝蚴，易被误诊为疝。淋巴管曲张常见于精索、阴囊及大腿内侧。精索淋巴管曲张可互相粘连成条索状，易与精索静脉曲张混淆。阴囊淋巴管曲张可与阴囊淋巴肿同时存在。

2. 阴囊淋巴肿

腹股沟表浅淋巴结和淋巴管阻塞，致阴囊肿大、表皮增厚似橘柑皮状，可见有透明或乳白色小水疱，水疱破裂后有淋巴液渗出或乳糜液渗出，有时其中可查到微丝蚴。

3. 鞘膜腔积液

鞘膜腔积液多见于班氏丝虫病。可发生一侧或两侧。轻者无明显症状，积液多时，阴囊体积增大，呈卵圆形，皮肤皱褶消失，透光试验阳性，穿刺液离心沉淀中可找到微丝蚴。

4. 乳糜尿

乳糜尿为班氏丝虫病常见症状。乳糜尿患者淋巴管破裂部位多在肾盂及输尿管。临床呈间歇性发作，隔数周、数月甚至数年再发。发作前可无症状或有畏寒，发热，腰部、盆腔及腹痛，股沟处疼痛，继之出现乳糜尿。乳糜尿易凝固，可堵塞尿道，致排尿困难甚或出现肾绞痛。把乳糜尿置于玻璃杯中，其可分为三层：上层为脂肪；中层为较清的液体，混有小凝块；下层含红细胞、淋巴细胞及白细胞等，有粉红色沉淀物，有时其中能找到微丝蚴。

5. 象皮肿（elephantiasis）

象皮肿见于马来丝虫及班氏丝虫病晚期。易感者感染后 10 年左右发生象皮肿。象皮肿常发生于下肢，少数见于阴囊、阴茎、阴唇、上肢和乳房。象皮肿开始呈凹陷性坚实性水肿，久之皮肤变粗增厚、皮皱加深，皮肤上有苔藓样变、疣状突起等变化，易继发细菌感染形成慢性溃疡。此时仅 5% 的患者血液中可查到微丝蚴。

四、诊断标准

临床诊断应结合流行病学资料，如 3～5 个月前在蚊虫滋生季节有到流行区旅游或居住史，有蚊虫叮咬史，伴有典型的周期性发热、离心性淋巴管炎、淋巴结肿痛、乳糜尿、精索炎、象皮肿等症状和体征均可考虑为丝虫病[2]。

1. 微丝蚴血症

在传播季节有流行区居住史，并且血液检查微丝蚴阳性。

2. 急性丝虫病

① 在传播季节有流行区居住史；

② 有非感染性淋巴结炎/淋巴管炎和（或）精索炎、睾丸炎、附睾炎等临床表现，并排除其他病因；

③ ICT 检测班氏丝虫抗原阳性或 ELISA 检测丝虫特异性 IgG4 抗体阳性；

④ 血液检查微丝蚴阳性或微丝蚴阳性史。

急性丝虫病临床诊断病例为符合上述①、②、③项者。确诊病例为临床诊断病例符合第④项者。

3. 慢性丝虫病

① 有长期流行区居住史；

② 符合丝虫病发病特点，有规律的淋巴水肿/象皮肿、鞘膜腔积液或乳糜尿等临床表现，并排除其他病因，或兼有非感染性淋巴结炎/淋巴管炎和（或）精索炎、睾丸炎、附睾炎等临床表现并排除其他病因；

③ ICT 检测班氏丝虫抗原阳性或 ELISA 检测丝虫特异性 IgG4 抗体阳性；

④ 病原学检查（含血检微丝蚴或淋巴液、鞘膜腔积液、乳糜尿内微丝蚴检查和活体组织检查）阳性或病原学检查阳性史。

慢性丝虫病临床诊断病例为符合上述①、②项，或同时符合第③项者。确诊病例为临床诊断病例符合第④项者。

4. 实验室检测方法

（1）血象　白细胞总数在（10~20）×10⁹/L 之间，嗜酸性粒细胞显著增高。

（2）微丝蚴检查　微丝蚴检查是确诊丝虫病的主要依据。一般在晚上 10 时至次日凌晨 2 时之间验血，阳性率较高。

（3）涂片法　取耳垂血 3 滴，置于洁净玻片上，用另一张玻片的角将其涂成约长 2 cm、宽 1.5 cm 的长方形厚血膜，于午后将载血的玻片放在清水中溶血 5~10 分钟，待干，固定，染色，镜检。

（4）鲜血片法　取耳垂血 1 滴，置于洁净玻片上，加水数滴溶血，加盖玻片，用低倍镜检查。阳性者可见微丝蚴自由摆动，前后屈伸。

（5）浓积法　取静脉血 2 mL，注入盛有 0.4 mL 抗凝剂的试管内，加蒸馏水 8~10 mL，溶血后离心沉淀，弃上液，再加 N20 氯氧化钠 8~10 mL，混匀放置 5~10 分钟，离心，弃上液，取沉淀镜检，此法阳性率高。

（6）白天诱虫法　白天口服枸橼酸乙胺嗪 100 mg，在 15、30、60 分钟后分别采血镜检。

（7）乳糜尿及淋巴尿检查　乳糜尿中需加乙醚（5 mL 尿液＋2 mL 乙醚）于试管内振荡以溶解脂肪，弃乙醚，加水稀释后离心检查。淋巴尿易凝，应先加抗凝剂，后直接涂片或用水稀释 10 倍后离心镜检。

（8）活组织检查　对血中微丝蚴检查阴性者可取皮下结节、浅表淋巴结、附睾结节等病变组织活检，确定诊断。

4. 鉴别诊断

应将丝虫病引起的淋巴管炎及淋巴结炎与细菌性淋巴管炎鉴别;将丝虫性附睾炎、鞘膜腔积液与附睾结核、鞘膜腔积液鉴别;将丝虫病引起的象皮肿与局部损伤、肿瘤压迫、手术切除淋巴组织后引起的象皮肿鉴别;将丝虫性乳糜尿与结核、肿瘤引起的乳糜尿鉴别。

五、治疗措施

(一)对症治疗

1. 急性淋巴管炎及淋巴结炎

有此炎症者可口服泼尼松、保太松、阿司匹林,疗程 2～3 天。有细菌感染者加用抗菌药物。

2. 乳糜尿

有乳糜尿者应卧床休息,抬高骨盆部,多饮开水,清淡饮食,限制脂肪、蛋白饮食,并用中药治疗。对乳糜血尿者可给予维生素 C、维生素 K_4,或肌内注射卡巴克洛、酚磺乙胺等。无效时,可用 1% 硝酸银 10 mL 或 12.5% 碘化钠溶液做肾盂冲洗或外科手术治疗。

3. 象皮肿

保持患肢皮肤清洁,避免挤压摩擦,可采用辐射热或微波热疗法。对下肢严重的象皮肿者可施行皮肤移植术,对阴囊象皮肿者可施行整形术。

(二)病原治疗

枸橼酸乙胺嗪为病原治疗的首选药,对微丝蚴和成虫均有杀灭作用。枸橼酸乙胺嗪对马来丝虫病的疗效比对班氏丝虫病迅速、完全[3]。

1. 短程疗法

短程疗法适用于体质较好的马来丝虫病患者。成人服用 1.5 g,于晚上一次顿服,或服用 0.75 g,每天 2 次,连服 2 天。该疗法反应较大。

2. 中程疗法

用于血中微丝蚴较多、重度感染及班氏丝虫病患者。患者每次服用 0.3 g,每天 2 次,疗程 7 天。

3. 间歇疗法

成人每次服用 0.5 g,每周 1 次,连服 7 周。此法阴转率高,疗效可靠,副反应小。

六、社区防控

1. 控制传染源

确定蚊虫叮咬活动的时间、场所及其滋生地。给房间安装防护屏网,或者使用蚊帐(最好是用合成拟除虫菊酯浸透过的蚊帐)和驱虫剂。消除滋生地(如露天厕所、轮胎、椰子壳),并用聚苯乙烯颗粒或者杀幼虫剂处理。在曼蚊属为传播媒介的地方,清理有植物的池塘,因为这些植物可以成为向幼虫提供氧气的资源。长期的媒介控制措施可包括改造房屋结构、增置屏蔽设施及通过环境控制来清除蚊虫滋生地点。

2. 积极开展人群治疗

普查普治,及早发现患者和带虫者,及时治愈,防止蚊虫叮咬,以减少传播。流行地区全民服用枸橼酸乙胺嗪为控制传染源的较好措施。

3. 加强个人防护，积极开展健康教育

① 加强个人防蚊措施，切断丝虫病传播途径。在蚊虫季节正确使用安全蚊帐，点燃蚊香或用电热蚊香、液体蚊香、电驱蚊器等驱蚊，有条件的地区可安装纱窗、纱门；户外作业时，可使用防蚊油、驱蚊灵及其他驱避剂等涂布暴露部位的皮肤，头部使用防蚊网等工具避免蚊虫叮咬。

② 在流行地区的居民中积极开展健康宣传与教育，使居民认识本病的传播方式，了解个人防护措施和控制蚊虫的方法。

七、参考文献

[1] 中华人民共和国卫生部. 黑热病诊断标准：WS 258—2006 [S/OL].［2020 - 09 - 03］. http://www.nhc.gov.cn/wjw/s9499/201212/67594559dba5470090d6dbc2d1bf3b65.shtml.

[2] LOURENS G B，FERRELL D K. Lymphatic Filariasis [J]. Nurs Clin North Am，2019，54（2）：181 - 192.

[3] World Health Organization. The PacELF way：towards the elimination of lymphatic filariasis from the Pacific 1999—2005 [M]. Manila：World Health Organization Regional Office for the Western Pacific，2006.

第五章　其他传染病

第一节　水　痘

一、概述

水痘（varicella，chickenpox）是由水痘-带状疱疹病毒（varicella-zoster virus，VZV）引起的疾病，传染性强，多见于儿童，主要临床表现为丘疹、水疱及结痂[1]。水痘患者是水痘唯一的传染源，在疹前 1~2 天至完全结痂前均具有传染性。水痘主要通过呼吸道飞沫和直接接触传播，也可通过污染物品、玩具间接传播[2]。水痘虽不在甲、乙、丙类传染病之列，但属于其他法定传染病和重点监测传染病。我国 2006 年制定颁布了水痘突发公共卫生事件报告标准，水痘的集中发病越来越受到重视[3-5]。

目前主要参考指南有 WHO 发布的《水痘及带状疱疹疫苗意见书》、美国和英国卫生机构发布的水痘诊疗和疫苗预防指南等。

二、流行病学

1. 传染源

水痘患者是水痘的唯一传染源。病毒存在于患者上呼吸道黏膜和疱疹液中，患者从发病前 1~2 天至完全结痂期间均具有传染性。儿童接触带状疱疹患者同样可发生水痘。

2. 传播途径

水痘主要通过呼吸道飞沫和直接接触传播，亦可通过污染物品间接传播。

3. 易感人群

水痘传染性强，人群普遍易感，易感儿童接触水痘患者后 90% 可发病，发病后可获得持久免疫力，但可发生带状疱疹。孕妇感染后可使胎儿和新生儿感染。

三、临床表现

1. 潜伏期及流行病学

潜伏期为 10~21 天，多为 14~16 天。

2. 典型症状

（1）前驱期　婴幼儿前驱期多无症状或症状轻微，同时出现皮疹。年长儿童和成人在低热、头痛、乏力、咽痛、咳嗽等症状持续 1~2 天后出现皮疹。

（2）出疹期　皮疹首先出现在躯干部，而后蔓延至面部和四肢。最初为红色斑疹，数小时后变为丘疹并发展为疱疹。1～2天后从中心开始干枯、结痂，1周后痂皮脱落。

四、诊断标准

（一）流行病学史

家庭、幼儿园、学校等有水痘疫情，或2～3周内密切接触过水痘患者。

（二）病例定义

① 具有流行病学史，发热第1天出疹，2天后可见不同时相的皮疹，即可根据典型临床表现诊断；

② 如果皮疹不典型，可通过血清学检验或免疫学检测辅助确诊；

③ 收集疱液，经PCR检测或病毒分离培养阳性可确诊。

（三）鉴别诊断

典型水痘根据皮疹特点较容易诊断，对皮疹特点不典型者须通过实验室检查将其与手足口病、脓疱疹、丘疹样荨麻疹等鉴别。

五、治疗措施

（一）一般治疗和对症治疗

嘱患者卧床休息，对发热患者可进行物理或药物降温；患者应注意皮肤护理，保持清洁，避免抓挠，防止继发感染。皮肤瘙痒可涂炉甘石，皮肤破溃可涂甲紫或抗菌药物软膏。

（二）抗病毒治疗

早期使用阿昔洛韦是治疗水痘–带状疱疹感染的首选药物治疗方法。

六、预防控制

1. 控制传染源

对确诊患者应立即采取呼吸道隔离和接触隔离，直至其全部疱疹结痂并脱落。无并发症患者可居家隔离，停止入托和入学，避免和其他儿童及易感孕妇接触。患者的分泌物，污染的物品、衣物应煮沸或日晒消毒。对密切接触者应隔离观察21天。

2. 一般预防性措施

加强密闭场所室内的通风换气，或使用紫外线照射对室内空气进行消毒。加强宣教，告知居民接触患者后要彻底洗手。

3. 保护易感人群

① 接种VZV灭活疫苗或减毒活疫苗，这两种疫苗预防效果较好，保护力可持续10年[6]。

② 水痘流行期间不去公共场所；水痘患儿隔离不少于发病后2周。

③ 对使用大剂量激素、免疫功能受损或患有恶性病者，以及接触过患儿的孕妇、患水痘母亲分娩的新生儿在接触水痘72小时内接种丙种球蛋白，常可减轻症状或达到完全保护。

七、参考文献

[1] ZERBONI L，SEN N，OLIVER S L，et al. Molecular mechanisms of varicella

zoster virus pathogenesis [J]. Nat Rev Microbiol, 2014, 12 (3): 197 - 210.

[2] 权娅茹, 李长贵. 水痘和带状疱疹及其疫苗 [J]. 中国食品药品监管, 2019, 4: 87 - 91.

[3] 索罗丹, 杨帆, 李娟, 等. 北京市幼儿园和小学水痘暴发疫情控制成本分析 [J]. 首都公共卫生, 2017, 11 (2): 61 - 64.

[4] 李杰, 邵佳奇, 孙凤妹, 等. 无锡市锡山区某小学一起水痘暴发疫情的现场流行病学调查 [J]. 现代预防医学, 2017, 44 (8): 1511 - 1513.

[5] 郑青秀, 宁夏, 白宏伟, 等. 北京市一起小学水痘暴发疫情调查 [J]. 中国学校卫生, 2010, 31 (6): 756 - 757.

[6] 中国医师协会皮肤科医师分会带状疱疹专家共识工作组. 带状疱疹中国专家共识 [J]. 中华皮肤科杂志, 2018, 51 (6): 403 - 408.

[7] 汪受传, 贺丽丽, 孙丽平. 中医儿科临床诊疗指南·水痘 (修订) [J]. 中医儿科杂志, 2016, 12 (1): 1 - 6.

第二节　腺病毒病

一、概述

人腺病毒 (human adenoviruses, HAdVs) 能导致成人和儿童感染, 并引发多种疾病, 包括肺炎、支气管炎、膀胱炎、眼结膜炎、胃肠道疾病及脑炎等。人腺病毒是人呼吸道感染常见的病原体之一[1]。近年来, 我国由人腺病毒引起的呼吸道感染时有暴发, 个别地区出现了聚集性的重症病例。当前, 腺病毒分为 A—G 七个亚属, 大概有 90 种亚型, 其中 55 种能引起人类感染[2]。不同分组的腺病毒对感染的人体组织具有偏向性, 比如 B、C、E 组会引起呼吸道感染, B、C、D、E 组会导致结膜感染, A、F、G 组会导致肠道感染。B 亚属 (HAdV-3、7、11、14、16、21、50、55)、C 亚属 (HAdV-1、2、5、6、57) 和 E 亚属 (HAdV-4) 是引起人呼吸道感染的常见亚型。人腺病毒感染健康人后引起的症状通常较轻微且呈自限性。但对婴幼儿、老年人及免疫力低下的人群而言, 腺病毒感染引发重症 (重症肺炎、呼吸窘迫综合征) 的概率会增加。腺病毒感染一年四季均可发生, 在我国北方以冬春季常见, 南方以春夏季常见。腺病毒常在密闭环境中引起呼吸道感染暴发流行, 包括在学校、医院、军队等环境中。20% ~ 40% 的患者会发展为腺病毒肺炎, 少数会发展为重症肺炎, 危重患者会出现休克、呼吸衰竭、弥散性血管内凝血等症状[3]。

目前主要参考指南有全军传染病专业委员会、新突发传染病中西医临床救治课题组编写的《腺病毒感染诊疗指南》(2013 版)[3]、人腺病毒呼吸道感染预防控制技术指南编写审定专家组编写的《人腺病毒呼吸道感染预防控制技术指南 (2019 年版)》[1]及美国疾病预防控制中心的网上电子公告[4]等。

二、流行病学

1. 传染源

腺病毒感染患者和隐性感染者是该病的传染源。

2. 传播途径

该病毒可通过飞沫传播、接触传播和粪-口传播等途径从患者和隐性感染者传播给他人。

3. 易感人群

人群对该病普遍易感，感染后大多症状轻微或无明显症状，但免疫系统功能较弱或慢性呼吸系统疾病、心脏病等患者感染后引发严重疾病的风险较高，可出现重症和危重症，甚至死亡。

三、临床表现

1. 潜伏期

腺病毒感染潜伏期一般为3～8天，潜伏期末至发病急性期传染性最强。

2. 典型症状

腺病毒感染后主要表现为隐性感染、腺病毒急性上呼吸道感染、腺病毒肺炎，少数患者可发展为重症肺炎（伴发Ⅰ型呼吸衰竭)[3]。

（1）隐性感染　隐性感染者无任何临床症状，但具有传染性，仅在流行病学调查时被发现。

（2）腺病毒急性呼吸道感染　此感染是腺病毒感染的主要表现形式。多数患者以急性上呼吸道感染为主，轻者微热（体温<37.5 ℃），重者体温可达41 ℃。同时伴咳嗽、咳痰（主要为白痰，少数为黄痰)，不同程度咽部不适、咽痛，乏力、恶心、食欲减退；少数患者有头痛、头晕症状；个别患者会出现腹泻；大部分患者可见咽部充血，咽后壁淋巴滤泡增生；部分患者有不同程度扁桃体肿大，扁桃体表面可见点片状灰白色分泌物，双侧颈部淋巴结绿豆至黄豆大；病程一般为1～14天（平均5～7天)，呈自限性。

（3）腺病毒肺炎　20%～40%的患者会发展为腺病毒肺炎。多数患者持续高热，并且体温在38.5 ℃以上；咳嗽加重，咽部症状明显；同时可伴呼吸急促、胸闷，胸部X线或CT检查可发现肺部病变；肺部听诊基本无干湿啰音。少数患者有中等程度发热、咳嗽，无明显胸闷、憋气等症状，但影像学检查显示肺部有病变。另有极少部分患者无发热，仅有咳嗽、咽痛、咽部充血、咽后壁淋巴滤泡增生等症状，但影像学检查可发现肺部有病变。

少数发展为重症肺炎的患者，除有肺炎症状以外，还会出现持续高热、呼吸困难、胸闷、心率增加等症状，危重患者会出现休克、呼吸衰竭、弥散性血管内凝血等症状。

四、诊断标准

（一）流行病学史

应根据流行病学史、临床表现和相关病原学检查综合判断[3]。流行病学史依据为：

① 在没有恰当个人防护的情况下，近8天内曾与确诊病例或疑似病例有密切接触（同住一室)；

② 在没有恰当个人防护的情况下，近8天内直接接触患者或感染者的排泄物、分

泌物及其他被污染的物品；

③ 近 8 天内在医院治疗、护理、抢救危重患者，以及进行气管插管、吸痰、咽拭子取标本等操作；

④ 发病前 8 天内曾到过腺病毒感染流行区域。

（二）病例定义

1. 疑似病例

① 发病前 8 天内与腺病毒感染确诊病例有密切接触，并出现发热、干咳等临床表现者；

② 发病前 8 天内曾到过腺病毒感染流行区域，并出现发热、干咳等临床表现者。

2. 临床诊断病例

① 发病前 8 天内与腺病毒感染病例密切接触；

② 发热伴咽干或咽痛，干咳；

③ 双侧或单侧颈部淋巴结肿大呈绿豆或黄豆大小；

④ 咽部充血，咽后壁淋巴滤泡增生，扁桃体表面覆有点状、片状灰白色分泌物；

⑤ 双肺听诊基本无干湿啰音，与影像学表现不一致；

⑥ 外周血白细胞正常、升高或降低，分类淋巴细胞比例降低，单核细胞比例升高；

⑦ 胸部影像学表现为结节状、斑片状、小片状或大片状实变影，部分出现胸腔积液。

符合以上①、②、③、④、⑥条者，临床诊断为腺病毒急性上呼吸道感染；全部符合者，诊断为腺病毒肺炎。

3. 确诊病例

临床诊断病例同时符合以下一种或几种实验室检查结果者：

① 咽拭子实时定量 PCR（realtime PCR）法检测腺病毒特异性核酸阳性；

② 血清腺病毒特异性 IgM 抗体阳性；

③ 取急性期与恢复期双份血清标本，后者的腺病毒特异性 IgG 抗体效价比前者有 4 倍及以上升高。

4. 重症腺病毒肺炎诊断标准

符合肺炎诊断标准并符合以下任何一项即可诊断：

① 持续高热（体温>39 ℃）超过 5 天，且伴有频繁而剧烈的刺激性咳嗽；

② 心率>100 次/分和（或）呼吸频率>30 次/分；

③ 肺部阴影进展迅速，阴影范围超过 1 个肺叶；

④ 动脉血氧分压（PaO_2）<70 mmHg，和（或）血氧饱和度（SpO_2）<90%，吸氧或面罩吸氧不能改善 PaO_2。

（三）鉴别诊断

腺病毒感染的临床表现与其他多种病原体引起的呼吸道感染性疾病类似，需要排除能够引起类似临床表现的其他疾病[3]。

需要将腺病毒感染与普通上呼吸道感染、流行性感冒、细菌性肺炎、肺炎支原体或衣原体肺炎、传染性非典型肺炎（SARS）、细菌性肺炎、其他病毒性肺炎、肺结核进行鉴别。

(四) 诊断须知

根据流行病学史、临床症状和体征、一般实验室检查、肺部影像学检查做出临床诊断。结合病原学检测阳性，排除其他表现类似的疾病，可确定诊断。

五、治 疗 措 施

目前尚无明确针对腺病毒的特效治疗方法。临床上以对症支持、提高机体免疫力和针对并发症的治疗为主。

1. 一般治疗与病情监测

患者卧床休息，注意维持水、电解质平衡，密切观察病情变化。定期复查血常规、尿常规、血电解质、肝肾功能、心肌酶谱、T淋巴细胞亚群（有条件时）和胸部影像学检查等。必要时查血气。

2. 对症治疗

① 对体温高于38.5 ℃者，给予冰敷、乙醇擦浴、降温毯等物理降温措施。对效果不佳者可予化学药物降温。② 对咳嗽剧烈者可给予镇咳药。③ 对大量出汗者注意补液及纠正水、电解质失衡。

3. 抗病毒治疗

目前尚无有循证医学证据的有效抗病毒药物。可考虑使用以下药物，早期应用可能有缩短病程、减轻症状的作用。① 利巴韦林静脉滴注，0.4～0.6克/次，隔12小时一次；② 干扰素喷鼻剂喷鼻腔，4次/天。个别患者使用利巴韦林可能出现恶心、呕吐等消化道症状，敏感体质者可出现轻度溶血性贫血。

4. 糖皮质激素治疗[5]

应用糖皮质激素的目的是抑制过强的免疫病理反应，减轻严重的炎症病理损伤。对符合下列之一者考虑应用糖皮质激素：① 持续高热，体温≥39 ℃，同时肺部影像学检查显示多发或大片实变和（或）阴影，短期内进展迅速；② 有明显呼吸窘迫，达到急性肺损伤或ARDS诊断标准。用法：成人推荐剂量为甲泼尼龙80～320 mg/d，具体剂量可根据病情及个体差异调整。应同时给予制酸剂和胃黏膜保护剂，并注意防止骨缺血性改变和继发感染，如细菌和（或）真菌感染。对结核患者须警惕原已稳定病灶的复发和扩散。

5. 免疫调节治疗

可酌情使用胸腺素、丙种球蛋白等非特异性免疫增强剂。

6. 抗菌药物的使用

对合并细菌感染者，根据病原可使用阿奇霉素或第三代头孢菌素等抗菌药物。

7. 中医中药治疗

早期可使用连花清瘟胶囊、银黄类制剂等口服中药制剂，也可使用痰热清、热毒宁、清开灵等静脉用制剂。

8. 危重型肺炎治疗

少数腺病毒肺炎病例病情急剧进展，出现Ⅰ型呼吸衰竭，可进展至急性肺损伤或ARDS，甚至死亡。因此，对重症患者必须严密动态观察，加强监护，及时给予呼吸支持，合理使用糖皮质激素，加强营养支持和器官功能保护，注意水、电解质和酸碱平衡，预防和治疗继发感染，及时处理并发症。

六、社区防控

目前国内尚无预防腺病毒的疫苗，严格隔离控制传染源、切断传播途径、保护易感人群、密切接触者追踪管理和加强个人防护是防控腺病毒感染的关键措施[6]。国际上腺病毒防控策略均以实验室监测病原的流行变异趋势和积极接种疫苗为主，无疫苗使用的国家可通过增加聚集人员接触距离、减少传染源在人群中的传播和告知聚集人员做好个人卫生等现场控制措施，有效控制呼吸道腺病毒的暴发[7]。

（一）控制传染源

腺病毒感染患者和隐性感染者是腺病毒最主要的传染源。因此，在腺病毒疫情防控中，对传染源的有效隔离控制和积极治疗，是预防腺病毒感染疫情的关键。

1. 加强疫情监控

尽早发现腺病毒感染疫情是制定防疫措施的基础。因此，各级医疗卫生单位必须健全疫情报告制度，特别是冬春季节，对有发热、咳嗽、咽痛等典型症状的患者要认真做好病史调查和登记，对有接触史、症状典型的相关人员要做好隔离监控措施。

2. 尽早隔离传染源

对疑似病例和确诊病例尽早隔离是控制腺病毒感染流行的有效措施之一。同时对密切接触腺病毒患者的人员要进行为期8天的医学观察，可酌情考虑给予患者服用连花清瘟胶囊等药物。有条件时可考虑全员病原学筛查，将检测阳性人员进行隔离；另外在疫情防控期间，减少甚至停止集体活动，扩大消毒范围，人员外出时戴口罩，互相保持2米及以上有效距离，勤洗手，注意个人卫生等可有效降低隐性感染者的传播概率。

（二）切断传播途径

腺病毒由呼吸道和眼结膜分泌物、粪便及尿排出体外，经空气飞沫、密切接触及粪-口途径从人传播到人。

因为腺病毒可以通过飞沫传播，因此，在腺病毒感染暴发区域要尽量减少或停办大型集会和娱乐活动，人员要尽量少去公共场所，咳嗽或打喷嚏时要用纸巾掩住口鼻，室内要经常开窗通风换气并进行空气消毒。同时要对腺病毒患者用过或接触过的衣物及用具进行暴晒或消毒处理，对患者住过的房间要彻底消毒，并进行通风换气。加强游泳池、公共浴池的卫生管理，严格执行卫生消毒制度。在疫情暴发流行期间，相关部门可根据疫情控制需要，暂时关闭游泳池、浴池等公共场所，以避免疫情扩散。

（三）保护易感人群

人群对腺病毒普遍易感，无症状感染相当普遍，患病后可获得长久免疫力，同型腺病毒引起二次感染的情况罕见。新兵训练营是腺病毒感染暴发的好发场所，主要原因是群体生活使得易感人群与传染源密切接触，病毒通过飞沫、饮食等传播变得更为容易。

目前国内尚无普遍使用的预防腺病毒的疫苗，因此，控制腺病毒，预防是关键。

（四）人员管理

1. 密切接触者管理

密切接触者是指在未采取有效防护的情况下，接触腺病毒确诊或高度疑似病例的人群，包括与病例共同生活或有过近距离接触的人员，直接接触过病例呼吸道分泌物、体液的人员，可能暴露于病例污染的环境或物体的人员，诊断、治疗或护理、探视腺病毒感染病例的人员等。

（1）接触者管理　可根据实际情况，对密切接触者进行指定场所集中医学观察或居家医学观察。医学观察期是指密切接触者与病例或污染物品等从最后一次接触之日起顺延至第 8 天结束。居家医学观察的密切接触者及同居所的人员不得随意外出，集中观察的密切接触者应分室居住。

（2）医学观察期间采取措施　每日对密切接触者的健康状况进行监测（早晚两次测试体温），医学观察期间，密切接触者如果出现急性发热或呼吸道症状，应立即将其送往定点医疗机构进行隔离治疗、采样和检测，并对与其有密切接触的全部人员进行医学观察。实施医学观察的工作人员应做好基本的个人防护。集中医学观察场所应配备必要的消毒设施、消毒剂和个人防护用品，认真做好本场所的清洁与消毒工作。

2. 送医转运

（1）腺病毒感染患者或疑似感染患者转运　当出现腺病毒感染患者或疑似感染患者时，应当立即将其转移到治疗区或者隔离区，然后再进行进一步的观察和治疗。

（2）腺病毒感染患者或疑似感染患者转运后终末消毒流程　腺病毒感染患者或疑似感染患者被转运后，隔离区必须进行终末消毒。在进行终末消毒前，消毒人员要做好相关的个人防护。

（五）做好个人及群体防护

① 经常开窗通风，保持室内空气新鲜。建议每天通风 2～3 次，每次不少于 30 分钟。

② 养成良好的卫生习惯，勤洗手，勤换洗衣物，勤晒被褥。不随地吐痰，咳嗽打喷嚏时注意遮蔽。不共用洗漱用品，不去卫生条件差、不规范的游泳池和浴池等场所。

③ 保持良好的生活习惯，多喝水，多吃水果和维生素 C 含量高的蔬菜，均衡饮食，适量增加蛋白质摄入量。

④ 注意防寒保暖，及时增减衣服；经常锻炼身体，劳逸结合，保证睡眠时间，以提高自身抵抗力。

⑤ 如果出现急性高热、头痛、鼻塞、咽痛、结膜红肿、明显咳嗽、流涕等上呼吸道感染症状，应戴口罩，避免与其他人近距离接触，并及早到医院接受诊断治疗。

⑥ 平时保持室内和周围环境清洁，在流行季节经常对礼堂、宿舍、食堂、浴室等密闭场所进行通风和预防性消毒。

⑦ 在流行季节开展腺病毒感染相关防控知识宣传。

（六）疫苗接种预防

当前仅有美国军队配备有针对腺病毒 4 型和 7 型的疫苗[4]，该疫苗仅用于 17～50 岁的军人及其他高危军人。疫苗为新型肠溶衣包装的口服片剂（4 型和 7 型各 1 片），须同时服用。可与其他任何疫苗同时接种，或在接种其他疫苗前后单独接种[8]。

七、参考文献

［1］人腺病毒呼吸道感染预防控制技术指南编写审定专家组．人腺病毒呼吸道感染

预防控制技术指南（2019 年版）[J]. 中华预防医学杂志，2019，53（11）：1088 - 1093.

[2] YAO L H，WANG C，WEI T L，et al. Human adenovirus among hospitalized children with respiratory tract infections in Beijing，China，2017—2018 [J]. Virol J，2019，16（1）：78.

[3] 全军传染病专业委员会，新突发传染病中西医临床救治课题组. 腺病毒感染诊疗指南 [J]. 解放军医学杂志，2013，38（7）：529 - 534.

[4] USA Centers for Disease Control and Prevention. Adenovirus vaccine information statements [EB/OL]. (2020 - 01 - 08)[2020 - 09 - 04]. https://www.cdc.gov/vaccines/hcp/vis/vis-statements/adenovirus.html.

[5] 中华人民共和国卫生部. 甲型 H1N1 流感诊疗方案（2010 年版）[EB/OL]. (2010 - 04 - 30)[2020 - 09 - 22]. http://www.nhc.gov.cn/zwgkzt/pyzgl1/201005/47250.shtml.

[6] 张锦海，王长军，曹勇平，等. 腺病毒感染防治手册 [M]. 苏州：苏州大学出版社，2017.

[7] 陈伟，王盛书，张文义，等. 国外呼吸道腺病毒流行病学特征及防控策略 [J]. 现代预防医学，2018，45（11）：1939 - 1942，1951.

[8] SANCHEZ J L，COOPER M J，MYERS C A，et al. Respiratory infections in the U. S. military：recent experience and control [J]. Clin Microbiol Rev，2015，28（3）：743 - 800.

第三节　埃博拉病毒病

一、概　述

埃博拉病毒病（Ebola virus disease，EVD）曾被称为埃博拉出血热，是由埃博拉病毒引起的一种严重的急性病毒性传染病[1]。易感者主要通过接触 EVD 患者或感染动物的血液、体液、分泌物和排泄物等而感染，常见症状包括发热、极度虚弱、呕吐、腹泻、厌食、头痛、腹痛、关节痛、肌肉痛和咽痛等，出血症状少见，约占 7%（即出血并非像肾综合征出血热那样是主要症状）[2]。病死率高，可达 50%～90%。本病于 1976 年在非洲首次被发现，主要在乌干达、刚果、加蓬、苏丹、科特迪瓦、南非、几内亚、利比里亚、塞拉利昂、尼日利亚等非洲国家流行[3]。

目前主要参考指南有原国家卫计委发布的《埃博拉出血热诊疗方案（2014 年第 1版）》《埃博拉出血热防控方案（第二版）》，以及 WHO、美国 CDC 的网上电子公告等。

二、流行病学

1. 传染源

EVD 患者是人际埃博拉病毒传播的重要传染源，一旦有原发病例发生，就具有主要在患者诊疗医院或患者家庭内传播的特征。现有研究表明，野生动物如蝙蝠、非人类灵长类动物等是埃博拉病毒的自然宿主，也是人类 EVD 疫情的源头，其他动物甚至家养动物如猪等也能感染埃博拉病毒。然而目前对埃博拉病毒的天然宿主、自然界循环方式及感染人类的机制还知之甚少。

2. 传播途径

接触传播是 EVD 最主要的传播方式，是导致该病在人间暴发流行的主要因素。患者血液、分泌物（如汗液、乳汁、唾液等）、呕吐物、排泄物（尿液、粪便）及其他体液均含有病毒，病毒具有高度的传染性，可以经破碎的皮肤或黏膜传染接触者。部分已康复的患者体液内仍能检测到埃博拉病毒。易感者也可因间接接触患者血液或体液污染的物品而感染。人接触被埃博位病毒感染的动物也能感染致病。

医源性传播（如使用未经彻底消毒的注射器）是 EVD 的传播途径之一。动物试验提示易感者吸入感染性的分泌物、排泄物亦可造成感染，但截至目前仍无足够证据表明自然状态下埃博拉病毒可经气溶胶传播，一般认为气溶胶传播的可能性较小。康复数月后的男性患者精液中仍能检测到埃博拉病毒，提示 EVD 存在性传播的可能性。

3. 易感人群

人类对埃博拉病毒普遍易感。易感者与患者接触的机会多少决定了发病概率的差异，下列人员是该病的高危人群：与家庭中患者接触者和陪护者，未采取正确及有效防护措施而为患者提供救治的医护人员，接触尸体及参加死亡患者葬礼者。

三、临床表现

1. 潜伏期

该病潜伏期为 2～21 天，一般为 8～10 天。尚未发现潜伏期患者有传染性[3]。人群普遍易感。

2. 典型症状

人体感染埃博拉病毒后可不发病或呈轻型，非重病患者发病后 2 周逐渐恢复。

典型病例急性起病，临床表现为高热、畏寒、头痛、肌痛、恶心、结膜充血及相对缓脉。2～3 天后可有呕吐、腹痛、腹泻、血便等表现，半数患者有咽痛及咳嗽。在发病初期，患者最显著的表现为低血压、休克和面部水肿。

病程 4～5 天进入极期，患者出现持续高热，感染中毒症状及消化道症状加重，可出现神志的改变，如谵妄、嗜睡等，有不同程度的出血，包括呕血、咯血、便血、血尿，以及结膜下、胃肠道、阴道及皮肤黏膜出血等。少数患者出血严重，多为病程后期继发弥漫性血管内凝血（DIC），并可因出血、肝肾功能衰竭及致死性并发症而死亡。

病程 5～7 天可出现麻疹样皮疹，以肩部、手心和脚掌多见，数天后消退并脱屑，部分患者可较长期地留有皮肤的改变。病毒持续存在于精液中，可引起睾丸炎、睾丸萎缩等迟发症。90% 的死亡患者在发病后 12 天内（一般为 7～14 天）死亡[4]。

四、诊断标准

（一）流行病学史

应根据流行病学史、临床表现和相关病原学检查综合判断[4]。流行病学史依据为：

① 发病前 21 天内，有在埃博拉传播活跃地区居住或旅行史；

② 发病前 21 天内，在没有恰当个人防护的情况下，接触过 EVD 患者的血液、体液、分泌物、排泄物或尸体等；

③ 发病前 21 天内，在没有恰当个人防护的情况下，接触或处理过来自疫区的蝙蝠或非人类灵长类动物。

（二）病例定义

1. 留观病例

符合上述流行病学史中的第②、③项中任何一项，并且体温＞37.3 ℃者；符合上述流行病学史中第①项，并且体温≥38.6 ℃者。

2. 疑似病例

符合上述流行病学史第②、③中任何一项，并且符合以下三种情形之一者：

① 体温≥38.6 ℃，出现严重头痛、肌肉痛、呕吐、腹泻、腹痛；

② 发热伴不明原因出血；

③ 不明原因猝死。

3. 确诊病例

留观病例或疑似病例经实验室检测符合下列情形之一者：

（1）核酸检测阳性 将患者血液等标本用 RT-PCR 等核酸扩增方法检测，结果为阳性。若核酸检测阴性，但病程不足 72 小时，应在达 72 小时后再次检测。

（2）病毒抗原检测阳性 采集患者血液等标本，用 ELISA 等方法检测病毒抗原，结果为阳性。

（3）分离到病毒 采集患者血液等标本，用 Vero、Hela 等细胞进行病毒分离，结果为阳性。

（4）血清特异性 IgM 抗体检测阳性 双份血清特异性 IgG 抗体阳转或恢复期效价较急性期有 4 倍及以上升高。

（5）病原学检测阳性 组织中病原学检测阳性。

（三）鉴别诊断

需要将 EVD 和以下疾病进行鉴别诊断：马尔堡出血热、克里米亚-刚果出血热、拉沙热和肾综合征出血热等病毒性出血热；伤寒；恶性疟疾；其他如病毒性肝炎、钩端螺旋体病、斑疹伤寒、单核细胞增多症等。

（四）诊断须知

感染早期的 EVD 临床诊断实际上可能比较困难，因为 EVD 的早期症状如发烧、头痛和虚弱等，无特异性（即并非埃博拉病毒感染所特有），与其他常见感染性疾病如疟疾和伤寒等相似。

临床上考虑病例可能为埃博拉病毒感染，必须与流行病学史相结合：出现提示 EVD 的症状，并在症状出现前 21 天内有可能的 EVD 暴露史或接触史。可能的暴露史或接触史包括：接触或暴露于 EVD 患者或 EVD 病死患者的血液、体液；接触或暴露于 EVD 患者或 EVD 病死患者的血液、体液污染过的物品；接触或暴露于受感染的果蝠和灵长类动物（猿或猴子）；接触或暴露于 EVD 康复者（一年内）的精液[5]。

如果有人表现出早期 EVD 症状，并有可能有 EVD 暴露史/接触史，应该立即将其隔离，并通知卫生行政部门与疾控中心，应采集患者的血样并进行检测以确认感染。实验室诊断必须在最大限度的生物防护条件下进行（病毒培养在 BSL-4 实验室、动物感染实验在 ABSL-4 实验室、未经培养的感染材料的操作在 BSL-3 实验室、灭活材料的操作在 BSL-2 实验室)[1]，可检测病毒 RNA 或病毒抗体，或者进行组织培养分离[6]。需要注意的是：病例在出现症状（通常是发热）后，体内病毒可能需要长达三天的时间才能达到可检测的水平[7]。即病程 72 小时内，即使采用实时荧光定量 RT-PCR 法，仍然不能排除埃博拉病毒感染。事实上，有不少 EVD 患者都是实验室第 2 次检测出阳性的[2]。实验室检测呈阳性意味着埃博拉病毒感染已得到确认，需要进行公共卫生调查，包括追踪所有可能接触过的接触者。

中国的首例 EVD 病例，应由国家卫健委组织国家级临床专家组，根据病例的流行病学史、临床症状和体征、中国疾病预防控制中心实验室检测和相关实验室平行检测结果等，按照《埃博拉出血热相关病例诊断和处置路径》（国卫发明电〔2014〕44 号）和《埃博拉出血热诊疗方案》（国卫发明电〔2014〕39 号）进行诊断。

五、治 疗 措 施

目前仍没有特异有效的抗埃博拉病毒药物，尚无特异性治疗措施。根据多个国际组织在西非运行"埃博拉治疗中心"（Ebola Treatment Center，ETC）的经验，目前主要是对症治疗和支持治疗，注意维持水、电解质平衡，预防和控制出血，控制继发感染，治疗肾功能衰竭和出血、DIC 等并发症。如果患者来自疟疾高流行区，在不能完全排除疟疾时须同步进行抗疟治疗[2]。

1. 支持和对症治疗

患者卧床休息，进食少渣、易消化半流质食物，保证充分热量，控制体温等。有一定证据表明，早期补液，维持水、电解质和酸碱平衡治疗，可明显提高存活率。可使用平衡盐液，维持有效血容量；加强胶体液如白蛋白、低分子右旋糖酐等补充，维持血压，预防和治疗低血压、休克。治疗出血，进行止血和输血，用新鲜冰冻血浆补充凝血因子，预防 DIC。应减少不必要的有创操作，严格无菌操作，及时发现继发感染。一旦患者发生继发感染，应早期经验性应用抗菌药物。治疗肾功能衰竭，必要时行血液净化治疗。及时行氧疗等，维持呼吸功能，治疗呼吸衰竭。可应用甘草酸制剂等进行保肝抗感染治疗[4]。

2. 单克隆抗体治疗

2014 年 8 月 29 日《自然》杂志发表的结果显示，美国马普生物制药公司与美国国家卫生研究院、美国军方和加拿大公共卫生局共同在猴子身上做药物试验，治愈了 18 只全部感染埃博拉病毒的猴子，实验疗效达到百分之百[8]。该药物即三联单克隆抗体（ZMapp），虽未经过人体学试验，但已被批准在紧急状态下用于 EVD 患者的治疗。目前已有 7 人接受此治疗，5 人获得较好疗效。

3. 恢复期血清治疗

此治疗方法是指从恢复期患者或康复者体内提取含埃博拉病毒抗体的血浆，将其输给患者。恢复期血清治疗法尚存在争议，曾在小范围内应用，虽似有较好的效果，但和 ZMapp 一样亦无数据支持其大规模使用的效果，还有待于在应用时机、不良反应等方面做进一步观察，因此目前难以推广应用。

值得注意的是，由于EVD传染性极强，常缺乏足够的实验室检查支撑，医生仅凭临床症状难以做出准确判断，对电解质的具体水平、酸碱失衡状况、失水程度、凝血功能、肝肾等重要器官功能状况等全身情况难以精准评估，但应尽可能避免误用药物[2]。

六、社区防控

（一）疫区预防

EVD一般较为罕见，在撒哈拉以南的非洲地区存在人际传播并偶有暴发。接触传播是EVD最主要的传播途径，即易感者通过接触EVD患者和感染动物的血液、体液、分泌物、排泄物及其污染物等感染。病例感染场所主要为医疗机构和家庭，医护人员、患者家属或其他密切接触者在治疗、护理或处理患者尸体的过程中，如果没有严格的防护措施，容易受到感染。EVD被认为在疫区某些动物种群中传播率很低，但人们在接触这些受感染的动物后可能会感染，并导致人与人之间的传播。在一般商务活动、旅行、社会交往和普通工作场所，EVD感染风险低[3]。

埃博拉疫苗已在几内亚、刚果、乌干达等国进行了大批量人群接种，已被证实能提供抵御疾病的高度保护效果。因疫苗供应量问题，目前采取的是"包围接种"策略，即以感染者为中心画圈，涵盖近期与感染者直接或间接接触的高风险人群，以形成免疫圈，阻断病毒传播[9]。

当到受EVD影响的疫区生活或旅行时，除了接种疫苗外，可用下列措施来保护自己并防止该病传播[10]。

① 避免接触他人的血液和体液（如尿液、粪便、唾液、汗液、呕吐物、母乳、精液和阴道液）；

② 避免接触埃博拉病毒感染者的血液或体液接触过的物品（如感染者的衣服、床上用品、针具和医疗设备）；

③ 避免参加要求处理EVD患者尸体的葬礼或葬礼仪式；

④ 避免与当地的蝙蝠或非人灵长类动物接触，并避免从这些动物或其他动物及不明来源的肉中获取血液、体液或生肉等；

⑤ 避免与曾患有EVD的人员的精液接触，除非确认病毒已从精液中消失；

⑥ 从埃博拉疫区返回后，监测健康状况21天，如果出现疑似EVD症状，立即就医并如实告知医生。

（二）人员管理

1. 来自疫区人员的追踪管理

对来自疫区或21天内有疫区旅行史的人员，参照《埃博拉出血热疫区来华（归国）人员健康监测和管理方案》[3]的要求，卫健委等卫生管理部门应协调相关部门做好追踪、随访，随访截止时间为该人员离开疫区满21天。

2. 密切接触者管理

密切接触者是指直接接触EVD病例或者疑似病例的血液、体液、分泌物、排泄物的人员，如与病例共同居住，陪护、诊治、转运患者及处理尸体的人员。对密切接触者进行追踪和医学观察。医学观察期限为自最后一次与病例或污染物品等接触之日起至第

21 天结束。医学观察期间密切接触者一旦出现发热等症状，要立即将其进行隔离，并采集标本进行检测。具体参见《埃博拉出血热病例密切接触者判定与管理方案》[3]。

3. 病例的诊断、转运和隔离治疗

医疗机构一旦发现留观病例或疑似病例，应当将病例转运至符合条件的定点医院隔离治疗，转运工作参照《关于印发埃博拉出血热病例转运工作方案的通知》（国卫发明电〔2014〕43 号）要求执行。出入境检验检疫部门发现留观病例后，按照相关规定做好病例转运工作。

对留观病例、疑似病例和确诊病例应当在发现的 2 小时内通过传染病报告信息管理系统进行网络直报，疾病名称选择"其他传染病"中的"埃博拉出血热"。

（三）病例处置流程

1. 留观病例处置

① 对符合前述流行病学史第②、③项的留观病例，按照确诊病例的转运要求转至定点医院单人单间隔离观察，动态监测体温，密切观察病情。及时采集标本，按规定在定点医院达到生物安全 2 级防护水平的实验室相对独立区域内进行临床检验，并按规定送疾病预防控制中心进行病原学检测[3]。

对符合下列条件之一者可解除留观：体温恢复正常，核酸检测结果阴性；发热已超过 72 小时，核酸检测结果阴性；仍发热但不足 72 小时，第一次核酸检测阴性，待发热达 72 小时后再次进行核酸检测，结果阴性。

② 对仅符合前述流行病学史第①项标准的留观病例，按照标准防护原则转运至定点医院单人单间隔离观察，动态监测体温，密切观察病情[3]。

对符合下列条件之一者可解除留观：诊断为其他疾病者，按照所诊断的疾病进行管理和治疗；体温在 72 小时内恢复正常者；发热已超过 72 小时，而且不能明确诊断为其他疾病者，进行核酸检测，结果阴性。

2. 疑似病例处置

将疑似病例按照确诊病例的转运要求转至定点医院单人单间隔离观察治疗。及时采集标本，按规定在定点医院达到生物安全 2 级防护水平的实验室相对独立区域内进行临床检验，并按规定送疾病预防控制中心进行病原学检测[3]。

① 病原学检测阳性，转为确诊病例，进行相应诊疗；

② 若发热已超过 72 小时，采样进行病原学检测，对阴性者排除诊断，解除隔离；

③ 若发热不足 72 小时，病原学检测阴性，须待发热达 72 小时后再次进行病原学检测，对仍阴性者排除诊断，解除隔离。

3. 确诊病例解除隔离治疗的条件

对连续两次血液标本核酸检测阴性者，临床医师可视患者实际情况，安排其适时出院[3]。

（四）医院感染控制

接触或可能接触埃博拉出血热留观病例、疑似病例或确诊病例及其污染环境的所有人员均应做好个人防护，具体方法见中国疾病预防控制中心发布的《埃博拉出血热个人防护指南》（第二版）[11]。

对于留观病例、疑似病例和确诊病例均要采取严格的消毒隔离管理措施，做好医院感染预防与控制工作。按照《医院感染管理办法》《医疗废物管理条例》《医疗卫生机构医疗废物管理办法》《埃博拉出血热诊疗方案》的要求，加强个人防护，严格对患者的血液、体液、分泌物、排泄物及其污染的医疗器械等物品和环境进行消毒，并按照规定做好医疗废物的收集、转运、暂时贮存，交由医疗废物集中处置单位处置。

在患者死亡后，应当尽量减少尸体的搬运和转运。应将尸体消毒后用密封防渗漏物品双层包裹，及时焚烧。需要做尸体解剖时，应当按照《传染病病人或疑似传染病病人尸体解剖查验规定》执行。

定点医院和疾控机构开展留观病例和疑似病例的诊断、治疗和标本检测工作，其中定点医院负责病例的隔离治疗管理和标本采集工作。采集标本人员应当做好个人防护，标本应当置于符合国际民航组织规定的 A 类包装运输材料之中，按照《可感染人类的高致病性病原微生物菌（毒）种或样本运输管理规定》要求运输至具有从事埃博拉病毒相关实验活动资质的实验室。

七、参考文献

［1］World Health Organization. Ebola virus disease：background and summary［EB/OL］.（2015－01－26）［2020－09－23］. https：//www. who. int/csr/don/2014_04_ebola/en/.

［2］毛青，杨智清，陈盛，等. 从埃博拉出血热到埃博拉病毒病：更新认识、科学救治［J］. 第三军医大学学报，2015，37（4）：227－281.

［3］中华人民共和国国家卫生和计划生育委员会. 埃博拉出血热防控方案（第二版）［EB/OL］.（2014－08－15）［2020－09－04］. http：//www. nhc. gov. cn/jkj/s3577/201408/4df4931fb9174219813f3fcd0f54f65e. shtml.

［4］中华人民共和国国家卫生和计划生育委员会. 埃博拉出血热诊疗方案（2014 年第 1 版）［EB/OL］.（2014－10－20）［2020－09－04］. http：//www. nhc. gov. cn/yzygj/s3593g/201410/d500ae64e68e48ca99ffcb30a0b3777a. shtml.

［5］Centers for Disease Control and Prevention. Ebola（Ebola virus disease）：diagnosis［EB/OL］.（2018－03－14）［2020－09－04］. https：//www. cdc. gov/vhf/ebola/diagnosis/index. html.

［6］Government of UK. Ebola：overview，history，origins and transmission［EB/OL］.（2017－12－15）［2020－09－04］. https：//www. gov. uk/government/publications/ebola-origins-reservoirs-transmission-and-guidelines.

［7］Centers for Disease Control and Prevention. Interim guidance for specimen collection，transport，testing，and submission for persons under investigation（PUIs）for Ebola virus disease（EVD）in the United States［EB/OL］.（2015－01－26）［2020－09－04］. http：//www. cdc. gov/vhf/ebola/healthcare-us/laboratories/specimens. html.

［8］QIU X G，WONG G，AUDET J，et al. Reversion of advanced Ebola virus disease in nonhuman primates with ZMapp［J］. Nature，2014，514（7520）：47－53.

［9］World Health Organization. Strategic Advisory Group of Experts（SAGE）on immunization interim recommendations on vaccination against ebola virus disease (EVD) [EB/OL]. (2019 - 05 - 07)[2020 - 09 - 04]. https://www. who. int/immunization/policy/position_papers/interim_ebola_recommendations_may_2019. pdf.

[10] Centers for Disease Control and Prevention. Ebola (Ebola virus disease): prevention [EB/OL]. (2019 - 01 - 30)[2020 - 09 - 04]. https://www. cdc. gov/vhf/ebola/prevention/index. html.

[11] 中国疾病预防控制中心. 埃博拉出血热个人防护指南（第二版）[EB/OL]. (2014 - 09 - 06)[2020 - 09 - 04]. http://www. chinacdc. cn/jkzt/crb/qt/ablcxr/jszl_2273/201409/t20140906_104250. html.

第四节 寨卡病毒病

一、概述

寨卡病毒病（Zika virus disease，ZVD）是由寨卡病毒（Zika virus，ZIKV）感染引起的一种急性传染病，其临床特征为发热、皮疹、关节肌肉痛和结膜炎等，伊蚊是其主要传播媒介[1]。寨卡病毒最早于 1947 年在乌干达被发现，近年来在巴西等中南美洲地区广泛流行，并与新生儿小头畸形和吉兰-巴雷综合征（Guillain-Barré syndrome，GBS）等并发症有关，引起全球广泛关注。我国存在白纹伊蚊及埃及伊蚊等传播媒介，有继续发生输入性病例和引发本地流行的风险。

目前主要指南有中国专家编写的《寨卡病毒病防治中国专家共识（2019）》[1]，WHO 和美国 CDC 发布的筛查、诊断、治疗、预防和病人管理等方面的指南。

二、流行病学

1. 传染源

该病传染源主要包括患者、无症状感染者和受感染寨卡病毒的非人灵长类动物。

2. 传播途径

该病传播途径主要有蚊媒传播、性传播、母婴传播等。伊蚊叮咬是主要传播途径，伊蚊通过叮咬寨卡病毒感染者而被感染，病毒在伊蚊体内繁殖富集到唾液腺，伊蚊再通过叮咬的方式将病毒传染给健康人。埃及伊蚊是主要传播媒介。文献报道，患者在寨卡病毒感染症状出现后 44 天内可通过性行为传播寨卡病毒；孕妇感染寨卡病毒后可通过胎盘传播给胎儿，分娩过程中也可传播。

3. 易感人群

人群对该病普遍易感。曾感染过寨卡病毒的人可能对再次感染具有免疫力。

三、临床表现

1. 潜伏期

该病潜伏期为 3～14 天，一般为 7 天。

2. 典型症状

人感染寨卡病毒后，仅 20%～25% 出现症状，且症状较轻，主要表现为发热（多为中低度发热）、皮疹（多为斑丘疹）、非化脓性结膜炎，可伴有全身乏力、头痛、肌肉和关节痛；少数病例可有眼眶后疼痛、腹痛、腹泻、黏膜溃疡、恶心和呕吐、皮下出血；罕见表现有血性精液、睾丸炎和附睾炎、听力障碍等。重症病例少见，可表现为脑炎/脑膜炎、吉兰-巴雷综合征、急性播散性脑脊髓炎和呼吸窘迫综合征、心力衰竭、严重血小板减少症等。

孕妇在妊娠期间感染寨卡病毒，可能导致胎盘功能不全、胎儿宫内发育迟缓、死胎，以及新生儿小头畸形、角膜炎、肌张力亢进、反射亢进和易激惹等[7]。婴儿如果有先天性寨卡病毒感染，出生后头部生长发育缓慢，可形成后天小头症。

寨卡病毒病是一种自限性疾病，病程通常持续一周，但关节痛可持续一个月。重症病例与死亡病例较少，一般预后良好。

四、诊断标准

（一）诊断原则

应根据流行病学史、临床表现和相关实验室检查结果进行综合判断，确诊需要提供病原学检测结果。

（二）诊断标准

1. 疑似病例

① 发病前 14 天内在寨卡病毒病流行地区旅行、居住，或与确诊病例、临床诊断病例有过性接触，有难以用其他原因解释的发热、皮疹、结膜炎或关节痛等临床表现；

② 孕期感染寨卡病毒母亲所生的新生儿；

③ 来自寨卡病毒病流行地区、已知或怀疑其胎儿存在先天性脑畸形的孕妇。

2. 临床诊断病例

疑似病例，并且寨卡病毒 IgM 抗体检测阳性。

3. 确诊病例

疑似病例或临床诊断病例经实验室检测符合下列情形之一者：

① 寨卡病毒核酸检测阳性；

② 体内分离出寨卡病毒；

③ 恢复期血清寨卡病毒中和抗体阳转或者效价较急性期呈 4 倍及以上升高，同时排除登革病毒、基孔肯雅病毒等其他常见黄病毒感染。

（三）鉴别诊断

需要和以下疾病进行鉴别诊断[1,8]：登革热、基孔肯雅热、黄热病、西尼罗热、钩端螺旋体病、疟疾等。以上疾病的鉴别主要依据实验室病原学检测结果。

五、治疗措施

至今尚无针对寨卡病毒病的特效治疗方法，成人患者一般症状较轻，主要对其采用综合对症治疗措施。

1. 一般治疗[8-9]

对急性期患者，强调尽早卧床休息。注意对患者神志、体温、脉搏、呼吸、血压等生命体征的观察。患者的饮食以流质或半流质为宜，食物应富于营养并容易消化。患者要保持皮肤和口腔清洁，以免继发细菌、真菌感染。注意维持患者水、电解质平衡。对高热、腹泻者，尽可能先给予口服补液，一般不用抗菌药物。

2. 对症治疗[8]

对高热者的治疗应以物理降温为主，在急性发热期，对高热患者可以应用退热药，如对乙酰氨基酚口服，成人用法为 250～500 毫克/次，每日 3～4 次；儿童用法为每次 10～15 mg/kg，可间隔 4～6 小时 1 次，24 小时内不超过 4 次。对伴有关节痛的患者可使用布洛芬（口服），成人用法为 200～400 毫克/次，4～6 小时 1 次；儿童用法为每次 5～10 mg/kg，每日 3 次。对伴有结膜炎的患者可使用重组人干扰素-α滴眼液，1～2 滴/次，每日 4 次。

3. 病原治疗

寨卡病毒病患者恢复期血清中含有大量的中和抗体。试验研究显示，将患者恢复期血清注射至孕期小鼠，可抑制寨卡病毒在小鼠体内的复制及鼠胎神经细胞死亡，结果提示特异性中和抗体有治疗寨卡病毒病的前景。

4. 重症病例治疗

（1）脑炎的治疗　对脑炎患者的治疗要注意降温、给予吸氧、控制静脉补液量和补液速度。人工亚冬眠疗法可防止脑水肿患者发生脑疝。甘露醇、利尿剂静脉滴注可减轻脑水肿。对抽搐者可用安定缓慢静脉注射。对呼吸中枢受抑制者应及时使用人工呼吸机。糖皮质激素可抑制炎症反应并减轻血管通透性，使脑组织炎症、水肿和出血减轻。脑水肿的治疗目标是降低颅内压，保持充分的脑灌注以避免进一步缺血缺氧，预防脑疝发生。

（2）吉兰-巴雷综合征的治疗　在患者病程早期，可用糖皮质激素、大剂量丙种球蛋白及神经营养药物等对症、支持治疗。对有呼吸功能障碍者，要保持其呼吸道通畅，促进排痰，防止继发感染，在患者发生呼吸衰竭时立即给予呼吸机辅助通气，必要时给予血浆置换治疗。患者的肢体关节应保持功能位，防止关节挛缩变形等。在病程后期，对患肢及腰背部肌肉进行推拿、按摩及肌力训练，还可以给予电刺激及高压氧治疗等。

（3）心脏损伤的治疗　患者出现明显心律失常或心力衰竭时，应卧床休息，持续低中流量吸氧，保持大便通畅，限制静脉输液的量及速度。患者存在房性或室性早搏时，根据情况给予患者抗心律失常药物治疗；患者发生心衰时，首先予利尿处理，保持其每日液体负平衡在 500～800 mL。

六、社区防控

目前尚无寨卡病毒病疫苗。及时发现和控制输入病例、防止由输入病例引起本地传播是防控的目标。预防控制的重点是传染源发现和管理，以及媒介伊蚊密度的控制[1]。

（一）传染源发现与管理

卫生检疫部门做好来自疫情发生国家和地区人员的体温筛查等工作，及时发现可疑病例，防止疫情输入，并通报卫生部门，共同做好疫情调查和处置工作。

各级医疗机构要提高防范意识，及时发现寨卡病毒感染病例和疑似病例，并立即采取防蚊隔离治疗，避免疫情扩散。对于分娩新生儿出现小头畸形的产妇，如果有可疑流行病学史，须考虑寨卡病毒感染的可能。

救治医院在收治寨卡病毒病病例时，应采取标准防护措施和防蚊隔离措施，防止该病在医院内传播。病例的尿液、唾液及其污染物的处理按照《医院感染管理办法》和《医疗废物管理条例》等相关规定执行。

（二）蚊媒控制措施

WHO 建议针对埃及伊蚊和白纹伊蚊的活动时间、活动范围、产卵地等进行全生命周期灭蚊措施[10]。

需要做好蚊媒密度监测[1,10]。在我国伊蚊活跃季节，当一个地区蚊媒密度超过预警水平即媒介伊蚊布雷图指数及诱蚊诱卵器指数超过 20 后，应立即开展灭蚊活动，清除室内外各种媒介伊蚊的滋生地，迅速将伊蚊密度控制在安全水平内。当有寨卡病毒病病例出现时，如核心区（以疫点为圆心 200 米半径范围内）布雷图指数或诱蚊诱卵指数≥5，警戒区（核心区外展 200 米半径范围）≥10 时，启动应急媒介伊蚊控制。

媒介伊蚊应急控制要点包括：做好社区动员[10]，开展爱国卫生运动，做好蚊虫滋生地清理工作；指导群众做好个人防护；采取精确的疫点应急成蚊杀灭；根据媒介伊蚊抗药性监测结果指导用药，加强科学防控等。通过采取综合性的媒介伊蚊防控措施，迅速将布雷图指数或诱蚊诱卵器指数控制在 5 以下。

环境防蚊措施包括安装纱门、纱窗，清除蚊虫滋生环境；个人防蚊措施包括使用蚊帐、穿长袖衣裤、涂抹驱避剂等[10]。疫区的孕妇可使用对孕妇安全的驱蚊水或采用上述措施[10]。

（三）健康教育

做好前往流行区旅行者或居住的中国公民及从流行地区归国人员的宣传教育和健康提示，必要时发布旅行警示。对重点人群开展健康教育工作，商务、旅游、学习交流等人员前往寨卡病毒病流行区，要加强蚊媒防护措施，使用防蚊液、蚊帐及穿着浅色长袖服装等，尽可能防止蚊虫叮咬。若怀疑可能感染寨卡病毒，应及时就医，主动报告旅行史，并接受医学随访。

孕妇及准备怀孕的女性应尽量避免前往寨卡病毒病流行区，如果确需赴这些国家或地区，应严格做好个人防护措施，防止蚊虫叮咬[4]。孕妇管理可参照美国 CDC 指南[5]。

鉴于寨卡病毒可通过性行为传播，WHO 和美国 CDC 均发布相关指南，建议去过疫区的男性与怀孕/未怀孕性伴进行性行为时应长期正确使用安全套[3,6]。对疫区有备孕意愿的夫妻进行宣教，夫妻怀孕前应进行安全性行为，并就何时怀孕做出正确选择[3]。无怀孕意向的妇女在进行不安全性行为后应能获得紧急避孕服务和咨询[3]。孕妇应采取安全性行为或禁止孕期性行为[3]。从疫情活跃地区归国的男性和女性应当分别至少在 6 个月和 2 个月（WHO 建议 6 个月）内采取安全性行为[3,11]。从疫情活跃地区归国的夫妻如果有备孕意向，应至少等待 6 个月[3]。

（四）新生儿及婴幼儿宫内可疑暴露后并发症的筛查、评估及管理

妇女在孕期感染寨卡病毒后，分娩的新生儿会出现小头畸形、痉挛、易怒、脑干功能障碍等并发症。为对孕期疑似或确认感染寨卡病毒的妇女分娩的新生儿及婴幼儿可能出现的并发症进行筛查、评估与管理，WHO 于 2016 年 8 月发布相关指南[2]。主要建

议如下：生产后 24 小时内测量婴儿头围；应确认产妇怀孕期间是否感染寨卡病毒；应检查婴儿是否出现颅面不相称；对出现原发性小头畸形或颅面不相称的婴儿，应考虑进行神经影像学检查；对患先天性寨卡病毒综合征的婴儿，应进行全面的神经发育评估；对患先天性寨卡病毒综合征的婴儿，应在其 1、3、6、9、12、18、24 月龄时进行随访等。

七、参考文献

［1］中华医学会热带病与寄生虫学分会，中华医学会感染病学分会．寨卡病毒病防治中国专家共识（2019）［J］．传染病信息，2019，32（1）：1－7．

［2］World Health Organization. Screening，assessment and management of neonates and infants with complications associated with Zika virus exposure in utero［EB/OL］.（2016－08－30）［2020－09－23］. https：//apps. who. int/iris/bitstream/handle/10665/204475/WHO_ZIKV_MOC_16.3_eng. pdf.

［3］World Health Organization. Prevention of sexual transmission of Zika virus：Interim guidance update［EB/OL］.（2016－09－06）［2020－09－23］. https：//apps. who. int/iris/handle/10665/204421.

［4］ODUYEBO T，POLEN K D，WALKE H T，et al. Update：interim guidance for health care providers caring for pregnant women with possible zika virus exposure-united states（including U. S. territories），July 2017［J］. Morb Mortal Wkly Rep，2017，66（29）：781－793.

［5］PETERSEN E E，STAPLES J E，MEANEY-DELMAN D，et al. Interim guidelines for pregnant women during a zika virus outbreak—United States，2016［J］. Morb Mortal Wkly Rep，2016，65（2）：30－33.

［6］OSTER A M，RUSSELL K，STRYKER J E，et al. Update：interim guidance for prevention of sexual transmission of Zika virus—United States，2016［J］. Morb Mortal Wkly Rep，2016，65（12）：323－325.

［7］RASMUSSEN S A，JAMIESON D J，HONEIN M A，et al. Zika virus and birth defects—reviewing the evidence for causality［J］. N Engl J Med，2016，374（20）：1981－1987.

［8］中华人民共和国国家卫生和计划生育委员会．寨卡病毒病诊疗方案（2016 年第 2 版）［EB/OL］.（2016－03－29）［2020－09－07］. http：//www. nhc. gov. cn/yzygj/ylyx-jg/201603/2b62879541744da2a02a393d716a4238. shtml.

［9］中华医学会感染病学分会，中华医学会热带病与寄生虫学分会，中华中医药学会急诊分会．中国登革热临床诊断和治疗指南［J］．传染病信息，2018，31（5）：385－392.

［10］World Health Organization. Vector control operations framework for Zika virus［EB/OL］.（2016－09－01）［2020－09－23］. https：//apps. who. int/iris/bitstream/handle/10665/207481/WHO_ZIKV_VC_16.4_eng. pdf.

［11］MEAD P S，DUGGAL N K，HOOK S A，et al. Zika virus shedding in semen of symptomatic infected men［J］. N Engl J Med，2018，378（15）：1377－1385.

第五节　中东呼吸综合征

一、概　述

中东呼吸综合征（Middle East respiratory syndrome，MERS）是 2012 年 9 月在沙特阿拉伯发现的，由一种新型冠状病毒引起的发热呼吸道疾病[1]。WHO 将该冠状病毒命名为中东呼吸综合征冠状病毒（Middle East respiratory syndrome coronavirus，MERS-CoV）。该病症状与严重急性呼吸综合征（SARS）类似，严重者可表现为肺炎伴急性呼吸窘迫综合征、感染性休克及多器官衰竭，最终可能导致死亡[2]。该病的病死率超过 30%，远高于 SARS 的 10%[3]。该病自 2012 年被发现以来，已波及 27 个国家和地区，其中中东地区为疫情高发区。全球绝大多数病例来自沙特阿拉伯，其次为韩国。该病为人畜共患病毒性疾病，单峰骆驼在人感染的过程中扮演着至关重要的角色。医疗机构及家庭聚集性病例说明该病毒具备有限人传人的能力，其中医院感染是导致该病暴发的主要原因[2]。但尚无证据表明该病毒具有持续人传人的能力[4]。

目前主要参考指南有原国家卫计委发布的《中东呼吸综合征病例诊疗方案（2015年版）》[5]《中东呼吸综合征医院感染预防与控制技术指南（2015 年版）》[4]《中东呼吸综合征疫情防控方案（第二版）》[6]，以及 WHO、CDC 的网上电子公告等。

二、流行病学

1. 传染源

目前，中东呼吸综合征传染源尚不完全明确。在中东地区，传染源可能为单峰骆驼和中东呼吸综合征患者，在其他国家和地区，传染源为中东呼吸综合征患者。

2. 传播途径

中东呼吸综合征的传染途径尚不完全清楚。动物与人之间的可能传播方式：受感染动物可通过鼻腔和眼睛分泌物、粪便、奶和尿排出病毒，在其组织器官和肌肉也可发现病毒存在。人与人可能主要通过无防护的密切接触进行传播：直接接触，包括近距离呼吸道飞沫传播；接触患者的排泄物、污染物。

3. 易感人群

人群对该病普遍易感。研究表明，与骆驼有密切接触的人（如农场工人、屠宰场工人和兽医等）感染该病毒的风险较大；患有糖尿病、肾衰、慢性肺部疾病和免疫功能低下者易发展为中东呼吸综合征重症病例。

三、临床表现

1. 潜伏期

该病潜伏期为 2～14 天。中东地区流行病学调查显示中位潜伏期为 5.5 天，韩国为 7 天[7]。

2. 典型症状[5,8]

中东呼吸综合征冠状病毒的临床表现各异，可从无症状感染到表现为急性呼吸窘迫综合征的严重肺炎、脓毒性休克和多器官衰竭，直至死亡。最常见的早期迹象和更严重感染的症状包括发热、寒战、肌痛、咳嗽和呼吸困难[9]。部分病例还存在恶心、呕吐和腹泻等胃肠症状。多达15％的入院病例可能并不会出现发热[10]。快速发展为重症肺炎和呼吸衰竭的情况通常发生在感染第一周（从住院到启用 ICU 机械通气设备的中间值是 2 天）。实验室检验结果异常包括白细胞减少、淋巴细胞球减少、血小板减少和转氨酶升高。合并感染其他呼吸道病毒和细菌性病原体的情况也有报告。

年龄大于 65 岁、肥胖、患有其他疾病（如肺部疾病、心脏病、肾病、糖尿病、免疫功能缺陷等）为重症高危因素。

部分病例可无临床症状或仅表现为轻微的呼吸道症状，无发热、腹泻和肺炎等症状。

四、诊断标准

（一）疑似病例

原国家卫计委发布的《中东呼吸综合征病例诊疗方案（2015 年版）》[5]对疑似病例的定义如下：

患者符合流行病学史和临床表现，但尚无实验室确认依据。

1. 流行病学史

发病前 14 天内有中东地区和疫情暴发地区的旅游史或居住史，或与疑似病例、临床诊断病例、确诊病例有密切接触史。

2. 临床表现

患者有难以用其他病原感染解释的发热，伴呼吸道症状。

WHO 于 2019 年在发布的指南中对疑似患者进行如下定义，符合任一条件者即可定义为疑似病例[8]：

① 在无中东呼吸综合征冠状病毒检测结果、检测结果为阴性或者不确定时，出现急性呼吸道感染伴发热、肺实质病变（比如肺炎或者急性呼吸窘迫综合征），并且与实验室确诊病例有直接流行病学关联；

② 中东呼吸综合征冠状病毒检测结果不确定，并且近期有中东地区和疫情暴发地区的旅游史或居住史，出现无法完全用其他病原学解释的急性呼吸道感染伴发热、肺实质病变（比如肺炎或者急性呼吸窘迫综合征）；

③ 中东呼吸综合征冠状病毒检测结果不确定，出现任意程度的急性呼吸道感染，并且与实验室确诊病例有直接流行病学关联。

（二）临床诊断病例

① 满足疑似病例标准，仅有实验室阳性筛查结果（如仅呈单靶标 PCR 或单份血清抗体阳性）的患者；

② 满足疑似病例标准，因仅有单份采集或处理不当的标本而导致实验室检测结果阴性或无法判断结果的患者。

（三）确诊病例

符合下述 4 项之一，可确诊为中东呼吸综合征实验室确诊病例：

① 至少双靶标 PCR 检测阳性；

② 单个靶标 PCR 阳性产物，经基因测序确认；

③ 从呼吸道标本中分离出 MERS-CoV；

④ 恢复期血清中 MERS-CoV 抗体较急性期血清抗体水平阳转或呈 4 倍及以上升高。

（四）鉴别诊断

主要将中东呼吸综合征与流感病毒、SARS 冠状病毒等呼吸道病毒和细菌等所致的肺炎进行鉴别。

（五）诊断须知

在 2019 年发布的指南[8]中，WHO 针对严重急性呼吸道感染患者的早期发现，特别强调：中东呼吸综合征冠状病毒感染的威胁生命的表现形式包括重症肺炎、急性呼吸窘迫综合征、脓毒症和脓毒性休克。及早辨识这些临床综合征，就可以及时启动感染预防和控制、治疗工作。

五、治疗措施

目前尚无针对中东呼吸综合征的特异性治疗药物，主要以对症治疗和支持疗法为主。

（一）基本原则

1. 根据病情严重程度评估确定治疗场所[5]

疑似病例、临床诊断病例和确诊病例应在具备有效隔离和防护条件的医院接受隔离治疗；危重病例应尽早入重症监护室（ICU）接受治疗。病例的转运过程中须严格采取隔离防护措施。

2. 一般治疗与密切监测

① 嘱患者卧床休息，维持水、电解质平衡，密切监测患者病情变化；

② 患者定期复查血常规、尿常规、血气分析、血生化及胸部影像；

③ 根据患者氧饱和度的变化，及时给予有效氧疗措施，包括鼻导管、面罩给氧，必要时应进行无创或有创通气等措施。

3. 抗病毒治疗

目前尚无明确有效的抗中东呼吸综合征冠状病毒药物。体外试验表明，利巴韦林和干扰素-α 联合治疗，具有一定抗病毒作用，但临床研究结果尚不确定。可在患者发病早期试用抗病毒治疗，使用过程中应注意药物的副作用。

4. 抗菌药物治疗

避免盲目或不恰当使用抗菌药物，对患者加强细菌学监测，在其出现继发细菌感染时应用抗菌药物。

（二）对重症病例的治疗建议

重症病例和危重症病例的治疗原则是在对症治疗的基础上，防治并发症，并进行有效的器官功能支持[5]，实施有效的呼吸支持（包括氧疗、无创及有创机械通气）、循环支持、肝脏和肾脏支持等。对有创机械通气治疗效果差的危重症病例，有条件的医院可实施体外膜氧合支持技术。维持重症病例和危重症病例的胃肠道功能，适时使用微生态调节制剂。可参考原国家卫计委发布的重症流感病例的治疗措施。

（三）WHO 的治疗建议

WHO 强调对中东呼吸综合征重症患者，如重症肺炎、急性呼吸窘迫综合征、脓毒症和脓毒性休克患者的对症和支持治疗[8]如下：

1. 及早开展支持疗法和监测

① 对出现呼吸窘迫、血氧不足（$SpO_2 < 90\%$）或休克体征的严重急性呼吸道感染患者立刻采用补充氧气疗法；

② 不存在休克证据时，对严重急性呼吸道感染患者实施保守的液体管理；

③ 经验性使用抗生素以杀灭一切可能引起严重急性呼吸道感染的病原体，并于患者被诊断为败血症 1 小时内使用抗生素；

④ 密切监测严重急性呼吸道感染患者，注意其临床恶化迹象，如快速进行性呼吸衰竭和脓毒病综合征，并立刻采取支持治疗干预措施；

⑤ 了解患者的共病情况，因为这会影响对其重症和预后的管理。及早与患者及其家人沟通。

2. 对呼吸衰竭和急性呼吸窘迫综合征患者的管理

① 标准氧气疗法对严重呼吸窘迫患者不奏效时，应判断是否为严重低氧性呼吸衰竭；

② 气管插管应由经验丰富的医护人员进行；

③ 利用较低的潮气量（4～8 mL/kg，理想体重）和较低的吸气压力（平台压<2.94 kPa）进行机械通风。

④ 建议对严重呼吸窘迫患者每天进行不少于 12 小时的俯卧式通气。

3. 对脓毒性休克患者的管理

① 患者出现低血压（收缩压<90 mmHg，平均动脉压<70 mmHg，或收缩压和起病前相比下降>40 mmHg，或按年龄低于正常水平不到两个标准差）且虽经溶液冲击仍持续存在低血压或者出现组织灌注不足体征（血乳酸浓度>4 mmol/L）时，须认识到发生脓毒症所致的休克，并启动早期复苏；

② 针对脓毒性休克者及早使用晶体液进行快速输液，成人在一小时内达到最少30 mL/kg，儿童在 15～20 分钟内达到 20 mL/kg；

③ 如果虽经液体复苏，但患者的休克仍持续，则使用血管加压药。这是为了保持适当的灌注压力。初始灌注目标是平均动脉压>65 mmHg 的成人或者年龄符合的儿童。

4. 并发症预防

WHO 还对减少重症患者治疗过程中出现相关并发症进行了建议，包括降低呼吸机相关肺炎、静脉血栓、导管引起的血管感染、压疮、应激性溃疡、消化道出血等并发症的发生。

5. 孕妇治疗要点

① 对感染中东呼吸综合征冠状病毒的孕妇应给予支持治疗，治疗时要考虑妊娠的生理适应情况；

② 临床试验药物须谨慎使用；

③ 紧急分娩或终止妊娠决定具有挑战性，并且做出以上决定时需要考虑许多因素，

如孕龄、孕妇状况和胎儿稳定性等。因此，必须咨询产科、儿科和重症监护专家。

六、社区防控

（一）加强病例监测

1. 病例发现

① 建立健全中东呼吸综合征病例的监测体系[6]。各级各类医疗机构的医务人员在日常诊疗活动中，应提高对中东呼吸综合征病例的诊断和报告意识，对于不明原因发热病例，应注意询问其发病前 14 天内的旅行史或可疑的暴露史，了解病例或其密切接触的类似患者近期有无赴沙特、阿联酋、卡塔尔、约旦等中东国家及其他近期有中东呼吸综合征病例国家的旅行史，或有无可疑动物（如单峰骆驼）及类似病例的接触史。发现符合中东呼吸综合征病例定义的患者时应当及时报告属地疾控机构。

② 加强严重急性呼吸道感染和不明原因肺炎监测。医务人员在诊治严重急性呼吸道感染和不明原因肺炎患者时要仔细询问上述流行病学史；对于缺乏流行病学史，在14 天内发生的病因不明的严重急性呼吸道感染和不明原因肺炎聚集性病例，以及医务人员中发生（尤其是在重症监护室中发生）的严重急性呼吸道感染和不明原因肺炎病例，均应当考虑开展中东呼吸综合征病毒实验室检测。

③ 应当注意，部分中东呼吸综合征病例在病程早期临床表现可能不典型，有基础性疾病或免疫缺陷者，可能早期仅出现腹泻症状。另外，还有部分病例可能存在合并感染，如同时感染中东呼吸综合征冠状病毒及其他流感病毒等。

2. 标本采集与检测

标本采集与检测参照中国疾控中心制定的检测技术指南进行。

有实验室检测条件的医疗机构要对病例进行实验室检测。不具备实验室检测条件的医疗机构，应当在确保生物安全的情况下，按照规定将标本送至邻近的具备检测条件的医疗机构进行检测，或协助县区级疾控机构采集标本，由县区级疾控机构将标本送至省级疾控机构或具备检测能力的地市级疾控机构进行检测。

（二）病例管理及救治

承担中东呼吸综合征病例救治的医疗机构，应做好医疗救治所需的人员、药品、设施、设备、防护用品等保障工作。对临床诊断病例和确诊病例实行隔离治疗，同时对参与救治的医护人员实施有效防护措施（标准预防＋飞沫传播预防＋接触传播预防）。病例管理和感染防护具体要求参见原国家卫计委印发的 2015 年版《中东呼吸综合征病例诊疗方案》[5]和《中东呼吸综合征医院感染预防与控制技术指南》[4]。

对于疑似病例，在尚未明确排除中东呼吸综合征冠状病毒感染前，也应当实施隔离医学观察和治疗，并做好感染防护，直至病例发热、咳嗽等临床症状、体征消失，或排除感染中东呼吸综合征冠状病毒。

WHO 对疑似病例或确诊病例治疗期间的感染、预防和控制发布了临时性指南[11]，指南涉及医务人员的标准防护措施、护理急性呼吸道感染患者时的额外感染预防和控制防护措施、进行产生气溶胶的操作者的感染预防和控制防护措施、护理可能或确诊中东呼吸综合征冠状病毒感染者时的感染预防和控制防护措施，具有一定参考意义。

（三）密切接触者的追踪和管理

现阶段，对确诊病例和临床诊断病例的密切接触者实施医学观察。对疑似病例的密切接触者，要及时进行登记并开展健康随访，告知本人一旦出现发热、咳嗽、腹泻等症状，要立即通知当地开展健康随访的卫生计生部门。

县区级卫生计生行政部门组织负责协调密切接触者的追踪和管理。对确诊病例和临床诊断病例的密切接触者实行隔离医学观察，每日至少进行 2 次体温测定，并询问是否出现急性呼吸道症状或其他相关症状及病情进展。密切接触者医学观察期为与病例末次接触后 14 天。医学观察期内，密切接触者一旦出现发热、咳嗽、腹泻等临床症状，应当立即对其进行诊断、报告、隔离及治疗。如果排除中东呼吸综合征诊断，则按原来的医学观察期开展医学观察。医学观察期满，如果密切接触者未出现临床症状，可解除医学观察。在密切接触者医学观察期间，如果其接触的疑似病例排除中东呼吸综合征诊断，则该疑似病例的所有密切接触者可解除医学观察。

县区级疾控机构应当采集密切接触者的呼吸道标本和双份血清标本。第一份血清标本应当尽可能在末次暴露后 7 天内采集，第二份血清标本间隔 3～4 周后采集。所采集的呼吸道标本和双份血清标本按照上级疾控机构的要求及时送检。

（四）高风险人员的健康教育

在对 MERS-CoV 有更多的认识之前，糖尿病、肾衰竭、慢性肺部疾病和免疫受损者均被认为是 MERS-CoV 感染严重病症的高危人员。因此，上述人员在到访可能存在病毒流行的农场、市场或粮仓地带时应格外注意个人卫生，避免与动物密切接触。非高危人群也应严格遵守食品的卫生做法，避免饮用生骆驼奶或者骆驼尿，以及避免食用未经烹饪或未煮熟的肉类[12]。接触骆驼的工作人员，如农场工人、屠夫、商贩及兽医等，应佩戴个人防护用品，接触骆驼后应进行手卫生、清洁消毒[2]。另外，应加强对从中东国家归国人员的风险评估，告知其如何进行自我监测及出现症状后的就医程序，以尽可能降低其对家人或周围人群传播的可能性[2]。

七、参考文献

［1］ZAKI A M，VAN BOHEEMEN S，BESTEBROER T M，et al. Isolation of a novel coronavirus from a man with pneumonia in Saudi Arabia ［J］. N Engl J Med，2012，367 （19）：1814 - 1820.

［2］曾丽连，陆靖，黄琼，等．中东呼吸综合征传播特征及防治措施研究进展［J］．中国病毒病杂志，2017，7 （6）：465 - 471.

［3］DE WIT E，VAN DOREMALEN N，FALZARANO D，et al. SARS and MERS：recent insights into emerging coronaviruses ［J］. Nat Rev Microbiol，2016，14 （8）：523 - 534.

［4］中华人民共和国国家卫生和计划生育委员会．中东呼吸综合征医院感染预防与控制技术指南 （2015 年版）［J］．传染病信息，2015，28 （3）：127 - 128.

［5］中华人民共和国国家卫生和计划生育委员会．中东呼吸综合征病例诊疗方案 （2015 年版）［EB/OL］.（2015 - 06 - 12）［2020 - 09 - 07］. http://www. nhc. gov. cn/yzygj/s3593g/201506/406012948be04c738de7c04944786f0d. shtml.

［6］中华人民共和国国家卫生和计划生育委员会．中东呼吸综合征疫情防控方案（第二版）［J］．中国病毒病杂志，2015，5（5）：347－349．

［7］卢洪洲，梁晓峰．新发传染病［M］．3版．北京：人民卫生出版社，2018．

［8］World Health Organization. Clinical management of severe acute respiratory infection when Middle East respiratory syndrome coronavirus（MERS-CoV）infection is suspected：Interim guidance［EB/OL］．［2019－01－01］．https：//apps. who. int/iris/bitstream/handle/10665/178529/WHO_MERS_Clinical_15. 1_eng. pdf.

［9］CHOI W S，KANG C I，KIM Y，et al. Clinical presentation and outcomes of middle east respiratory syndrome in the republic of korea［J］．Infect Chemother，2016，48（2）：118－126．

［10］SHALHOUB S，FARAHAT F，AL-JIFFRI A，et al. IFN-alpha2a or IFN-beta1a in combination with ribavirin to treat Middle East respiratory syndrome coronavirus pneumonia：a retrospective study［J］．J Antimicrob Chemother，2015，70（7）：2129－2132．

［11］World Health Organization. Clinical management of severe acute respiratory infection when Middle East respiratory syndrome coronavirus（MERS-CoV）infection is suspected：interim guidance［EB/OL］．（2019－01－01）［2020－09－23］．https：//apps. who. int/iris/handle/10665/178529．

［12］朱翠云，卢洪洲．中东呼吸综合征疫情的防控［J］．世界临床药物，2017，38（8）：508－510．

附　录

附录 1　常见传染病的消毒方法

消毒是指杀灭或消除各种传播媒介上的病原微生物，是切断传播途径的一项重要措施，是自然灾害时防控疾病和防治突发传染病的重要办法，也是战时消除敌人生物战剂袭击的关键手段。

一、消毒的种类

1. 疫源地消毒

疫源地消毒是指在有传染源（患者或带菌）的情况下所进行的消毒，传染病医院对患者分泌物、排泄物、污染物品和病室等进行的消毒都属于这一类消毒。

依实施消毒的时间不同，消毒又可分为随时消毒和终末消毒。

2. 预防性消毒

预防性消毒是指在未发现传染源的情况下，对有可能被病原微生物污染的物品、场所和人体等进行的消毒，如食具消毒、饮用水消毒、污水及垃圾的无害化处理，以及饭前便后洗手等。

二、常用消毒方法

（一）物理消毒法

物理消毒法是指用物理因素杀灭或消除病原微生物及其他有害微生物，常用的方法有热力消毒（包括煮沸、压力蒸汽和干热空气等）和辐射灭菌（紫外线和电离辐射）等。

1. 煮沸消毒

煮沸消毒杀灭细菌繁殖体和病毒的效果好，对芽孢作用较差。通常要求煮沸 15～30 分钟。煮沸消毒适用于不易被煮坏的物品，如布料衣服、床单、食具及玻璃制品等。

在煮沸消毒时应注意以下几点：

① 消毒时间应从水沸后算起；

② 保持连续煮沸；

③ 被消毒的物品应全部浸入水中；

④ 不透水的物品如盘、碗等应垂直放置，以利于水的对流；

⑤ 物品不应放置过多，一般不超过容量的 3/4；

⑥ 若有大量吸水物品，如棉织品，在煮沸时应略加搅拌；

⑦ 被消毒物品上若有排泄物和血液污染，应先行冲洗再行煮沸。

2. 高压蒸汽消毒

目前使用的高压蒸汽灭菌器分为下排气式和预真空式。高压蒸汽消毒是应用广泛而又效果可靠的消毒方法，对细菌繁殖体或芽孢、病毒和真菌均有灭活效果。高压蒸汽消毒的穿透力极强，适用于各种棉织品或其他不被高压蒸汽损坏的物品。通常要求压力为 1.0 kg/cm²、温度为 121 ℃时，维持 20～30 分钟；压力为 1.5 kg/cm²、温度为 126 ℃时，维持 15～20 分钟。如果消毒物品过多，包装体积过大，也可适当延长灭菌时间。

高压蒸汽消毒的影响因素较多，使用中应注意以下几点：

① 一定要把高压锅内的空气排除，否则达不到所需要的温度，会影响消毒效果，要保证有充分的排气时间；

② 被消毒的物品，大小一般不超过 30 cm×30 cm 或重量不超过 15 kg；

③ 消毒物品上有脓、血、粪便等污染物时，应先洗净、擦掉，否则会留下痕迹。

3. 干热空气消毒（烘烤）

干热空气消毒（烘烤）适用于在高温下不损坏、不变质、不蒸发的物品的灭菌，如玻璃、金属、陶瓷制品等的灭菌。要求温度与时间为 120 ℃、480 分钟，或 140 ℃、150 分钟，或 160 ℃、60 分钟，或 180 ℃、20 分钟。

4. 紫外线消毒

紫外线以 240～280 nm 的波长杀灭作用最强。紫外线对一般细菌、病毒都有杀灭作用，当照射强度大时也可杀灭芽孢，但结核杆菌对紫外线有很强的抵抗力。紫外线消毒具有在长时间内维持恒定的杀菌作用强度、不损坏被消毒物品等优点。但是，紫外线的穿透力很低，并且易被有机物和尘埃吸收。因此，紫外线消毒作用表浅，多用于空气和物体表面的消毒处理。

紫外线消毒的影响因素较多，在消毒时应注意以下几点：

① 用于消毒房间内的空气时，每 6～15 m³ 空间可用一盏 15 W 紫外线灯；用紫外线灯直接照射时，每 9 m² 需要一盏 30 W 紫外线灯；物品在灭菌罩内时，以底面积计算，紫外线灯的强度不应低于 40 μW/cm²；紫外线灯有定向照射的灯管反射罩时，被照射物体距灯管不宜超过 1 m，照射强度不应低于 90 000 μW/cm²。

② 使用前应经常（一般每 2 周一次）用乙醇棉球擦拭紫外线灯，以防灯管表面上的尘埃阻挡紫外线的穿透，影响消毒效果。

③ 肉眼是看不见紫外线的，紫外线灯管放射出蓝紫色光线并不代表紫外线强度，应定期用紫外线照度计测定其输出强度。

④ 消毒时，房间应保持清洁、干燥，室温不低于 20 ℃，相对湿度一般不超过 50%。

⑤ 只有用紫外线灯直接照射物品表面才能达到消毒目的，因此要按时翻动被消毒物品，使物品各个表面都能被照到一定剂量的紫外线。

（二）化学消毒法

化学消毒法即应用化学制剂进行消毒。除了常采用的水溶液浸泡、喷洒和擦拭法外，还可直接用粉剂喷洒和用气体熏蒸。

理想的化学消毒剂应具备以下特点：

① 杀菌谱广，有效浓度低，使用浓度对人无害，无残留毒性。

② 作用速度快，性质稳定，易溶于水；可在低温下使用，不损坏被消毒物品。

③ 价廉，使用简便，便于运输，可大量供应。

但目前所用化学消毒剂均不能完全符合以上条件。目前使用的化学消毒剂有以下几种：

1. 含氯消毒剂

其杀菌作用原理主要是氯水解成为次氯酸（HClO），以杀灭微生物，目前应用较为广泛。含氯消毒剂包括含氯石灰（漂白粉）、三合二（含三次氯酸钙和二氢氧化钙）、二氯异氰尿酸钠（优氯净），还有次氯酸钠、二氯异氰尿酸钠、三氯异氰尿酸钠、氯化磷酸三钠等，都适用于餐（茶）具、环境、水、疫源地等消毒。

2. 醛类消毒剂

醛类消毒剂是高效消毒剂，其气体和液体均有杀灭微生物作用，包括甲醛、戊二醛等。

3. 烷基化气体消毒剂

烷基化气体消毒剂包括环氧乙烷、环氧丙烷、乙型丙内酯等。此类消毒剂通过非特异性烷基化作用杀灭各种微生物，特别是杀灭芽孢。浓度和温度对其杀菌效果有影响，一般其浓度增加 1 倍，杀菌时间可减半；温度每升高 10 ℃，杀菌活性增加 1 倍以上。

4. 含碘消毒剂

含碘消毒剂杀菌作用快速，性能稳定，毒性低，易于保存，是一种比较好的消毒剂。因其价格较贵，故目前一般多在医疗消毒中使用。常用的碘消毒剂有碘酊或碘液、聚维酮碘。

5. 过氧化物消毒剂

常用的过氧化物消毒剂有过氧乙酸、过氧化氢和臭氧，这几种均为高效消毒剂。过氧乙酸对各种病原微生物都有杀灭作用。其有强烈刺激性醋酸味，对黏膜有刺激性，可引起流泪，对组织有一定腐蚀性；不适于在室内有人时使用，消毒后应打开门窗通风；其对金属和棉织品有一定腐蚀性，穿透力差，主要用于表面消毒和空气消毒。

6. 季铵盐类消毒剂

季铵盐类消毒剂是阳离子表面活性剂，有苯扎溴铵、苯扎氯铵、百毒杀、新洁灵消毒精等。其对细菌繁殖体有广谱杀灭作用，且作用快而强，毒性小，但不能杀灭结核杆菌、细菌芽孢和亲脂性病毒。季铵盐类消毒剂常用于皮肤黏膜和外环境表面的消毒。

7. 醇类消毒剂

用于消毒的醇类化合物有乙醇、异丙醇等。醇类消毒剂可杀灭繁殖体型微生物，但不能杀灭芽孢。其消毒作用比较快，常用于皮肤消毒和物品表面消毒。

8. 胍类消毒剂

常用的胍类消毒剂有氯己定和聚六亚甲基胍等。这些消毒剂均属低效消毒剂，具有速效杀菌、对皮肤黏膜无刺激性、对金属和织物无腐蚀性、受有机物影响轻微、稳定性好等特点。胍类消毒剂常用于外科洗手消毒、手术部位皮肤消毒、黏膜消毒等。

9. 酸性氧化电位水

酸性氧化电位水对各种微生物都有较强的杀灭作用。其具有杀菌速度快、安全可靠、不留残毒、有利于环保等特点。其常用于手、皮肤黏膜的消毒，也可用于餐（饮）具、瓜果蔬菜、物品表面及内镜的冲洗消毒。

三、消毒方法的选择

在选择消毒方法时，应考虑到病原微生物的种类及其对消毒方法的耐受性、处理对象的性质、消毒现场的特点及环境条件和卫生防疫工作要求等。非芽孢污染场所、污染物品的消毒处理方法与剂量见附表1-1。

附表 1-1　非芽孢污染场所、污染物品的消毒处理方法与剂量

消毒场所	消毒方法	用量	消毒时间
室外污染表面	500～1 000 mg/L 二溴海因喷洒	500 mL/m²	30 分钟
	1 000～2 000 mg/L 含氯消毒剂喷洒	500 mL/m²	60～120 分钟
	漂白粉喷洒	20～40 g/m²	2～4 小时
室内表面	250～500 mg/L 含氯消毒剂擦拭	适量	
	0.5%苯扎溴铵（新洁尔灭）擦拭	适量	
	0.5%过氧乙酸熏蒸	适量	60～90 分钟
	500～1 000 mg/L 二溴海因喷洒	100～500 mL/m²	30 分钟
	1 000～2 000 mg/L 含氯消毒剂喷洒	100～500 mL/m²	60～120 分钟
	2%过氧乙酸气溶胶喷雾	8 mL/m³	60 分钟
	0.2%～0.5%过氧乙酸喷洒	350 mL/m²	60 分钟
室内地面	0.1%过氧乙酸拖地	适量	
	0.2%～0.5%过氧乙酸喷洒	200～350 mL/m²	60 分钟
	1 000～2 000 mg/L 含氯消毒剂喷洒	100～500 mL/m²	60～120 分钟
室内空气	紫外线照射	1 W/m³	30～60 分钟
	臭氧消毒	30 mg/m³	30 分钟
	0.5%过氧乙酸熏蒸	1 g/m³	120 分钟
餐（饮）具	蒸煮	100 ℃	10～30 分钟
	臭氧水冲洗	≥12 mg/L	60～90 分钟
	含氯消毒剂浸泡	250～500 mg/L	15～30 分钟
	远红外线照射	120～150 ℃	15～20 分钟

消毒场所	消毒方法	用量	消毒时间
被褥、书籍、电器、电话机	环氧乙烷简易熏蒸	1 500 mg/L	16 分钟～24 小时
	0.2%～0.5%过氧乙酸擦拭	适量	
服装、被单	煮沸	100 ℃	30 分钟
	250～500 mg/L 含氯消毒剂浸泡	淹没被消毒物品	30 分钟
	0.04%过氧乙酸浸泡	淹没被消毒物品	120 分钟
游泳池水	加入含氯消毒剂	余氯 0.5 mg/L	30 分钟
	加入二氧化氯	5 mg/L	5 分钟
污水	10%～20%漂白粉溶液搅匀	余氯 4～6 mg/L	30～120 分钟
	30 000～50 000 mg/L 溶液搅匀		
粪便、分泌物	漂白粉干粉搅匀	1:5	2～6 小时
	30 000～50 000 mg/L 含氯消毒剂	2:1	2～6 小时
	含氯消毒剂		
尿	漂白粉干粉搅匀	3%	2～6 小时
	10 000 mg/L 含氯消毒剂搅匀	1:10	2～6 小时
便器	0.5%过氧乙酸浸泡	浸没便器	30～60 分钟
	5 000 mg/L 含氯消毒剂溶液浸泡	浸没便器	30～60 分钟
手	2%碘酒、0.5%聚维酮碘（碘附）、0.5%氯己定醇液擦拭	适量	1～2 分钟
	75%乙醇、0.1%苯扎溴铵（新洁尔灭）浸泡	适量	5 分钟
运输工具	2%过氧乙酸气溶胶喷雾	8 mL/m³	60 分钟

附录 2　主要传染病的潜伏期、隔离期、检疫期

附表 2-1　主要传染病的潜伏期、隔离期、检疫期

传染病	潜伏期		隔离期	接触者检疫期
	常见	最短至最长		
病毒性疾病				
流行性感冒	1～2 天	数小时至 4 天	症状消失或退后 2 天	大流行时集体单位检疫 4 天
新型冠状病毒肺炎	3～7 天	1～14 天	体温恢复正常 3 天以上，肺部炎症明显吸收，呼吸道症状明显好转，连续两次核酸检测阴性	对密切接触者医学观察 14 天

传染病	潜伏期		隔离期	接触者检疫期
	常见	最短至最长		
麻疹	10～12 天	6～21 天	发病日至出疹后 5 天，有并发症者应延长至疹后 10 天	医学观察 3 周，对接受过被动免疫者延长至 28 天
风疹	10～21 天	5～25 天	出疹后 5 天	无须检疫
水痘	14～21 天	10～21 天	疱疹全部脱痂或不少于病后 14 天	医学观察 21 天，对免疫力低者可注射免疫（丙种）球蛋白
流行性腮腺炎	14～21 天	8～30 天	腮腺肿胀完全消退约 3 周	对成人一般不隔离，对托幼机构或部队密切接触者医学观察 30 天
脊髓灰质炎	7～14 天	3～35 天	发病起隔离 40 天，第一周为呼吸道、消化道隔离，之后为消化道隔离	对密切接触者医学观察 20 天，观察期可用减毒活疫苗进行快速免疫
急性出血性结膜炎	2～3 天	14～6 天	隔离至症状消失	无须检疫
病毒性肝炎				
甲型病毒性肝炎	30 天	15～45 天	发病之日起 3 周	检疫 45 天，每周查 ALT 1 次，接触后 1 周内肌内注射丙种球蛋白预防有效
乙型病毒性肝炎	60～90 天	28～180 天	急性期最好隔离至 HBsAg 转阴，对恢复期未转阴者按病原携带者处理，HBV 复制标志阳性者不宜从事托幼、食品工作	对密切接触急性肝炎者医学观察 45 天
丙型病毒性肝炎	35～82 天	15～180 天	急性期隔离至转氨酶正常，从事食品加工、托幼人员病愈后须 HCV RNA 转阴方能工作	同乙肝
丁型病毒性肝炎			同乙肝	同乙肝
戊型病毒性肝炎	40 天	15～75 天	自发病之日起 3 周	对密切接触者医学观察 60 天
流行性乙型脑炎	7～14 天	4～21 天	在有防蚊设备的房间内隔离至体温正常	无须检疫
森林脑炎	10～15 天	7～30 天	急性症状消失	无须检疫
狂犬病	20～90 天	4 天至 10 年以上	病程中隔离	无须检疫，医学观察
肾综合征出血热	7～14 天	4～60 天	急性期症状消失	无须检疫

传染病	潜伏期		隔离期	接触者检疫期
	常见	最短至最长		
登革热	5～8 天	3～19 天	隔离至起病后 7 天	无须检疫
病毒性肠炎	1～3 天	1～10 天	症状消失后	无须检疫
幼儿急疹	10 天	3～15 天	无须隔离	医学观察 1～2 周
艾滋病	15～60 天	9 天至 10 年以上	隔离至血液中无法测出 HIV	医学观察 2 年
传染性非典型肺炎（SARS）	3～6 天	1～20 天	严密隔离至达到出院标准	对接触者隔离 3 周，对流行期来自疫区者医学观察 2 周
拉沙热	7～10 天	最短 1 天，最长 24 天	至少 4 周，至血液、尿液检测病毒阴性 3 次以上	
手足口病	4 天	2～5 天		未见明确文献记载
细菌性疾病				
猩红热	2～5 天	2～12 天	症状消失后咽拭子培养连续 3 次阴性，或发病后隔离 6 天	医学观察 7～12 天，对接触儿童行咽拭子培养，将可疑者隔离治疗
流行性脑脊髓膜炎	2～3 天	1～7 天	症状消失后 3 天，不少于发病后 7 天	医学观察 7 天，密切接触的儿童服用碘胺甲噁唑
细菌性痢疾	1～3 天	数小时至 7 天	急性期症状消失后，连续两次大便培养阴性	医学观察 7 天，对饮食行业人员在观察期间行大便培养一次，阴性者可解除隔离
伤寒	8～14 天	3～60 天	症状消失后 5 天起 2 次大便培养阴性（须间隔 5 天）或症状消失 15 天	医学观察 24 天，饮食行业人员检疫期同菌痢
副伤寒甲、乙	6～10 天	2～15 天	同伤寒	医学观察 15 天
副伤寒丙	1～3 天	1～15 天	同伤寒	医学观察 15 天
耶尔森菌肠炎	4～10 天	数小时至 10 天	症状消失后	无须检疫
霍乱	1～3 天	数小时至 6 天	腹泻停止后 2 天，隔日培养大便一次，连续 3 次阴性或症状消失后 14 天	对密切接触者留验 5 天，大便培养连续 3 次阴性可解除隔离，对阳性者按患者隔离
副霍乱	同霍乱	同霍乱	同霍乱	同霍乱
沙门菌食物中毒	4～24 小时	数小时至 3 天	症状消失后连续 2～3 次大便培养阴性解除隔离	对同时进餐者医学观察 1～2 天
葡萄球菌感染	2.5～3 小时	1.5～6 小时	症状消失	无须检疫
肉毒杆菌感染	12～36 小时	2 小时至 10 天	症状消失	无须检疫

传染病	潜伏期		隔离期	接触者检疫期
	常见	最短至最长		
副溶血弧菌感染	15 小时	2 小时至 4 天	症状消失	无须检疫
白喉	2～4 天	1～7 天	隔离至症状消失后咽拭子培养 2 次（间隔 2 天，第一次不早于病后 14 天）阴性或症状消失后 14 天	医学观察 7 天
百日咳	7～10 天	2～23 天	隔离至痉咳后 30 天或发病后 40 天	医学观察 21 天，可用红霉素预防
新生儿破伤风	4～7 天	1 天至数月		无须检疫
布氏菌病	14～21 天	7 天至 1 年以上	急性期症状消失	无须检疫
炭疽	1～3 天	12 小时至 12 天	溃疡愈合、症状消失，连续检菌 3 次阴性	对密切接触者医学观察 8 天
腺鼠疫	2～5 天	1～8 天	淋巴结肿大完全消退	对密切接触者检疫 9 天，对接受过预防注射者检疫 12 天
肺鼠疫	1～3 天	数小时至 3 天	症状消失后痰培养连续 6 次阴性	
淋病	2～5 天	1～14 天	患病期间避免性生活	对性伴侣检查，阳性者接受治疗
立克次体感染				
流行性斑疹伤寒	10～14 天	5～23 天	彻底灭虱，隔离至体温正常后 12 天	对密切接触者彻底灭虱，医学观察 15 天
恙虫病	10～14 天	4～20 天	无须隔离	无须检疫
螺旋体感染				
梅毒	14～28 天	10～90 天	无须隔离	对性伴侣定期检查
钩端螺旋体病	10 天	2～28 天	隔离至治愈	对密切接触者不检疫，对疫水接触者医学观察 14 天，可注射青霉素预防
回归热	7～8 天	2～14 天	彻底灭虱，隔离至体温正常后 15 天	彻底灭虱，医学观察 14 天
原虫感染				
恶性疟	7～12 天	6～27 天	病房应防蚊，病愈后原虫检查阴性解除隔离	无须检疫
三日疟	21～30 天	8～45 天		
间日疟	12～14 天	2 天至 1 年		
卵形疟	13～15 天			
阿米巴痢疾	7～14 天	4 天至 1 年	症状消失后，对大便连续 3 次检查溶组织阿米巴滋养体及包囊阴性者可解除隔离	对接触者一般不隔离，但对大便中发现溶组织阿米巴滋养体或包囊的餐饮工作者应调离工作岗位

传染病	潜伏期		隔离期	接触者检疫期
	常见	最短至最长		
丝虫病				
班氏丝虫	1 年		无须隔离，但病房应防蚊	无须检疫
马来丝虫	3 个月			

附录 3　医务人员手卫生规范

一、医务人员洗手方法

1. 在流动水下，淋湿双手。

2. 取适量洗手液（肥皂），均匀涂抹至整个手掌、手背、手指和指缝。

3. 认真揉搓双手至少 15 秒，注意清洗双手所有皮肤，包括指背、指尖和指缝，具体揉搓步骤为（步骤不分先后）：

（1）掌心相对，手指并拢，相互揉搓，见附图 3-1。

（2）手心对手背，沿指缝相互揉搓，交换进行，见附图 3-2。

（3）掌心相对，双手交叉指缝相互揉搓，见附图 3-3。

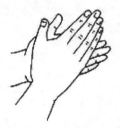 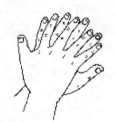 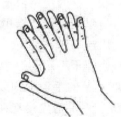

附图 1　掌心相对，手指　　　附图 2　手心对手背，　　　附图 3　掌心相对，双手
　　并拢，相互揉搓　　　　　沿指缝相互揉搓　　　　　交叉指缝相互揉搓

（4）弯曲手指，使关节在另一手掌心旋转揉搓，交换进行，见附图 3-4。

（5）左手握住右手大拇指旋转揉搓，交换进行，见附图 3-5。

（6）将五个手指尖并拢放在另一手掌心旋转揉搓，交换进行，见附图 3-6。

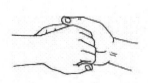 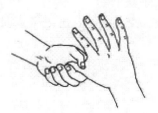 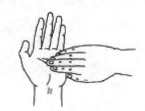

附图 3-4　弯曲手指关节在　　　附图 3-5　大拇指在掌心　　　附图 3-6　五指并拢，指尖在
　　掌心旋转揉搓　　　　　　　旋转揉搓　　　　　　　　掌心旋转揉搓

4. 在流动水下彻底冲净双手，擦干，取适量护手液护肤。

5. 宜使用纸巾擦干手。

二、外科冲洗手消毒方法

1. 首先完成外科洗手，遵循以下方法与要求：

（1）洗手之前应先摘除手部饰物，修剪指甲，指甲长度不超过指尖。

（2）取适量的洗手液清洗双手、前臂和上臂下 1/3，并认真揉搓。清洁双手时，可使用清洁指甲用品清洁指甲下的污垢和使用揉搓用品清洁手部皮肤的皱褶处。

（3）用流动水冲洗双手、前臂和上臂下 1/3。

（4）使用干手用品擦干双手、前臂和上臂下 1/3。

2. 取适量的手消毒剂涂抹至双手的每个部位、前臂和上臂下 1/3，并认真揉搓 3～5 分钟。

3. 在流动水下从指尖向手肘单一方向地冲净双手、前臂和上臂下 1/3，用经灭菌的布巾彻底擦干双手、前臂和上臂下 1/3。

4. 冲洗水应符合 GB 5749 的规定。冲洗水水质达不到要求时，手术人员在戴手套前，应用速干手消毒剂消毒双手。

5. 手消毒剂的取液量、揉搓时间及使用方法遵循产品的使用说明。

三、外科免冲洗手消毒方法

1. 首先完成外科洗手，遵循以下方法与要求：

（1）洗手之前应先摘除手部饰物，修剪指甲，指甲长度不超过指尖。

（2）取适量的洗手液清洗双手、前臂和上臂下 1/3，并认真揉搓。清洁双手时，可使用清洁指甲用品清洁指甲下的污垢和使用揉搓用品清洁手部皮肤的皱褶处。

（3）用流动水冲洗双手、前臂和上臂下 1/3。

（4）使用干手用品擦干双手、前臂和上臂下 1/3。

2. 取适量的手消毒剂放置在左手掌上。

3. 将右手手指尖浸泡在手消毒剂中（≥5 秒），见附图 3-7。

4. 将手消毒剂涂抹在右手、前臂直至上臂下 1/3，确保通过环形运动环绕前臂至上臂下 1/3，将手消毒剂完全覆盖皮肤区域，持续揉搓 10～15 秒，直至消毒剂干燥，见附图 3-8 至附图 3-11。

5. 取适量的手消毒剂放置在右手掌上。

6. 左手重复附图 3-9、附图 3-10 过程。

7. 取适量的手消毒剂放置在手掌上。

8. 揉搓双手直至手腕，揉搓方法按照上述医务人员洗手方法进行，揉搓至手部干燥。

9. 手消毒剂的取液量、揉搓时间及使用方法遵循产品的使用说明。

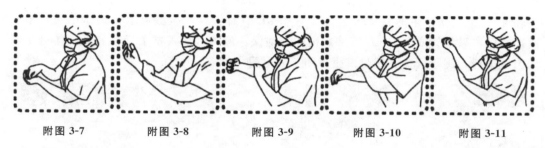

| 附图 3-7 | 附图 3-8 | 附图 3-9 | 附图 3-10 | 附图 3-11 |

四、参考文献

中华人民共和国国家卫生健康委员会．医务人员手卫生规范：WS/T 313—2019 [S/OL]．[2020 - 09 - 07]．http://www.nhc.gov.cn/wjw/s9496/202002/dbd143c44abd4de8b59a235feef7d75e.shtml.

附录4　标本采集、运输及接收指南

病原检测或分离成功与否，很大程度上取决于临床样本的采集时间、质量及其保存和运输等环节。采集样本后应立即将样本放入适当的采样液中低温保存。

本附录主要以新型冠状病毒为例，介绍病原微生物危害程度分类中第二类病原微生物（高致病性病原微生物）的标本采集、运输及接收[1]，并在文末参考文献中列出了对应规范，供实践时借鉴。

一、标本采集

（一）标本采集人员

采集人员必须经过院感管理部门或上级管理部门举办的生物安全培训，并考核合格。标本采集人员应按三级防护配备防护用品，包括工作服、防护服、一次性工作帽、医用防护口罩（N95）、外科口罩、护目镜、面罩、双层手套、防水靴和鞋套[2-3]，配备防止病原微生物扩散和感染的设施，如处理感染性废弃物的垃圾桶、处理紧急意外事件的药具，并且采集场所要具备一定的通风条件等。

（二）受检人群

疑似病例、确诊病例或与上述二者有密切接触史者[4]为受检人群。

（三）标本采集及包装

对轻症患者、高度疑似患者或有密切接触史者，标本采集优选顺序为鼻咽拭子、口咽拭子、痰液。为提高阳性率，可同时采集1份鼻咽拭子和1份口咽拭子于同一标本采集管中；为观察疗效和控制传染源，可对确诊患者的粪便和血液进行检测。

1. 鼻咽拭子

先在标本采集管上贴好条形码，尽可能采集患者发病3天内的鼻咽拭子标本。以拭子测量鼻尖到耳垂的距离并用手指做标记，将采样拭子以垂直鼻子（面部）方向插入鼻腔，拭子深入距离最少应达耳垂部位到鼻尖长度的一半，使拭子在鼻内停留15～30秒，轻轻旋转 3～5 次，迅速将拭子放入装有 2 mL 裂解液（与核酸提取试剂盒中裂解液相同）的标本采集管或含 RNA 酶抑制剂的细胞保存液中，插入拭子后在靠近顶端处折断无菌拭子杆，旋紧管盖并用封口膜封闭[5]（附图 4-1）。

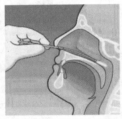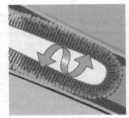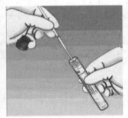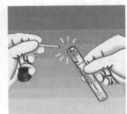

A.将拭子深入鼻腔底部　　B. 轻轻转动拭子10秒，　　C. 将拭子插入样本收集管　　D. 折断拭子尾部并折断
　　　　　　　　　　　　　　然后取出

附图 4-1　鼻拭子采集示意图

2. 口咽拭子

先在标本采集管上贴好条形码。尽可能采集发病 3 天内患者的咽拭子标本。宜用无菌植绒拭子采样，适度用力拭抹咽后壁部位，应避免触及舌部；迅速将无菌拭子放入用于采集鼻咽拭子的采集管中，在靠近顶端处折断无菌拭子杆，旋紧管盖并用封口膜封闭[5]（附图 4-2）。

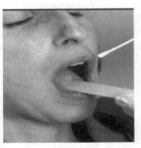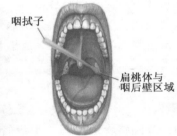

咽拭子

扁桃体与
咽后壁区域

附图 4-2　咽拭子采集示意图

3. 鼻咽抽取物或呼吸道抽取物

用与负压泵相连的收集器从鼻咽部抽取黏液或从气管抽取呼吸道分泌物。将收集器头部插入鼻腔或气管，接通负压，旋转收集器头部并缓慢退出，收集抽取的黏液，并用 3 mL 采样液冲洗收集器 1 次（亦可用小儿导尿管接在 50 mL 注射器上来替代收集器）（附图 4-3）。

4. 痰液

先在标本采集管上贴好条形码。收集痰液标本

附图 4-3　鼻咽抽取物样本采集示意图

时不宜开放气道收集标本。收集深部咳嗽痰液于一次性无菌旋盖采样杯中，采样杯中装入 2 mL 蛋白酶 K（1 g/L）[6]。收集痰液后旋紧杯盖并用封口膜封口，尽可能在 30 分钟内送检。如果需要长距离运输标本，不宜先添加蛋白酶 K。

可视患者实际情况，采用自然咳痰法（自然咳痰法以晨痰最佳）、诱导咳痰法或者支气管镜采集法对痰液样本实施采集。具体采集方式参考如下：患者清晨起床后，用清水或冷开水反复漱口，用力深咳，将痰液直接吐入无菌采集容器中，标本量应≥1 mL。对于痰量少、无痰或咳痰困难者可使用雾化吸入诱导咳痰法，使痰液易于排出。于超声雾化器雾化杯中加入4%的NaCl溶液40 mL，吸入高渗盐溶液15～25分钟，嘱病人漱口，用力咳出深部痰，将其收集入无菌采集容器中。支气管镜采集法按常规支气管镜检的方法进行，在有痰和病变部位用导管吸引直接取得标本，将标本置于无菌采集容器中。对于儿童，可用弯压舌板向后压舌，将拭子伸入咽部，儿童经压舌刺激咳嗽时，可喷出肺部或气管分泌物。还可用手指轻叩其胸骨柄上方，以诱发咳痰。

如果未将痰液收集于采样液中，可在检测前加入2～3 mL采样液，或加入与痰液等体积的痰消化液[4]，临用前将痰消化液以去离子水稀释至100 mL。也可以采用与痰液等体积的含1 g/L蛋白酶K的磷酸盐缓冲液将痰液化。

5. 支气管灌洗液

将收集器头部从鼻孔或气管插口处插入气管（约30 cm深处），注入5 mL生理盐水，接通负压，旋转收集器头部并缓慢退出。收集抽取的黏液，并用采样液冲洗收集器1次（亦可用小儿导尿管接在50 mL注射器上来替代收集）。

6. 支气管肺泡灌洗液（BALF）

对重症患者或病情进展迅速的肺炎患者，于局部麻醉后将纤维支气管镜插入右肺中叶或左肺舌段的支气管，将其顶端伸入支气管分支开口，对经气管活检孔缓缓注入37 ℃灭菌生理盐水，每次30～50 mL，总量100～250 mL，不应超过300 mL。每次注液后以−13.3～19.95 kPa负压吸出，要防止负压过大，压力过猛。将抽取的标本分别收集于用硅油处理过的容器中，容器周围宜用冰块包围，并及时送检。记录回收液量，至少应回收30%。将分别注入的液体每次回收后混合在一起进行试验。第一份回收的标本往往混有支气管内成分，为防止其干扰，也可将第一份标本与其他标本分开检查。首先用单层纱布过滤以除去黏液，将滤液离心后分离上清液供生化检查和免疫学测定，沉淀物供细胞学检查。符合采集要求的样本不应混有血液，红细胞数应<10%，同时上皮细胞数一般应<3%。

由临床医生按相应操作规程，在无菌操作下将采集的标本置入50 mL无菌采集容器（贴有标本条形码并带螺帽）中，标本量应≥5 mL，收集标本后旋紧标本盖并用封口膜封口，立即送检。注意采集标本时避免咽喉部正常菌群的污染。

7. 血液标本

建议使用含有EDTA抗凝剂的真空采血管采集血液标本5 mL，根据所选用核酸提取试剂的类型确定以全血或血浆进行核酸提取。如果需要分离血浆，将全血以1 500～2 000 r/min的转速离心10分钟，收集上清于无菌螺口塑料管中。

8. 血清标本

用真空负压采血管采集血液标本5 mL，于室温静置30分钟，之后以1 500～2 000 r/min的转速离心10分钟，收集血清于无菌螺口塑料管中。

9. 粪便

对发病早期出现腹泻等消化道症状的患者，留取粪便标本 3～5 g（黄豆大小）。先在标本采集管上贴好条形码。将标本收集于含 2 mL 生理盐水（有条件时可添加 RNA 酶抑制剂）的带螺帽标本采集管中并用封口膜封口。

粪便标本处理液可自行配制：1.211 g Tris，8.5 g 氯化钠，1.1 g 无水氯化钙或 1.47 g 含结晶水的氯化钙，溶解至 800 mL 去离子水中，用浓盐酸调节 pH 为 7.5，以去离子水补充至 1 000 mL。也可使用 HANK'S 液或其他等渗盐溶液、组织培养液、磷酸盐缓冲液溶解粪便标本制备便悬液。如果患者出现腹泻症状，则留取粪便标本 3～5 mL，轻轻吹打混匀后，以 8 000 r/min 离心 5 分钟，吸取上清液备用。

10. 肛拭子

用消毒棉拭子轻轻插入肛门 3～5 cm，再轻轻旋转拔出，立即放入含有 3～5 mL 病毒保存液的 15 mL 外螺旋盖采样管中，弃去尾部，旋紧管盖。

11. 标本包装

采集标本后用 75％乙醇喷洒标本采集管外部，立即放入标有"生物危险"的密封袋中并封严封口；再用 75％乙醇喷洒密封袋外部，然后放入标本转运容器，并对转运容器进行外部消毒，及时送检。

如果需要分装，标本采集后在生物安全二级实验室生物安全柜内进行：

（1）所有标本应放在大小适合的带螺旋盖、内有垫圈、耐冷冻的样本采集管里，将采集管拧紧。容器外注明样本编号、种类、姓名及采样日期。

（2）将密闭后的标本装入密封袋，每袋限一份标本。样本包装要符合国际民航组织发布的文件 Doc9284—AN/905《危险品航空安全运输技术细则》的要求[7]。

（3）涉及外部标本运输的标本，应根据标本类型，按照 A 类或 B 类感染性物质进行三层包装[8]。

二、标本运输

标本应送至具备检测资质并经省级卫生行政主管部门批准可从事相关病原核酸检测的 PCR 实验室[9]。

1. 送检时间和温度控制

标本采集后应尽快送检，应尽可能在采集后 2～4 小时内送到实验室。标本应在 2～8 ℃下转运，运送时间应不超过 72 小时。如超过 72 小时，应在－70 ℃或更低的温度下保存和转运。对血液标本应分离血浆后进行保存和转运[4,10]。

2. 运输容器

标本运输容器应当防水、防破损、防泄露、耐高（低）温和耐高压。运输容器和包装材料上应有相关规定的生物危害标识、警示语和提示语。运输容器应使用三层包装系统，即内层容器、中层包装和外层包装。用防漏的内层容器包装后，在包装上贴上生物危害标识，装入中层容器，将"感染性物品"标记贴在外层包装上。内层容器和中层容器间应放置足量的吸水性材料，中层容器应固定在硬质外层容器中。中层容器与外层容器间应放置凝胶冰袋[4,11]。

3. 医院内运输

标本运送人员进行二级防护并随身携带75％乙醇，以便发生意外时能及时处理；标本运送时宜派两人同行，条件允许时应配备标本转运监控装置。

4. 长距离运输

以新型冠状病毒标本为例，若标本需要远距离运输，应当按照《可感染人类的高致病性病原微生物菌（毒）种或样本运输管理规定》办理准运证书[8]。

运输包装属于A类，对应的联合国编号为UN2814。转运者安全防护设备按二级防护要求佩戴，并且转运者应随身携带75％乙醇。司机佩戴外科口罩或N95口罩，通过专用车辆运输标本。至少由1名标本运送人员和司机同时转运标本，宜配备标本转运过程监控设施。

如果标本经航空运输，包装还应符合国际民航组织发布的文件Doc9284—AN/905《危险品航空安全运输技术细则》[7]的PI602分类包装要求[4]。

三、标本接收

1. 生物安全防护

标本接收人员按二级防护佩戴防护设备。

2. 标本签收

标本运送人员和接收人员对标本进行双签收。接收标本前应检查标本转运容器外包装有无破损，打开容器前用75％乙醇对标本转运容器进行喷洒或擦拭消毒。将标本转运容器放入生物安全柜，在安全柜中打开标本转运容器并立即用75％乙醇喷洒或擦拭消毒，取出标本密封袋后，对密封袋用75％乙醇喷洒或擦拭消毒，并检查密封袋是否密封好，立即将标本放入专用冰箱冷藏保存[12]。

3. 标本接收后保存

标本接收后，若无法及时检测，可于4℃条件下短期（不超过24小时）保存，若需长期保存，可将标本于−70℃或更低的温度下保存[4]。

四、参考文献

[1] 中华医学会检验医学分会.2019新型冠状病毒肺炎病毒核酸检测专家共识[J]. 中华医学杂志，2020，100（13）：968−973.

[2] 中华人民共和国国家卫生健康委员会. 医疗机构内新型冠状病毒感染预防与控制技术指南（第一版）[EB/OL]. (2020−01−23)[2020−09−07]. http://www. nhc. gov. cn/yzygj/s7659/202001/b91fdab7c304431eb082d67847d27e14. shtml.

[3] 中华人民共和国国家卫生健康委员会. 新型冠状病毒感染的肺炎防控中常见医用防护用品使用范围指引（试行）[EB/OL]. (2020−01−27)[2020−09−07]. http://www. nhc. gov. cn/yzygj/s7659/202001/e71c5de925a64eafbe1ce790debab5c6. shtml.

[4] 中华人民共和国国家卫生健康委员会. 新型冠状病毒肺炎防控方案（第五版）[EB/OL]. (2020−02−21)[2020−09−07]. http://www. nhc. gov. cn/jkj/s3577/202002/a5d6f7b8c48c451c87dba14889b30147. shtml.

[5] 中华人民共和国国家卫生健康委员会. 临床微生物学检验标本的采集和转运：WS/T 640—2018 [S/OL]. [2020−09−07]. http://www. nhc. gov. cn/wjw/s9492/

201812/f1c15b1b58bc45729f8f9afc164b7805. shtml.

［6］SUNG H，YONG D，KI C S，et al. Comparative evaluation of three homogenization methods for isolating middle east respiratory syndrome coronavirus nucleic acids from sputum samples for real-time reverse transcription PCR ［J］. Ann Lab Med，2016，36（5）：457－462.

［7］国际民用航空组织. 危险品航空安全运输技术细则：Doc9284—AN/905 ［Z］. 蒙特利尔：国际民用航空组织，2013.

［8］中华人民共和国卫生部. 可感染人类的高致病性病原微生物菌（毒）种或样本运输管理规定 ［EB/OL］. （2018－08－30）［2020－09－07］. http://www. nhc. gov. cn/fzs/s3576/201808/bc5a6e39b56549378e355ed48de87963. shtml.

［9］中华人民共和国国家卫生健康委员会. 关于进一步做好疫情期间新冠病毒检测有关工作的通知 ［EB/OL］. （2020－04－19）［2020－09－07］. http://www. nhc. gov. cn/xcs/zhengcwj/202004/17ef601ffa9f4837a918930af0cc42db. shtml.

［10］尚红，王毓三，申子瑜. 全国临床检验操作规程 ［M］. 4 版. 北京：人民卫生出版社，2015.

［11］国家质量监督检验检疫总局. 实验室生物安全通用要求：GB 19489—2008 ［S/OL］. ［2020－09－07］. http://jiuban. moa. gov. cn/fwllm/zxbs/xzxk/spyj/201706/t20170606_5662364. htm.

［12］中华人民共和国卫生部. 微生物和生物医学实验室生物安全通用准则：WS 233—2002 ［S/OL］. ［2020－09－07］. http://www. nhc. gov. cn/wjw/s9502/201212/34016. shtml.

附录5　特定人群个人防护指南

本指南参照中华人民共和国国家卫生健康委员会颁布的《新型冠状病毒肺炎防控方案（第五版）》，以新型冠状病毒肺炎疫情防控工作为例，在实施标准预防的基础上，采取接触隔离、飞沫隔离和空气隔离等预防措施，对开展流行病学调查、隔离病区及医学观察场所工作人员，以及参与病例和感染者转运、尸体处理、环境清洁消毒、标本采集和实验室工作等专业人员的个人防护指南分别进行阐述。

一、标准预防

（一）标准预防

标准预防是指基于患者血液、体液、分泌物（不包括汗液）、非完整皮肤和黏膜均可能含有感染性因子的原则，为了最大限度减少医院感染的发生而采取的一系列措施。包括手卫生、使用个人防护用品、呼吸卫生、咳嗽礼仪等。

（二）分级防护

分级防护是指在实施标准预防的基础上，采取接触隔离、飞沫隔离和空气隔离等措施。

（三）分级防护标准

（1）一级防护　普通门诊、病房在从事一般性诊疗活动时要求采取一级防护，穿戴一次性工作帽、医用外科口罩和工作服，接触体液或血液时戴一次性乳胶手套。

（2）二级防护　发热门诊从事诊疗活动时要求采取二级防护，穿戴一次性工作帽、护目镜或防护面屏、医用防护口罩（N95）、防护服或一次性防渗透隔离衣和一次性乳胶手套，必要时穿一次性鞋套。

（3）三级防护　在二级防护的前提下，发热门诊隔离区、隔离病房及相关实验室采取三级防护，穿戴一次性工作帽、护目镜或防护面屏、医用防护口罩（N95）、防护服、一次性乳胶手套和一次性鞋套。

二、个人防护装备及使用

接触或可能接触传染病病例和无症状感染者、污染物（血液、体液、分泌物、呕吐物和排泄物等）及其污染的物品或环境表面的所有人员均应使用个人防护装备，具体包括：

（一）手套

进入污染区域或进行诊疗操作时，根据工作内容，佩戴一次性使用橡胶或丁腈手套，在接触不同患者或手套破损时及时消毒，更换手套并进行手卫生。

（二）医用防护口罩

进入污染区域或进行诊疗操作时，应佩戴医用防护口罩或动力送风过滤式呼吸器，每次佩戴前应做佩戴气密性检查。穿戴多个防护用品时，务必确保最后摘除医用防护口罩。

（三）防护面屏或护目镜

进入污染区域或进行诊疗操作，眼睛、眼结膜及面部有被血液、体液、分泌物、排泄物及气溶胶等污染的风险时，应佩戴防护面屏或护目镜，对重复使用的护目镜每次使用后，及时进行消毒、干燥，备用。

（四）防护服

进入污染区域或进行诊疗操作时，应更换个人衣物并穿工作服（外科手术服或一次性衣物等），外加防护服。

三、手卫生

参与现场工作的所有人员均应加强手卫生措施，可选用含醇类速干手消毒剂或醇类复配速干手消毒剂，或直接用75%乙醇进行擦拭消毒；醇类过敏者，可选择季铵盐类等有效的非醇类手消毒剂；特殊条件下，也可使用3%过氧化氢消毒剂、0.5%聚维酮碘或0.05%含氯消毒剂等擦拭或浸泡双手，并适当延长消毒作用时间。有肉眼可见污染物时，应先使用洗手液在流动水下洗手，然后按上述方法消毒。

在日常工作中应严格采取手卫生措施，尤其是戴手套和穿个人防护装备前，对患者进行无菌操作前，有可能接触患者血液、体液及其污染物品或污染环境表面之后，脱去个人防护装备过程中，须特别注意执行手卫生措施。

四、特定人群个人防护

（一）流行病学调查人员

对密切接触者调查时，穿戴一次性工作帽、医用外科口罩、工作服、一次性手套，与被调查对象保持 1 米以上距离。

对疑似病例、确诊病例和无症状感染者调查时，建议穿戴工作服、一次性工作帽、一次性手套、防护服、KN95/N95 及以上规格颗粒物防护口罩或医用防护口罩、防护面屏或护目镜、工作鞋或胶靴、防水靴套等。

（二）隔离病区及医学观察场所工作人员

建议穿戴工作服、一次性工作帽、一次性手套、防护服、医用防护口罩或动力送风过滤式呼吸器、防护面屏或护目镜、工作鞋或胶靴、防水靴套等。

（三）病例和无症状感染者转运人员

建议穿戴工作服、一次性工作帽、一次性手套、防护服、医用防护口罩或动力送风过滤式呼吸器、防护面屏或护目镜、工作鞋或胶靴、防水靴套等。

（四）尸体处理人员

建议穿戴工作服、一次性工作帽、一次性手套和长袖加厚橡胶手套、防护服、KN95/N95 及以上规格颗粒物防护口罩或医用防护口罩或动力送风过滤式呼吸器、防护面屏、工作鞋或胶靴、防水靴套、防水围裙或防水隔离衣等。

（五）环境清洁消毒人员

建议穿戴工作服、一次性工作帽、一次性手套和长袖加厚橡胶手套、防护服、KN95/N95 及以上规格颗粒物防护口罩或医用防护口罩或动力送风过滤式呼吸器、防护面屏、工作鞋或胶靴、防水靴套、防水围裙或防水隔离衣，使用动力送风过滤式呼吸器时，根据消毒剂种类选配尘毒组合的滤毒盒或滤毒罐，做好消毒剂等化学品的防护工作。

（六）标本采集人员

建议穿戴工作服、一次性工作帽、双层手套、防护服、KN95/N95 及以上规格颗粒物防护口罩或医用防护口罩或动力送风过滤式呼吸器、防护面屏、工作鞋或胶靴、防水靴套。必要时，可加穿防水围裙或防水隔离衣。

（七）实验室工作人员

建议至少穿戴工作服、一次性工作帽、双层手套、防护服、KN95/N95 及以上规格颗粒物防护口罩或医用防护口罩或动力送风过滤式呼吸器、防护面屏或护目镜、工作鞋或胶靴、防水靴套。必要时，可加穿防水围裙或防水隔离衣。

五、防护装备脱卸的注意事项

① 脱卸时尽量少接触污染面；

② 应将脱下的防护眼罩、长筒胶鞋等非一次性使用的物品直接放入盛有消毒液的容器内浸泡，将其余一次性使用的物品放入黄色医疗废物收集袋中作为医疗废物集中处置；

③ 在脱卸防护装备的每一步均应进行手消毒，将所有防护装备全部脱完后再次洗手、手消毒。

附录6　口罩类型及推荐使用人群

附表 6-1　口罩类型及推荐使用人群

人群及场景		可不戴或戴普通口罩	一次性使用医用口罩（YY/T 0969）	医用外科口罩（YY 0469）	颗粒物防护口罩（GB 2626）	医用防护口罩（GB 19083）	防护面具
高风险	疫区发热门诊				✓	○	✓
	隔离病房医护人员				✓	○	✓
	从事插管、切开等工作高危医务工作者					○	○
	隔离区服务人员（清洁、尸体处置等）				○	✓	
	对确诊、疑似现场流行病学调查人员				✓	○	
较高风险	急诊工作医护人员				○		
	对密切接触人员开展流行病学调查人员				○		
	对疫情相关样本进行检测人员				○		
中等风险	普通门诊、病房工作医护人员等		✓	○			
	人员密集区的工作人员		✓	○			
	从事与疫情相关的行政管理、警察、保安、快递等从业人员		✓	○			
	居家隔离及与其共同生活人员		✓	○			
较低风险	在人员密集场所滞留的公众		○				
	人员相对聚集的室内工作环境		○				
	前往医疗机构就诊的公众		○				
	集中学习和活动的托幼机构儿童、在校学生等		○				
低风险	居家活动、散居居民	○					
	户外活动者	○					
	通风良好场所的工作者、儿童和学生等	○					

注：○为推荐使用，✓为选择使用。

参 考 文 献

中华人民共和国国家卫生健康委员会. 不同人群预防新型冠状病毒感染口罩选择与使用技术指引［EB/OL］.（2020 – 02 – 04）［2020 – 09 – 08］. http://www.nhc.gov.cn/jkj/s7916/202002/485e5bd019924087a5614c4f1db135a2.shtml.

附录 7　人间传染的病原微生物名录-摘选

中华人民共和国卫生部制定

二〇〇六年一月十一日

附表 7-1　病毒分类名录

序号	病毒名称		危害程度分类	实验活动所需生物安全实验室级别					运输包装分类		备注
	英文名	中文名 分类学地位		病毒培养[a]	动物感染实验[b]	未经培养的感染材料的操作[c]	灭活材料的操作[d]	无感染性材料的操作[e]	A/B	UN 编号[f]	
1	Crimean-Congo hemorrhagic fever virus（Xinjiang hemorrhagic fever virus）	克里米亚-刚果出血热病毒（新疆出血热病毒） 布尼亚病毒科	第一类	BSL-3	ABSL-3	BSL-3	BSL-2	BSL-1	A	UN2814	
2	Ebola virus	埃博拉病毒 丝状病毒科	第一类	BSL-4	ABSL-4	BSL-3	BSL-2	BSL-1	A	UN2814	
3	Lassa fever virus	拉沙热病毒 沙粒病毒科	第一类	BSL-4	ABSL-4	BSL-3	BSL-2	BSL-1	A	UN2814	
4	Marburg virus	马尔堡病毒 丝状病毒科	第一类	BSL-4	ABSL-4	BSL-3	BSL-2	BSL-1	A	UN2814	
5	Variola virus	天花病毒 痘病毒科	第一类	BSL-4	ABSL-4	BSL-2	BSL-1	BSL-1	A	UN2814	有疫苗
6	Yellow fever virus	黄热病毒 黄病毒科	第二类	BSL-3	ABSL-3	BSL-2	BSL-1	BSL-1	A	UN2814	仅病毒培养物为 A 类，有疫苗
7	Chikungunya virus	基孔肯尼雅病毒 披膜病毒科	第二类	BSL-3	ABSL-3	BSL-2	BSL-1	BSL-1	A	UN2814	

序号	病毒名称			危害程度分类	实验活动所需生物安全实验室级别					运输包装分类[f]		备注
	英文名	中文名	分类学地位		病毒培养[a]	动物感染实验[b]	未经培养的感染材料的操作[c]	灭活材料的操作[d]	无感染性材料的操作[e]	A/B	UN编号	
8	*Foot-and-mouth disease virus*	口蹄疫病毒	小RNA病毒科	第二类	BSL-3	ABSL-3	BSL-2	BSL-1	BSL-1	A	UN2814	
9	*Hantaviruses cause pulmonary syndrome*	引起肺综合征的汉坦病毒	布尼亚病毒科	第二类	BSL-3	ABSL-3	BSL-2	BSL-1	BSL-1	A	UN2814	仅病毒培养物为A类
10	*Hantaviruses cause hemorrhagic fever with renal syndrome*	引起肾综合征出血热的汉坦病毒	布尼亚病毒科	第二类	BSL-2	ABSL-3	BSL-2	BSL-1	BSL-1	A	UN2814	有疫苗。仅病毒培养物为A类
11	*High pathogenic avian influenza virus*	高致病性禽流感病毒	正粘病毒科	第二类	BSL-3	ABSL-3	BSL-2	BSL-1	BSL-1	A	UN2814	仅病毒培养物为A类
12	*Human immunodeficiency virus (HIV) typy 1 and 2 virus*	人类免疫缺陷病毒1型和2型	逆转录病毒科	第二类	BSL-3	ABSL-3	BSL-2	BSL-1	BSL-1	A	UN2814	仅病毒培养物为A类
13	*Japanese encephalitis virus*	乙型脑炎病毒	黄病毒科	第二类	BSL-2	ABSL-2	BSL-2	BSL-1	BSL-1	A	UN2814	有疫苗。仅病毒培养物为A类
14	*Poliovirus*[g]	脊髓灰质炎病毒	小RNA病毒科	第二类	BSL-3	ABSL-3	BSL-2	BSL-1	BSL-1	A	UN2814	见注
15	*Rabies virus (street virus)*	狂犬病毒（街毒）	弹状病毒科	第二类	BSL-3	ABSL-3	BSL-2	BSL-1	BSL-1	A	UN2814	

序号	病毒名称 英文名	中文名	分类学地位	危害程度分类	实验活动所需生物安全实验室级别					运输包装分类		备注
					病毒培养a	动物感染实验b	未经培养的感染材料的操作c	灭活材料的操作d	无感染性材料的操作e	A/B	UN编号f	
16	SARS-associated coronavirus (SARS-CoV)	SARS冠状病毒	冠状病毒科	第二类	BSL-3	ABSL-3	BSL-3	BSL-2	BSL-1	A	UN2814	
17	West Nile virus	西尼罗病毒	黄病毒科	第三类	BSL-3	ABSL-3	BSL-2	BSL-1	BSL-1	A	UN2814	仅病毒培养物为A类
18	Acute hemorrhagic conjunctivitis virus	急性出血性结膜炎病毒	小RNA病毒科	第三类	BSL-2	ABSL-2	BSL-2	BSL-1	BSL-1	B	UN3373	
19	Adenovirus	腺病毒	腺病毒科	第三类	BSL-2	ABSL-2	BSL-2	BSL-1	BSL-1	B	UN3373	
20	Astrovirus	星状病毒	星状病毒科	第三类	BSL-2	ABSL-2	BSL-2	BSL-1	BSL-1	B	UN3373	
21	Coronavirus	冠状病毒	冠状病毒科	第三类	BSL-2	ABSL-2	BSL-2	BSL-1	BSL-1	B	UN3373	除了SARS-CoV以外，还有NL-63,OC-43,229E等
22	Coxsakie virus	柯萨奇病毒	小RNA病毒科	第三类	BSL-2	ABSL-2	BSL-2	BSL-1	BSL-1	B	UN3373	
23	Dengue virus	登革病毒	黄病毒科	第三类	BSL-2	ABSL-2	BSL-2	BSL-1	BSL-1	A	UN2814	仅培养物为A类
24	Enterovirus 71	肠道病毒-71型	小RNA病毒科	第三类	BSL-2	ABSL-2	BSL-2	BSL-1	BSL-1	B	UN3373	
25	Hepatitis A virus	甲型肝炎病毒	小RNA病毒科	第三类	BSL-2	ABSL-2	BSL-2	BSL-1	BSL-1	B	UN3373	

序号	病毒名称 英文名	病毒名称 中文名	分类学地位	危害程度分类	病毒培养[a]	动物感染实验[b]	未经培养的感染材料的操作[c]	灭活材料的操作[d]	无感染性材料的操作[e]	运输包装分类[f] A/B	运输包装分类[f] UN编号	备注
26	*Hepatitis B virus*	乙型肝炎病毒	嗜肝DNA病毒科	第三类	BSL-2	ABSL-2	BSL-2	BSL-1	BSL-1	A	UN2814	目前不能培养，但有产毒细胞培养系。仅细胞培养物为A类
27	*Hepatitis C virus*	丙型肝炎病毒	黄病毒科	第三类	BSL-2	ABSL-2	BSL-2	BSL-1	BSL-1	B	UN3373	目前不能培养
28	*Hepatitis D virus*	丁型肝炎病毒	卫星病毒	第三类	BSL-2	ABSL-2	BSL-2	BSL-1	BSL-1	B	UN3373	目前不能培养
29	*Hepatitis E virus*	戊型肝炎病毒	嵌杯病毒科	第三类	BSL-2	ABSL-2	BSL-2	BSL-1	BSL-1	B	UN3373	目前不能培养
30	*Influenza virus*	流行性感冒病毒（非H2N2亚型）	正黏病毒科	第三类	BSL-2	ABSL-2	BSL-2	BSL-1	BSL-1	B	UN3373	包括甲、乙和丙型。A/PR8/34、A/WS/33可在BSL-1操作。根据WHO最新建议，对H2N2亚型病毒应提高防护等级
		甲型流行性感冒病毒 H2N2亚型	正黏病毒科	第三类	BSL-3	ABSL-3	BSL-2	BSL-1	BSL-1	B	UN2814	
31	*Measles virus*	麻疹病毒	副黏病毒科	第三类	BSL-2	ABSL-2	BSL-2	BSL-1	BSL-1	B	UN3373	
32	*Mumps virus*	流行性腮腺炎病毒	副黏病毒科	第三类	BSL-2	ABSL-2	BSL-2	BSL-1	BSL-1	B	UN3373	
33	*Parainfluenza virus*	副流感病毒	副黏病毒科	第三类	BSL-2	ABSL-2	BSL-2	BSL-1	BSL-1	B	UN3373	

传染病与诊疗 社区防控指南

序号	病毒名称 中文名	病毒名称 英文名	分类学地位	危害程度分类	病毒培养a	动物感染实验b	未经培养的感染材料的操作c	灭活材料的操作d	无感染性材料的操作e	A/B	UN编号	备注
34	呼吸道合胞病毒	Respiratory syncytial virus	副黏病毒科	第三类	BSL-2	ABSL-2	BSL-2	BSL-1	BSL-1	B	UN3373	
35	鼻病毒	Rhinovirus	小RNA病毒科	第三类	BSL-2	ABSL-2	BSL-2	BSL-1	BSL-1	B	UN3373	
36	轮状病毒	Rotavirus	呼肠孤病毒科	第三类	BSL-2	ABSL-2	BSL-2	BSL-1	BSL-1	B	UN3373	部分（如B组）不能培养
37	风疹病毒	Rubivirus (Rubella)	披膜病毒科	第三类	BSL-2	ABSL-2	BSL-2	BSL-1	BSL-1	B	UN3373	
38	水痘-带状疱疹病毒	Varicella-Zoster virus	疱疹病毒科	第三类	BSL-2	ABSL-2	BSL-2	BSL-1	BSL-1	B	UN3373	

附录：Prion

序号	疾病 中文名	疾病 英文名	危害分类	组织培养	动物感染	感染性材料的检测	A/B	UN编号	备注
1	疯牛病	Bovine spongiform encephalopathy (BSE)	第二类	BSL-3	ABSL-3	BSL-2	B	UN3373	需要有134℃高压灭菌条件
2	人克-雅氏病	Creutzfeldt-Jacob disease (CJD)	第二类	BSL-2	ABSL-3	BSL-2	B	UN3373	需要有134℃高压灭菌条件

注：BSL-n/ABSL-n 表示不同生物安全级别的实验室/动物实验室。

a. 病毒培养：指病毒的分离、培养、滴定、中和试验、活病毒及其蛋白纯化、病毒冻干及产生活病毒的重组试验等操作。利用活病毒或其感染细胞（或细胞提取物），不经灭活进行的生化分析、血清学检测、免疫学检测等操作视同病毒培养。使用病毒培养物视同病毒培养。病毒培养等同级别的实验室和防护条件下进行，裂解剂或灭活活剂加入后可比照未经培养的感染性材料的防护等级进行操作。

b. 动物感染实验：指以活病毒感染动物的实验。

c. 未经培养的感染性材料的操作：指未经培养的感染性材料在采用可靠的方法灭活前进行的病毒抗原检测、血清学检测、核酸检测、生化分析等操作。

d. 灭活材料的操作：指感染性的人和动物组织标本因含病毒量较高，其操作的防护级别应比照病毒培养。

未经可靠灭活或固定的人和动物组织标本或活病毒材料采用可靠的方法灭活后进行的病毒抗原检测、血清学检测、核酸检测、生化分析、分子生物学实验等不含致病性活病毒的操作。

e. 无感染性材料的操作：指针对确认无感染性的材料的各种操作，包括但不限于无感染性的病毒DNA或cDNA操作。

f. 运输包装分类：按国际民航组织文件Doc9284《危险品航空安全运输技术细则》的分类包装要求，将相关病原和标本分为A、B两类，对应的联合国编号分别为UN2814（动物病毒为UN2900）和UN3373。对于A类感染性的病毒培养物，若表中未注明"仅限于病毒培养物"的A类感染性物质，则病毒培养物按UN2814包装，对于注明"仅限于病毒培养物"的A类感染性物质，则包括干病毒的所有材料；其他标本按UN3373要求进行包装。凡标本按UN3373要求进行包装的可参照以上标准进行包装。

g. 脊髓灰质炎病毒：这里只是列出一般指导性原则。通过其他交通工具运输的可参照其他交通运运。目前对于脊髓灰质野病毒株的操作应遵从原卫生部有关规定。对于疫苗株按3类病原微生物的防护要求进行操作。病毒衍生毒株（VDPV）疫苗和衍生株的防护条件为BSL-2，未经培养的感染性材料的操作均为BSL-1。上述指导原则会随着全球消灭脊髓灰质炎病毒的进展状况而有所改变，新的指导原则按新规定执行。

说明：

1. 在保证安全的前提下，对临床和现场的未知样本检测操作可在生物安全二级或以上防护级别的实验室进行，涉及病毒分离培养的操作，应加强个体防护和环境保护。要密切注意流行病学动态和临床表现，判断是否存在高致病性病原体，若判定为疑似高致病性病原体，应在相应生物安全级别的实验室开展工作。

2. 本表未列出的病毒和实验活动，由各单位的生物安全委员会负责危害程度评估，确定相应的生物安全防护级别。如果涉及高致病性病毒及其相关实验，应经国家病原微生物实验室生物安全专家委员会论证。

3. Prion为特殊病原体。其危害程度及分类见相应实验室生物安全专家委员会论证。

4. 关于使用人类病毒的重组体：在国家卫生健康委员会发布有关的重组体（包括对病毒的基因组重组、对于人类病毒之间进行完整基因组的重组）之前，对于人类病毒的重组体（包括对病毒的基因缺失、插入、突变等修饰，只允许对病毒株作为外源基因表达载体）暂时遵循以下原则。（1）严禁两个不同病原体之间进行完整基因组的重组。（2）对于对人类致病的病毒，如果在另一病毒载体中表达，如脊髓灰质炎病毒、乙型脑炎病毒、麻疹病毒等。（3）对于一般情况下即具有复制能力的重组活病毒，但只有在复制缺陷型或母本病毒的防护条件下操作，但不得低于BSL-2的防护条件。例如，来源于HIV的慢病毒载体为双基因缺失载体，可在BSL-2实验室操作。（4）病毒作为表达载体时，其防护水平总体上应根据病毒本身和危害等级，原则上应根据高致病性病原体的危害等级和防护条件进行操作，但是将高致病性病毒的基因重组入复制能力低致病性病毒载体，原则上要进行危险性评估，并得到所在单位生物安全委员会论证。（5）对于复制缺陷型重组病毒的制作，在证明重组体无危害后，可视情况降低防护等级。可能制造出高致病性重组病毒或有害产物时，事先要进行危险性评估，应经国家病原微生物实验室生物安全专家委员会论证。

5. 国家正式批准的生物制品疫苗生产用减毒、弱毒病毒种的分类地另行规定。对于高致病性病原体衍生的操作，则需按原规定执行。

附录

附表 7-2 细菌、放线菌、衣原体、支原体、立克次体、螺旋体分类名录

序号	病原菌名称		危害程度分类	实验活动所需生物安全实验室级别				运输包装分类		备注
	学名	中文名		大量活菌操作[a]	动物感染实验[b]	样本检测[c]	非感染性材料的实验[d]	A/B	UN编号[e]	
1	Bacillus anthracis	炭疽芽孢杆菌	第二类	BSL-3	ABSL-3	BSL-2	BSL-1	A	UN 2814	
2	Brucella spp	布鲁氏菌属	第二类	BSL-3	ABSL-3	BSL-2	BSL-1	A	UN 2814	其中弱毒株或疫苗株可在 BSL-2 实验室操作。
3	Burkholderia mallei	鼻疽伯克菌	第二类	BSL-3	ABSL-3	BSL-2	BSL-1	A	UN 2814	
4	Francisella tularensis	土拉热弗朗西丝菌	第二类	BSL-3	ABSL-3	BSL-2	BSL-1	A	UN 2814	
5	Mycobacterium tuberculosis	结核分枝杆菌	第二类	BSL-3	ABSL-3	BSL-2	BSL-1	A	UN 2814	
6	Rickettsia spp	立克次体属	第二类	BSL-3	ABSL-3	BSL-2	BSL-1	A	UN 2814	
7	Vibrio cholerae	霍乱弧菌[f]	第二类	BSL-2	ABSL-2	BSL-2	BSL-1	A	UN 2814	
8	Yersinia pestis	鼠疫耶尔森菌	第二类	BSL-3	ABSL-3	BSL-2	BSL-1	A	UN 2814	
9	Acinetobacter baumannii	鲍氏不动杆菌	第三类	BSL-2	ABSL-2	BSL-2	BSL-1	B	UN 3373	
10	Bacillus cereus	蜡样芽孢杆菌	第三类	BSL-2	ABSL-2	BSL-2	BSL-1	B	UN 3373	
11	Bordetella parapertussis	副百日咳博德特菌	第三类	BSL-2	ABSL-2	BSL-2	BSL-1	B	UN 3373	
12	Bordetella pertussis	百日咳鲍特菌	第三类	BSL-2	ABSL-2	BSL-2	BSL-1	B	UN 3373	
13	Borrelia recurrentis	回归热疏螺旋体	第三类	BSL-2	ABSL-2	BSL-2	BSL-1	B	UN 3373	
14	Campylobacter jejuni	空肠弯曲菌	第三类	BSL-2	ABSL-2	BSL-2	BSL-1	B	UN 3373	
15	Chlamydia pneumoniae	肺炎衣原体	第三类	BSL-2	ABSL-2	BSL-2	BSL-1	B	UN 3373	
16	Clostridium botulinum	肉毒梭菌	第三类	BSL-2	ABSL-2	BSL-2	BSL-1	A	UN 2814	菌株按第二类管理
17	Clostridium difficile	艰难梭菌	第三类	BSL-2	ABSL-2	BSL-2	BSL-1	B	UN 3373	

序号	病原菌名称		危害程度分类	实验活动所需生物安全实验室级别					运输包装分类[e]		备注
	学名	中文名		大量活菌操作[a]	动物感染实验[b]	样本检测[c]	非感染性材料的实验[d]		A/B	UN编号	
18	Clostridium tetani	破伤风梭菌	第三类	BSL-2	ABSL-2	BSL-2	BSL-1		B	UN 3373	
19	Corynebacterium diphthe- riae	白喉棒杆菌	第三类	BSL-2	ABSL-2	BSL-2	BSL-1		B	UN 3373	
20	Pathogenic Escherichia coli	致病性大肠埃希菌	第三类	BSL-2	ABSL-2	BSL-2	BSL-1		B	UN 2814	
21	Haemophilus influenzae	流感嗜血杆菌	第三类	BSL-2	ABSL-2	BSL-2	BSL-1		B	UN 3373	
22	Klebsiella pneumoniae	肺炎克雷伯菌	第三类	BSL-2	ABSL-2	BSL-2	BSL-1		B	UN 3373	
23	Legionella pneumophila	嗜肺军团菌	第三类	BSL-2	ABSL-2	BSL-2	BSL-1		B	UN 3373	
24	Mycobacterium leprae	麻风分枝杆菌	第三类	BSL-2	ABSL-2	BSL-2	BSL-1		B	UN 3373	
25	Mycoplasma pneumoniae	肺炎支原体	第三类	BSL-2	ABSL-2	BSL-2	BSL-1		B	UN 3373	
26	Neisseria gonorrhoeae	淋病奈瑟菌	第三类	BSL-2	ABSL-2	BSL-2	BSL-1		B	UN 3373	
27	Neisseria meningitidis	脑膜炎奈瑟菌	第三类	BSL-2	ABSL-2	BSL-2	BSL-1		B	UN 3373	
28	Salmonella paratyphi A, B, C	甲、乙、丙型副伤寒沙门菌	第三类	BSL-2	ABSL-2	BSL-2	BSL-1		B	UN 3373	
29	Salmonella typhi	伤寒沙门菌	第三类	BSL-2	ABSL-2	BSL-2	BSL-1		B	UN 3373	
30	Shigella spp	志贺菌属	第三类	BSL-2	ABSL-2	BSL-2	BSL-1		B	UN 3373	
31	Streptococcus pneumoniae	肺炎链球菌	第三类	BSL-2	ABSL-2	BSL-2	BSL-1		B	UN 3373	
32	Streptococcus spp	链球菌属	第三类	BSL-2	ABSL-2	BSL-2	BSL-1		B	UN 3373	
33	Treponema pallidum	苍白（梅毒）密螺旋体	第三类	BSL-2	ABSL-2	BSL-2	BSL-1		B	UN 373	

注：BSL-n / ABSL-n 代表不同生物安全级别的实验室 / 动物实验室。

a. 大量活菌操作：实验操作涉及 "大量" 病原菌的制备，或易产生气溶胶的实验操作（如病原菌离心、冻干等）。

b. 动物感染实验：特指以活菌感染的动物实验。

c. 样本检测：包括样本的病原菌分离纯化、药物敏感性实验、生化鉴定、PCR核酸提取、涂片、显微观察等初步检测活动。

d. 非感染性材料的实验：如不含致病性活病原菌材料的分子生物学、免疫学等实验。

e. 运输包装分类：按国际民航组织文件 Doc9284《危险性物质航空安全运输技术细则》的分类包装要求，将相关病原和标本分为 A、B 两类，对应的联合国编号分别为 UN2814 和 UN3373；A 类中传染性特指菌株或活菌培养物，应按 UN2814 的要求包装和空运，其他相关样本和 B 类的病原和相关样本均按 UN3373 的要求包装和空运；通过其他交通工具运输的可参照以上标准包装。

f. 因霍乱属甲类传染病，所以其流行株按第二类管理，涉及大量活菌培养等工作时可在 BSL-2 实验室进行；非流行株归第三类。

说明：

1. 在保证安全的前提下，对临床和现场的未知样本的检测可在生物安全二级或以上防护级别的实验室进行。有涉及病原菌分离培养的操作时，应加强个体防护和环境保护。但此项工作仅限于对样本中病原菌的初步分离鉴定。一旦病原菌初步分离鉴定，病原菌进一步鉴定及相关研究活动中病原菌的分离鉴定将其转移至相应生物安全级别的实验室开展工作。

2. "大量" 的病原菌制备，是指病原菌的体积或浓度大大超过了常规检测所需要的量。比如在大规模发酵、抗原和疫苗生产，病原菌增殖和浓缩所需要的量。由单位生物安全委员会负责危害程度评估，确定相应生物安全防护级别。如果涉及高致病性病原微生物及其相关实验，应按国家相应生物安全级别的实验室开展工作。

3. 本表未列出的病原微生物和实验活动，由单位生物安全专家委员会论证。

4. 国家正式批准的生物制品疫苗生产用减毒、弱毒菌种的分类地位另行规定。

附录8　高通量测序技术在新发传染病疫情中的作用

2020 年初，新型冠状病毒（SARS-Cov-2）肆虐全球，截至 2020 年 4 月 2 日，全球范围内已有 93 余万人感染 SARS-Cov-2，累计死亡 46 000 余人。疫情给全球民众生命健康造成了重大威胁，并使全球经济蒙受巨大损失。与 2003 年 SARS 疫情不同的是，我国科学家在新型冠状病毒肺炎（简称"新冠肺炎"）疫情暴发后不久，就向全世界公布了导致新冠肺炎疫情的 SARS-Cov-2 全基因组序列。得益于高通量测序技术的快速发展，科学家在面对新发、突发传染病疫情时，通过患者样本直接测序或分离培养测序，可以迅速锁定病原体，由被动防御变为主动攻击，指导疫情防控和疫苗研发。可见，高通量测序技术在未知病原体鉴别领域具有关键指导作用。

一、二代测序技术用于鉴别病原体和监测变异

二代测序（next-generation sequencing，NGS）技术经过了十几年的高速发展，已日趋成熟，实现了大规模并行测序，测序通量和测序精度已大大提高。目前主流的二代测序平台由美国 Illumina 公司和中国华大基因公司开发，最高数据通量以 TB 计算，使得测序成本大幅度下降。二代测序技术打破了传统培养技术、PCR 扩增技术和系统芯片技术鉴别微生物的瓶颈，从分子生物学角度研究微生物群体的所有 DNA 或 RNA，可将含有一种或多种微生物的样品"一网打尽"，适用于暴发疫情中的病原体检测确认。

以新冠肺炎疫情为例，我国科学家张永振带领团队使用二代测序平台 Illumina MiniSeq 对患者肺泡灌洗液样本进行高通量测序，获得 SARS-Cov-2 基因组大部分片段后，通过其他辅助实验手段获得了第一条高质量的 SARS-Cov-2 病毒基因组全序列，并于 2020 年 1 月 5 日向全世界公布[1]，此时距离疫情暴发不足一周时间。中国疾病预防控制中心和武汉病毒所的专家团队也采用二代测序技术从患者肺泡灌洗液、咽拭子等样本中检出了病毒全基因组序列，并分别对病毒流行病学及来源进行了探讨[2-3]。

二代测序技术除在新冠肺炎疫情中发挥了关键作用外，在其他传染病暴发疫情中也对病原体确认和变异监测起到了决定作用。2013 年末至 2014 年初，一种致死率极高的出血热疫情在非洲国家几内亚肆虐。待查明其病原体为埃博拉病毒（Ebola virus，EB-OV）时，疫情已传播至 3 个非洲国家，埃博拉出血热最终导致超过 11 000 人死亡，约 10 000 名儿童成为孤儿，并使疫区国内生产总值（GDP）下降了约 10%。2015 年，中国援塞拉利昂移动实验室检测队从 175 例塞拉利昂埃博拉出血热患者样本中鉴定出埃博拉病毒的全基因组序列，发现病毒遗传多样性显著增加，因此呼吁疫区加强病毒监测[4]。2016 年，我国科学家通过对患者样本的深度测序研究病毒在宿主内的进化动力学[5]。

总之，二代测序技术已成为处置突发疫情、确认病原体的"常规武器"，当前其重要性是其他病原体鉴别手段所无法替代的。

二、三代纳米孔测序技术用于快速鉴别病原体

基于二代测序平台的全基因组、宏基因组测序等高通量测序技术具有从临床样本中无偏差鉴别病原体的潜力，已将二代测序技术应用于新发病原体的群体监测、疫苗研发、暴发调查和院感溯源。但现有的二代测序平台对实验室环境要求比较苛刻，样本制备过程相对复杂，测序运行时间较长，读长较短，并且在测序完成后只能在高性能计算设备上进行数据分析，限制了该平台在非实验室环境下的现场检测应用[6-8]。

由 Oxford Nanopore Technologies（ONT）公司开发的三代纳米孔测序技术（nanopore sequencing）于 2014 年正式发布并商用，三代纳米孔测序技术通过捕捉 DNA、RNA 核酸碱基通过纳米孔时产生的电荷变化来识别不同的碱基。该测序技术具有诸多优点：① 读长长。ONT 官网报道其最长读长＞2.3 Mb。② 实时测序，流转时间短。纳米孔测序最快仅需 10 分钟即可完成文库制备流程。最快只需 1 分钟即可产出测序数据，并能进行实时分析。③ 测序通量大幅度增加。当前单个 Rev D 芯片能够产生高达 30 Gb 的测序数据，数据产量与二代测序平台 Miseq 等相当。值得注意的是，MinION 是由 ONT 开发的一款便携式实时单分子测序平台，具备现场快速确认病原体的能力。除上述优点外，该测序仪还具有如下优势：① 方便携带。其重量不超过 100 g，测序时能通过 USB 接口供电；同时不限使用环境，已在山区、丛林、北极乃至国际空间站得到使用。② 低成本。只需约 3 000 美元即可购置该设备与测序所需的试剂及测序芯片。

当前该设备已广泛用于人类临床样本的病毒类病原体鉴别，包括基孔肯雅病毒（Chikungunya，CHIKV）、丙肝病毒和肠病毒等，以及尿液和呼吸道样本里的细菌病原体检测[6,7,9]。在 2014—2016 年的西非埃博拉出血热及近年的巴西寨卡病毒和黄热病毒暴发疫情中，MinION 在现场环境下为病原确认、监测病毒的变异及传播速率、流行病学调查、疫情防控提供了实时、关键数据[10-13]。2018 年，西非国家尼日利亚暴发拉萨热疫情，确诊 376 例，另有 1 495 例疑似病例。Kafetzopoulou 等人在现场环境下对共计 120 位病人的样本进行纳米孔直接测序。通过遗传进化分析，该团队认为此次疫情暴发是由独立的动物源性传播引起，并非新的拉沙热病毒（LASV）变种或者人传人引起，有效地消除了民众及国际社会的恐慌。2020 年新冠病毒疫情暴发，中国、美国、英国、荷兰、巴西、西班牙、德国、法国等多个国家采用纳米孔技术迅速获得了本国确诊病例的全基因组序列，最快可在 8 小时内完成从采样到获取序列全流程工作，效率远远高于其他二代测序平台[2,14,15]。同时，我国科学家还在采用纳米孔测序技术监测病毒基因组的变异情况。

三、展望

以二代、三代测序技术为代表的高通量测序技术现已广泛用于病原体鉴定确认中，高通量测序技术以其不依赖病原体分离培养、不依赖病原体先验知识的优势而备受科学家青睐。自 2015 年以来，MinION 在国内外的埃博拉、寨卡、拉萨热和新冠肺炎暴发疫情的病原体快速确认和流行病学调查中，发挥了核心关键作用，凸显出其他测序平台无法比拟的巨大优势。但当前纳米孔测序技术的错误率和测序成本仍显著高于其他二代测序平台，二者并不是相互取代，而是相辅相成的关系。在新冠肺炎诊疗指南中，国家卫健委指出可以使用二代测序技术作为患者确诊依据，这也表明高通量测序技术会在疫

情防控中发挥越来越重要的作用。当前，国家有关部门还可考虑出台激励政策，在保证生物安全的前提下，鼓励高通量测序技术在多学科、多行业领域的广泛应用，助力卫生健康事业和经济发展。

参 考 文 献

[1] WU F，ZHAO S，YU B，et al. A new coronavirus associated with human respiratory disease in China [J]. Nature，2020，579：265 – 269.

[2] LU R，ZHAO X，LI J，et al. Genomic characterisation and epidemiology of 2019 novel coronavirus：implications for virus origins and receptor binding [J]. Lancet，2020，395：565 – 574.

[3] ZHOU P，YANG X L，WANG X G，et al. A pneumonia outbreak associated with a new coronavirus of probable bat origin [J]. Nature，2020，579：270 – 273.

[4] TONG Y G，SHI W F，LIU D，et al. Genetic diversity and evolutionary dynamics of Ebola virus in Sierra Leone [J]. Nature，2015，524：93 – 96.

[5] NI M，CHEN C，QIAN J，et al. Intra-host dynamics of Ebola virus during 2014 [J]. Nat Microbiol，2016，1：16151.

[6] XU Y，LEWANDOWSKI K，LUMLEY S，et al. Detection of viral pathogens with multiplex nanopore MinION sequencing：be careful with cross-talk [J]. Front Microbiol，2018，9：2225.

[7] IMAI K，TAMURA K，TANIGAKI T，et al. Whole genome sequencing of influenza A and B viruses with the MinION sequencer in the clinical setting：a pilot study [J]. Front Microbiol，2018，9：2748.

[8] HU Y O O，NDEGWA N，ALNEBERG J，et al. Stationary and portable sequencing-based approaches for tracing wastewater contamination in urban stormwater systems [J]. Sci Rep，2018，8 (1)：11907.

[9] WANG J，KE Y H，ZHANG Y，et al. Rapid and accurate sequencing of enterovirus genomes using MinION nanopore sequencer [J]. Biomed Environ Sci ，2017，30 (10)：718 – 726.

[10] QUICK J，LOMAN N J，DURAFFOUR S，et al. Real-time, portable genome sequencing for Ebola surveillance [J]. Nature，2016，530 (7589)：228 – 232.

[11] QUICK J，GRUBAUGH N D，PULLAN S T，et al. Multiplex PCR method for MinION and illumina sequencing of Zika and other virus genomes directly from clinical samples [J]. Nat Protoc，2017，12 (6)：1261 – 1276.

[12] FARIA N R，Quick J，CLARO I M，et al. Establishment and cryptic transmission of Zika virus in Brazil and the Americas [J]. Nature ，2017，546 (7658)：406 – 410.

[13] FARIA N R，KRAEMER M U G，HILL S C，et al. Genomic and epidemiological monitoring of yellow fever virus transmission potential [J]. Science，2018，361 (6405)：894 – 899.

[14] HOLSHUE M L，DEBOLT C，LINDQUIST，et al. First case of 2019 novel coronavirus in the United States [J]. N Engl J Med，2020，382（10）：929－936.

[15] MOORE S C，PENRICE-RANDAL R，ALRUWAILI M，et al. Amplicon based MinION sequencing of SARS-CoV-2 and metagenomic characterisation of nasopharyngeal swabs from patients with COVID-19 [Z/OL]. (2020－03－08)[2020－09－24]. https：//nanoporetech. com/resource-centre/amplicon-based-minion-sequencing-sars-cov-2-and-metagenomic-characterisation.

传
染
病
诊
疗
与
社
区
防
控
指
南